Gesund bleiben
bis 100

JOHN ROBBINS

Gesund bleiben bis 100

Wissenschaftlich erforschte Geheimnisse eines
langen und glücklichen Lebens

HANS-NIETSCH-VERLAG

Titel der Originalausgabe:
Healthy at 100.
How You Can – At Any Age – Dramatically Increase
Your Life Span And *Your Health Span*,
erschienen bei *Ballantine Books*, New York

Translation Right arranged with *Ballantine Books*, New York

© Hans-Nietsch-Verlag 2012
Alle Rechte vorbehalten.
Nachdruck, auch auszugsweise, nur mit ausdrücklicher
Genehmigung des Verlages gestattet.

Übersetzung: Rotraud Oechsler
Lektorat: Ulrich Magin
Korrektorat: Hans Jürgen Kugler
Cover und Innenlayout: Kurt Liebig
Satz: Hans-Jürgen Maurer

Umschlagabbildungen: g-mikee/photocase, mys/photocase,
Elena Elisseeva/shutterstock, Straight 8 Photography/shutterstock,
visualspectrum/shutterstock

Druck: FINIDR, s.r.o., Český Těšín/Tschechische Republik

Hans-Nietsch-Verlag
Am Himmelreich 7
79312 Emmendingen

www.nietsch.de
info @nietsch.de

ISBN 978-3-86264-202-1

*Ich wünsche dir Gesundheit.
Ich wünsche dir Fülle,
die nicht mit der Zeit vergeht.
Ich wünsche dir lange Jahre.
Möge dein Herz so geduldig sein wie die Erde,
deine Liebe so warm wie das Gold der Ernte.
Mögen deine Tage so erfüllt sein wie die volle Stadt,
deine Nächte so voller Freude wie Tänzer.
Mögen deine Arme so einladend sein wie das Haus.
Möge dein Glaube so dauerhaft sein wie die Liebe Gottes,
dein Geist so kühn wie die Kultur, die du geerbt hast.
Möge deine Hand so zuverlässig sein wie ein Freund,
deine Träume so voller Hoffnung wie ein Kind.
Möge deine Seele so tapfer sein wie dein Volk
und mögest du gesegnet sein.*

Nach einer alten vedischen Hymne

Inhalt

Einleitung 9
Eine neue Sicht des Alterns, die Ihnen ein längeres Leben bescheren kann

TEIL 1
Die gesündesten und langlebigsten Völker der Welt

1. Abchasien – die Alten aus dem Kaukasus 21
   Wo die Menschen mit neunzig Jahren gesünder sind als die meisten von uns in den mittleren Jahren
2. Vilcabamba – das Tal der ewigen Jugend 43
   Wo es keine Herzkrankheiten und keine Demenz gibt
3. Die Hunza – ein Volk, das noch mit neunzig Jahren tanzt 69
   Wo Krebs, Diabetes und Asthma unbekannt sind
4. Die Hundertjährigen von Okinawa 91
   Wo mehr Menschen hundert Jahre alt werden als irgendwo sonst auf der Welt

TEIL 2
Unsere Nahrung bestimmt unser Leben

5. Gut essen, lang leben 117
   Welche Ernährungsweise ist für den Menschen optimal?
6. Ernährung und die Gesundheit der Menschen 141
   Der Preis industriell verarbeiteter Nahrungsmittel
7. Die umfangreichste Ernährungsstudie aller Zeiten 155
   Warum eine pflanzliche Ernährungsweise unser Leben retten kann
8. Der Weg zu Gesundheit und Heilung 172
   Was wir wissen müssen, damit es uns mit einer vollwertigen pflanzlichen Ernährung gut geht

TEIL 3
Die Verbindung von Körper und Geist

9. Ins Leben treten 201
   Was ist genauso wichtig wie die Ernährung?

10. Zum Bewegen geboren 214
   Warum sich unsere Zellen und Knochen nach einer Herausforderung sehnen
11. Wie Sie geistig gesund bleiben 235
   So einfach kann man Alzheimer verhindern
12. Mit Selbstbewusstsein und bei klarem Verstand 249
   Die Klischees über das Altern hinter sich lassen

TEIL 4
Warum Ihre Liebe wichtig ist

13. Was hat denn Liebe damit zu tun? 267
   Die heilende Kraft von Beziehungen – neue Erkenntnisse, die sogar Skeptiker verblüffen werden
14. Die Stärke des Herzens 282
   Warum Einsamkeit uns schneller umbringt als Zigaretten
15. Wie sollen wir nun leben? 297
   Wofür wir uns heute entscheiden, das macht morgen unsere Gesundheit aus

TEIL 5
Der Geist des Menschen

16. Befreiung aus der kulturellen Trance 319
   Die wirklichen Neuigkeiten auf diesem Planeten
17. Schmerz und Heilung 347
   Kann diese Weisheit überleben?
18. Tod und Erweckung 358
   Den wahren Jungbrunnen finden

Anhang

Anmerkungen 376
Literaturverzeichnis 410
Dank 412
Über den Autor 414

Einleitung

"Jeder junge Mann", schrieb Ernest Hemingway, "hält sich für unsterblich." Dasselbe lässt sich von jeder jungen Frau sagen. Doch welche Vorstellungen und Gedanken wir uns auch über das Leben machen, eine Tatsache können wir nicht verleugnen, an ihr kommt niemand vorbei: Wir werden alle älter. Das gilt für jedes Land und jedes Volk auf der Welt, aber jede Kultur geht mit dieser Realität ganz unterschiedlich um.

Für viele von uns ist Altern in der heutigen industrialisierten Welt mit Sorge und Angst verbunden. Wir fürchten uns davor. Die meisten älteren Menschen, denen wir begegnen, sind in zunehmendem Maße senil, gebrechlich und unglücklich. Und so graut es uns eher vor jedem Geburtstag, als dass wir uns darauf freuen, alt zu werden. Wir betrachten unsere späten Jahre nicht als eine Zeit der Ernte, des Wachstums und der Reife, wir fürchten uns vor einer Verschlechterung unseres Gesundheitszustandes mit so negativen Auswirkungen, dass ein langes Leben eher wie ein Fluch als wie ein Segen erscheint.

Denken wir an das Alter, dann haben wir oft Bilder von Hinfälligkeit und Verzweiflung vor Augen. Wir halten es für wahrscheinlicher, dass wir in Pflegeheimen dahinsiechen werden, als dass wir schwimmen gehen, im Garten arbeiten, mit Menschen, die uns nahestehen, lachen und uns an Kindern und an der Natur erfreuen werden.

Im Jahre 2005 nahm sich der berühmte amerikanische Autor Hunter S. Thompson das Leben. Er war erst 67 Jahre alt und nicht unheilbar krank. Er war vermögend und prominent, seine 32-jährige Frau liebte ihn. Doch er "entschied sich bewusst dafür, ... die Demütigungen des hohen Alters nicht zu erdulden"[1], wie sein Nachlassverwalter erklärte.

Wir leben leider in einer Gesellschaft, die die Älteren wenig achtet. In Fernsehshows und Filmen werden sie oft als gebrechlich, unproduktiv, mürrisch und starrköpfig dargestellt. Die Werbebranche, die von „Alkohol" bis „Auto" alles verkauft, arbeitet mit schönen, jungen Menschen und vermittelt den Eindruck, ältere seien unwichtig. Redensarten wie „alter Knacker", „Grufti", „alte Jungfer", „geiler alter Bock" und „verliebter alter Gockel" erniedrigen die Älteren und halten das Klischee lebendig, sie verdienten keine Rücksichtnahme oder positive Zuwendung.

Grußkartenhersteller bringen regelmäßig Geburtstagskarten auf den Markt, die sich über die Mobilität, den Intellekt und den Geschlechtstrieb der nicht mehr ganz Jungen lustig machen. Hersteller von Geschenkartikeln bieten „Das war's dann wohl"-Produkte an, etwa Geschenkboxen in Sargform zum fünfzigsten Geburtstag mit Pflaumensaft für die Verdauung oder einer „Entscheidungshilfe für die Alltagsplanung" (einen großen sechseckigen Würfel, dessen Seitenflächen mit „Nickerchen", „Fernsehen", „Einkaufen" usw. beschriftet sind). Zu den Geschenken zum 60. Geburtstag des Mannes gehören neben einem „lebenslangen" Vorrat an Kondomen (genau einem) auch Party-Hüte mit der Aufschrift „Alter Knacker".

Vielleicht schmunzeln wir über diese Art von Humor, doch negative Klischees sind perfide: Sie versehen das Altern mit einem gesellschaftlichen Stigma. Das kann den Lebenswillen beeinträchtigen und sogar das Leben verkürzen. In einer von der American Psychological Association (Verband der amerikanischen Psychologen) veröffentlichten Studie kam Dr. Becca Levy, Professorin an der Fakultät für das Öffentliche Gesundheitswesen in Yale, zu dem Schluss, dass selbst negative Gedanken über das Altern, die einem von der Gesellschaft eingeflößt werden, die Gesundheit schwächen und destruktive Folgen haben können.

In dieser Studie wurde eine große Anzahl Menschen mittleren Alters im Laufe von zwanzig Jahren sechsmal interviewt und gefragt, ob sie Aussagen wie „Mit zunehmendem Alter sind Sie zu immer weniger nütze" zustimmten. Es war auffallend, dass die Vorstellungen, die die Menschen vom Altern hatten, sich stärker auf ihre Lebenserwartung auswirkten als ihr Blutdruck, ihr Cholesterinspiegel oder ob sie rauchten oder Sport trieben. Befragte mit einer positiven Einstellung zum

Altern lebten durchschnittlich siebeneinhalb Jahre länger als die, deren Einstellung negativ war.[2]

Negative Bilder gefährden nicht nur die Gesundheit und verkürzen das Leben – sie wirken sich auch belastend auf die Gegenwart aus. Dr. Levys Studie ergab, dass Menschen mit einer negativen Einstellung zum Altern ihr Leben mit größerer Wahrscheinlichkeit für wertlos, leer und hoffnungslos hielten; die positiv Gestimmten betrachteten ihr Leben mit größerer Wahrscheinlichkeit als erfüllend und hoffnungsvoll.

Wenn wir respektlos mit älteren Menschen umgehen und sie einfach übersehen, versuchen wir, unseren eigenen Alterungsprozess zu ignorieren. Wir verheimlichen seine Anzeichen und blenden die Langzeitfolgen unserer Lebensführung aus. Folglich wählen wir einen nur kurzfristig sinnvollen Lebensstil, der am Ende einen hohen Tribut fordert.

Vor Kurzem fragte ich einen Freund nach seinen Vorstellungen vom Alter. „Ich werde wahrscheinlich in einem Pflegeheim landen", antwortete er bitter, „und mit einer Magensonde in der Nase auf die schalldämmenden Platten an der Decke starren. Inkontinent, impotent und verarmt ..." Es ist traurig, doch solche Ansichten sind nicht ungewöhnlich. Ich habe Autoaufkleber gesehen, auf denen steht: „Räche dich: Lebe lang genug, um deinen Kindern zur Last zu fallen." Wer kein Vertrauen in den Prozess des Alterns hat, kann sich nur schwer vorstellen, seine späten Jahre zu genießen, zum Beispiel mit Tanzen, Joggen oder Wandern. Es kann schwierig sein, auch nur die Möglichkeit in Betracht zu ziehen, dass man in jeder Phase seines Lebens wächst, sich verändert und kreativ ist.

In den letzten hundert Jahren stieg die durchschnittliche Lebenserwartung in den Industriestaaten um nahezu dreißig Jahre, doch für viele ältere Erwachsene sind die späten Jahre keine Zeit des Glücks und Wohlbefindens. Ein Jahrhundert zuvor war der durchschnittliche Erwachsene in den westlichen Ländern nur ein Prozent seiner Lebenszeit kränklich oder krank, doch beim heutigen durchschnittlichen modernen Erwachsenen sind es mehr als 10 Prozent. Die Menschen leben jetzt länger, aber allzu oft sterben sie auch länger – an chronischen

Krankheiten, die zu Schwächezuständen und Beeinträchtigungen im Bereich der Wahrnehmung führen.

Bis 2025 werden die jährlichen Kosten für die Behandlung chronischer Krankheiten in den USA eine Billion Dollar übersteigen. Schon heute leidet die Hälfte der Menschen ab 65 an zwei oder mehr chronischen Krankheiten; ein Viertel von ihnen hat so schwerwiegende Probleme, dass eine oder mehrere alltägliche Verrichtungen nur begrenzt möglich sind. Mittlerweile sinkt das Durchschnittsalter der chronisch Kranken beständig. In allen Industriestaaten leben die Menschen länger, aber sie werden früher krank. Damit nimmt die Anzahl der Jahre, während derer sie chronisch krank sind, in beiden Richtungen zu. Manchmal glaube ich, dass wir nicht so sehr unser Leben als vielmehr unser Sterben verlängert haben. Wir haben zwar die Lebensspanne des Menschen gesteigert, nicht aber die Zeitspanne, in der er gesund ist.

Die Alterswelle

Obgleich es unseren alten Menschen immer schlechter geht, steigt ihre Anzahl ständig – ein Prozess, der sich exponentiell beschleunigt. Wie der Autor Ken Dychtwald in seinem zukunftsweisenden Buch *Age Power* (etwa: Die Macht des Alters) schreibt, leben in den Vereinigten Staaten im Augenblick etwa 80 Millionen Menschen der geburtenstarken Jahrgänge, die mit Riesenschritten auf das Alter zugehen.[3] (Der Begriff „Babyboomer", der sich dafür eingebürgert hat, bezieht sich im Allgemeinen auf die zwischen 1945 und 1960 Geborenen.)*

---

* In Deutschland (West) setzte der „Babyboom" ab Mitte der 1950er ein und dauerte bis Mitte der 1960er Jahre. Statistiker bezeichnen erst die zwischen 1955 und 1965 Geborenen als „geburtenstarke Jahrgänge". 1964 wurde der Höhepunkt mit 1,4 Mio. Neugeborenen erreicht. Darauf folgte der sogenannte Pillenknick und seither sind die Geburtenzahlen rückläufig. 2002 betrug der Wert nur die Hälfte des Wertes von 1964. (Die Welt, 21.2.2011). Der GeroStat Report, Altersdaten, Heft 2, 2009, gibt den Anteil der deutschen Babyboomer an der Gesamtbevölkerung mit 17 Prozent an – das ergibt rund 21,25 Millio-

Im Jahre 1900 gab es in den Vereinigten Staaten nur drei Millionen Menschen, die 65 Jahre oder älter waren. Bis zum Jahr 2000 war ihre Anzahl auf 33 Millionen hochgeschnellt.**

Vor einem Jahrhundert hatte in den Vereinigten Staaten nicht einmal einer unter fünfhundert Menschen die Aussicht, hundert Jahre alt zu werden. Nun rechnet das Statistische Bundesamt der USA damit, dass jeder 26. der Babyboomer dieses Alter erreicht. Heute ist die Wahrscheinlichkeit, dass die Großmutter eines 22-jährigen Amerikaners noch lebt, größer (91 Prozent) als die Wahrscheinlichkeit, dass die Mutter eines 22-Jährigen im Jahre 1900 noch am Leben war (83 Prozent).[4]

Diese anrollende Alterswelle ist das bedeutsamste demografische Ereignis unserer Zeit, es findet in jedem Industriestaat der Welt statt. *Etwa die Hälfte aller Menschen, die jemals älter als 65 Jahre wurden, lebt heute.*

In Chile, Costa Rica, Mexiko und Venezuela wird sich zwischen 2000 und 2025 laut Hochrechnungen der Anteil älterer Menschen an der jeweiligen Bevölkerung verdoppeln.[5]

Man rechnet damit, dass es in China bis Mitte des Jahrhunderts 332 Millionen Ältere geben wird. Das wären in einem einzelnen Land mehr als es noch 1990 auf der ganzen Welt gab.[6]

Laut der Abteilung für Bevölkerungsfragen der Vereinten Nationen (United Nation's Population Division) sind nach grober Schätzung heute 10 Prozent der 6,4 Milliarden Menschen weltweit älter als 60 Jahre. Bis 2050 steigt ihr Anteil auf 20 Prozent der dann rund 10 Milliarden Menschen. Damit werden fast zwei Milliarden sechzig Jahre und älter sein. Diese Zahl entspricht ungefähr einem Drittel der derzeitigen Weltbevölkerung.

---

    nen Menschen. Natürlich handelt es sich dabei nicht um absolute Zahlen, sie vermitteln aber doch einen gewissen Eindruck. Anm. d. Übers.

** Im Deutschen Reich betrug der Anteil der über 60-Jährigen um die Jahrhundertwende 5 Prozent, bei einer damaligen Einwohnerzahl von knapp 65 Millionen. Anm. d. Übers.

Diese höhere Lebensdauer wäre, gepaart mit besserer Gesundheit und mehr Lebensklugheit, ein Segen, doch das ist oft leider nicht der Fall. Knapp die Hälfte aller Amerikaner über 85 leidet an der Alzheimer-Krankheit.* Der Tribut, den die Alzheimer-Krankheit und andere chronische Erkrankungen von den Alten fordern, steigt so stark an, *dass der Durchschnittsamerikaner des 21. Jahrhunderts wahrscheinlich mehr Zeit für die Betreuung seiner Eltern als für die seiner Kinder wird aufwenden müssen.*

Es wird geschätzt, dass bis 2040 5,5 Millionen Amerikaner – mehr als die derzeitige Bevölkerung Dänemarks – in Pflegeheimen leben. Weitere 12 Millionen – das entspricht der Bevölkerung von Israel, Singapur und Neuseeland zusammen – werden ständig häusliche Betreuung durch Pflegedienste brauchen und in ihren letzten Jahrzehnten mit Einsamkeit und Depressionen zu kämpfen haben. (In Deutschland dürften die Aussichten nicht viel anders sein.)

Die moderne Medizin kennt viele Mittel, die das Leben verlängern, ist allerdings weniger dazu in der Lage, etwas für das Altern in Gesundheit zu tun. Was haben wir davon, fragte ein Komiker 2004, wenn wir irgendwann in der Zukunft 200 Jahre alt werden, aber die letzten 150 mit Schmerzen und Depressionen verbringen?

Ein griechischer Mythos erzählt von Aurora, der wunderschönen Göttin der Morgenröte. Sie verliebte sich unsterblich in einen Menschen, den Krieger Tithonus. Verzweifelt, weil er einmal sterben muss, erbittet sie einen besonderen Gefallen von Zeus, dem obersten Herrscher über den Olymp und das Pantheon, den Wohnsitz der Götter. Sie fleht Zeus an, er möge ihrem Geliebten das ewige Leben schenken.

Zeus, der die Probleme vorhersieht, fragt sie, ob sie das wirklich wolle. „Ja", antwortet sie.

---

* In Deutschland sind aktuell 1,3 Millionen Menschen von einer Demenzerkrankung betroffen, bis 2050 wird ein Anstieg auf 2,6 Millionen prognostiziert. 700.000 der aktuell Betroffenen leiden an Morbus Alzheimer. Jedes Jahr werden etwa 250.000 neue Demenzerkrankungen diagnostiziert, etwa 120.000 davon sind vom Typ Alzheimer. Anm. d. Übers.

Zunächst ist Aurora überglücklich, dass Zeus ihren Wunsch erfüllt. Doch dann erkennt sie ihr Versäumnis: Sie vergaß, für Tithonus auch um ewige Jugend und Gesundheit zu bitten. Mit jedem verstreichenden Jahr sieht sie mit Schrecken, wie ihr Geliebter älter und kränker wird. Seine Haut wird welk, sein Körper verfällt, sein Verstand lässt nach. Im Laufe der Jahrzehnte wird Tithonus' alternder Körper zunehmend hinfällig, doch er kann nicht sterben. Schließlich ist von dem einst stolzen Krieger nur noch ein elender Haufen von schmerzenden, fauligen und gebrochenen Knochen übrig – aber er lebt ewig weiter.

Wie Tithonus leben immer mehr von uns immer länger, doch unsere zusätzlichen Jahre sind nur allzu oft Jahre des Leids und der Invalidität.

Mehr Leben, mehr Gesundheit

Es wurde bereits erwähnt, dass wir uns durch eine negative Einstellung ebenso wirksam zerstören können wie durch Bomben. Wenn wir immer nur das Schlechteste in uns sehen, untergraben wir unsere Handlungsfähigkeit. Stellen wir uns unser Leben aber positiv vor, können wir dem heute so modern gewordenen Zynismus mit Gelassenheit begegnen und uns ein wahrhaft gesundes Leben aufbauen.

Wir müssen das gegenwärtige Bild und die Realität des Alterns unbedingt durch eine neue Vision ersetzen – eine, in der wir die Gelegenheit ergreifen, jeden Tag mit sprühender Lebensfreude und Leidenschaft zu erfüllen. Nur wenige Dinge haben größere Folgen als die Ausrichtung unseres Lebens auf unser wahres gesundheitliches Potenzial und auf den Traum von einem besseren Morgen.

Es ist ein bedauerlicher Nachteil, dass sich unser medizinisches System so stark auf Krankheit und nicht auf Gesundheit konzentriert. Bis vor Kurzem stand die Beschäftigung mit Krankheit derart im Mittelpunkt, dass allem, was den Menschen zu einem langen und gesunden Leben und einem energiegeladenen und unabhängigen Alter befähigt, nur wenig Aufmerksamkeit zuteilwurde. Daher wissen auch nur wenige von uns, dass es ganze Kulturen gab und immer noch gibt, in denen die meisten Menschen bis zum Schluss temperamentvoll und dynamisch bleiben. Wenigen von uns ist klar, dass es tatsächlich Gesellschaften gibt, in denen sich die Menschen auf ihr Alter freuen, weil sie wissen, dass sie gesund, vital und geachtet sein werden.

Viele Menschen möchten heute mit ihrem Körper und den natürlichen Kräften des Lebens im Einklang stehen. Vielleicht gehören auch Sie dazu. In diesem Falle ist es hilfreich zu wissen, dass Sie nicht allein sind, dass Ihnen Ältere zur Seite stehen, von denen Sie lernen können, wie man dieses Ziel erreicht. Es gibt Kulturen, deren Bräuche sich bewährt haben. Sie können uns den Weg zu Gesundheit und Freude lehren. Es gibt ganze Bevölkerungsgruppen äußerst lebhafter, starker Menschen, die im Alter von siebzig, achtzig, neunzig und sogar hundert Jahren gesund sind. Darüber hinaus haben sie eine Menge gemeinsam, ihre Geheimnisse wurden durch viele der neuesten Erkenntnisse der medizinischen Wissenschaft bestätigt und erklärt. Die neuere Forschung zeigt, dass wir alle den Schlüssel zu einem längeren, aktiven, produktiven und kreativen Leben bis zum Schluss besitzen.

Dies sind gute Nachrichten, die optimistisch stimmen. Sie geben uns ein dringend benötigtes Beispiel für das Altern als Lebensabschnitt der Weisheit und Vitalität. Diese intakten Kulturen können uns eine überzeugende Vision davon vermitteln, wie wir zielgerichtet mit Freuden, in Würde und in Liebe reifen können. Sie führen uns vor Augen, dass etwas ganz Wertvolles möglich ist – eine leuchtende Zukunft, in der es Freude macht und wünschenswert ist, alt zu werden. Und wir lernen, durch welche praktischen Schritte wir das erreichen.

Wir altern natürlich nicht erst von unserem 65. Geburtstag an. Wer Sie in Ihren späteren Jahren sein werden, bestimmten Sie: Sie entscheiden, wie Sie sich um sich selbst kümmern, wie Sie Ihr Leben bewältigen, selbst, wie Sie von frühester Jugend an über Ihre Zukunft denken. Ich habe *Gesund bleiben bis 100* geschrieben, weil ich zu viele Menschen unter Qualen und voller Bitterkeit alt werden sah, während dieser Prozess sich bei anderen in Vitalität und Schönheit vollzog, und weil ich weiß, dass dieser Lebensabschnitt mit viel mehr Energie, Fröhlichkeit und innerem Frieden bewältigt werden kann, als es heute in der westlichen Welt üblich ist.

Wer meine früheren Bücher kennt, wird nicht von meinem Interesse daran überrascht sein, wie Ernährung und Bewegung uns zu einem längeren und gesünderen Leben verhelfen können. Vielleicht werden ihn aber einige meiner Erkenntnisse überraschen, zu denen auch gehört, dass ich tragfähigen sozialen Kontakten jetzt einen großen Wert beimesse. Ich habe gelernt, dass die Qualität der Beziehungen, die wir mit anderen Menschen pflegen, sich enorm auf unsere körperliche und seelische Gesundheit auswirkt. Im Laufe meiner Forschungen stellte ich fest, dass Einsamkeit schneller tötet als Zigaretten. Umgekehrt können innigen, authentischen und lebensbejahenden Beziehungen ungeheure, ja geradezu wundertätige Heilkräfte innewohnen. In diesem Buch erfahren Sie, warum das so ist, und werden die verschiedenen wichtigen Schritte verstehen, durch die Sie Ihre Lebenszeit und die Zeit, in der Sie gesund sind, beträchtlich verlängern können. Die Lektüre dieses Buches wird Ihnen nicht nur dabei helfen, Ihrem Leben mehr Jahre hinzuzufügen, sondern auch Ihren Jahren mehr Leben.

Auch wenn Sie sich bisher schlecht ernährt und nicht gut auf sich geachtet haben, auch wenn Sie übermäßig viele Härten und Schmerzen ertragen mussten, zeigt Ihnen dieses Buch, wie die Entscheidungen, die Sie heute und morgen treffen, sich außerordentlich positiv auf Ihre Zukunftsperspektiven auswirken können. Sie können die Sünden, die Sie an Ihrem Körper begangen haben, wiedergutmachen. Sie erfahren, wie Sie neue Kraft und neuen Lebenslust gewinnen, die Sie vielleicht für immer verloren glaubten.

Ob Sie zwanzig oder achtzig Jahre alt sind oder irgendwo dazwischenliegen, ob Sie sich für durchtrainiert halten oder eine hoffnungslos schlechte Kondition zu haben glauben – ich denke, Sie finden auf diesen Seiten alles, was Sie brauchen, um sich in den kommenden Jahren zu regenerieren, anstatt zu degenerieren. Dieses Buch zeigt Ihnen, wie Sie geistige Klarheit, körperliche Kraft, Ausdauer und Freude zurückgewinnen und erhalten können.

Ich habe *Gesund bleiben bis 100* geschrieben, damit Sie Ihre verbleibenden Jahre qualitativ und quantitativ bereichern und verbessern können. Mit den in diesem Buch dargestellten Schritten können Sie Klischees und falsche Vorstellungen vom Altern über Bord werfen und Geist und Körper verjüngen. Mit diesen Methoden können Sie noch heute loslegen, um gesünder und mit größerer Freude zu leben – egal wie alt Sie sind.

In unserer Jugend-fixierten Kultur ist Altern oft die Ursache großen Leids. Häufig betrachten sich ältere Menschen irgendwann nur noch als Bündel von Symptomen, nicht mehr als vollständige Menschen. Aber das muss nicht so sein. Es liegt an Ihnen, die Chancen auf Schönheit, Liebe und Erfüllung zu erkennen, die es in jedem Stadium Ihres Lebens gibt. Es ist möglich, Ihr Leben in Hingabe an Ihr höchstes Gut zu leben. Ich habe *Gesund bleiben bis 100* geschrieben, damit Sie lernen können, jedes einzelne Lebensjahr mit mehr Vitalität und Freude zu erfüllen und lebenswerter zu gestalten, als Sie es sich vielleicht je vorgestellt haben.

Teil 1

Die gesündesten und langlebigsten Völker der Welt

1
Abchasien – die Alten aus dem Kaukasus

Menschen wachsen nicht ins Alter hinein.
Sie werden alt, sobald sie zu wachsen aufhören.
Unbekannt

Anfang der 1970er Jahre bat die Zeitschrift *National Geographic* den weltberühmten Arzt Alexander Leaf, für einen geplanten Artikel die gesündesten und langlebigsten Völker der Welt zu besuchen und zu untersuchen. Dr. Leaf, Professor für klinische Medizin an der Harvard-Universität und Leiter des Sanitätsdienstes am Allgemeinen Krankenhaus von Massachusetts, hatte sich lang mit dem Thema beschäftigt und schon einige der Kulturen erforscht, die für die Gesundheit ihrer älteren Menschen bekannt waren. Nun sollte er diese Reisen und Forschungen im Auftrag von *National Geographic* fortsetzen und der Welt von seinen Beobachtungen und den Gemeinsamkeiten zwischen den Gebieten berichten, die für die Langlebigkeit und Gesundheit ihrer Bewohner berühmt waren. Anders als heute waren diese Regionen und ihre Kulturen damals noch ziemlich unberührt.

Als Wissenschaftler glaubte Leaf nicht an einen mythischen Jungbrunnen, in den jeder eintauchen und dem er auf wundersame Weise mit ewiger Jugend ausgestattet wieder entsteigen kann; er glaubte auch nicht an Zaubertränke, die alle Beschwerden auf der Stelle heilen können. Doch er hielt es durchaus für möglich, dass es bestimmte Orte auf der Erde gab, wo die Menschen tatsächlich länger lebten und gesünder waren, als es in der modernen westlichen Welt als normal galt. Sein Ziel war nicht, den ältesten lebenden Menschen aufzuspüren, er wollte vielmehr die Gesellschaften - falls es sie tatsächlich gab - finden und untersuchen, in denen ein hoher Anteil älterer Einwohner ihr Können und ihre geistigen Fähigkeiten nicht einbüßten, rüstig waren und ihr Leben genossen. Er wollte die Schlüsselfaktoren für die Chancen des Menschen auf ein langes und gesundes Leben identifizieren; an Mythen und Wundermitteln hatte er weniger Interesse.

Leaf unternahm eine Reihe von Reisen, die er anschließend ab 1973 in einer wegweisenden Artikelserie in *National Geographic* beschrieb.[7] Seine Veröffentlichungen gehörten zu den ersten ernst zu nehmenden Versuchen, unser Bestreben, wie wir unser künftiges Leben beeinflussen können, medizinisch wissenschaftlich zu unterstützen.

Als Leaf mit seinen Studien und Reisen begann, waren drei Regionen auf der Welt für die Langlebigkeit ihrer Einwohner berühmt: das Vilcabamba-Tal in Ecuador, das Hunza-Gebiet in Pakistan und bestimmte Teile des Kaukasus in der damaligen Sowjetunion. Von diesen drei Gebieten war schon lang behauptet worden, sie seien die Heimat der am längsten lebenden und gesündesten Menschen auf der Welt. Den Geschichten zufolge, die in diesen Hochgebirgsregionen im Umlauf waren, lebten die Menschen dort oft sensationell lang bei blendender Gesundheit.

Leaf und der preisgekrönte Fotograf John Launois bereisten diese entfernten Gebiete, um die Menschen kennenzulernen, zu fotografieren und sich selbst ein Urteil über die fantastischen Eigenschaften zu bilden, die ihnen zugeschrieben wurden. Leaf hörte ihr Herz ab, maß ihren Blutdruck und studierte ihre Ernährungsweise und ihren Lebensstil. Er beobachtete sie beim Tanzen und sah, wie sie in eiskalten Gebirgsbächen badeten. Er sprach mit ihnen über ihren Alltag, ihre Hoffnungen, ihre Ängste und ihre Lebensgeschichte. Sein Ziel war es, Fakten von Trugschlüssen zu trennen und die Wahrheit über die Langlebigkeit herauszufinden.

Ein langes Leben in Abchasien

„Der Ruf des Kaukasus im südlichen Russland als Gebiet, in dem die Menschen sehr alt werden", schrieb Leaf, „ist sicher einzigartig auf der ganzen Welt."[8] Und innerhalb des Kaukasus war Abchasien für seine außergewöhnlich hohe Anzahl von Menschen über hundert Jahre berühmt. Eine Volkszählung im Jahre 1970 ermittelte das damals autonome Gebiet innerhalb des sowjetischen Georgien als „Welthauptstadt" der Langlebigkeit. „Wir wollten die über Hundertjährigen unbedingt besuchen", sagte Leaf, „und Abchasien schien der richtige Ort dafür zu sein."[9]

Abchasien erstreckt sich über 7770 Quadratkilometer zwischen dem Ostufer des Schwarzen Meeres und dem Hauptkamm des Kaukasus. Es grenzt im Norden an Russland, im Süden an Georgien.

Bevor Leaf dorthin reiste, kursierten Behauptungen, in Abchasien lebten 150 Jahre alte Menschen. Ein paar Jahre zuvor hatte das Magazin *Life* eine Fotoreportage über Shirali Muslimov gebracht, der angeblich 161 Jahre alt war.[10] Auf einem der Bilder konnte man ihn mit seiner dritten Ehefrau sehen. Er erzählte dem Reporter, dass er sie mit 110 Jahren geheiratet habe, dass seine Eltern beide über hundert geworden seien und dass sein Bruder im Alter von 134 Jahren verstorben sei.

Als Leaf dort hinkam, war Muslimov bereits tot. Doch in dem Artikel kam auch eine Frau namens Khfaf Lasuria vor. Er wollte sie kennenlernen und fand sie in dem abchasischen Dorf Kutol, wo sie in einem Chor von - wie man ihm erzählte - über hundertjährigen Abchasen sang.

Ich unterhielt mich lang mit dieser kleinen lebhaften Frau - sie ist nicht mal einsfünfzig groß -, die behauptete, 141 Jahre alt zu sein. ... Sie hatte zwar einen schön geschnitzten hölzernen Stock bei sich, doch der Schein trog, sie war so beweglich, dass sie ihn nicht brauchte. Ihr Gedächtnis schien ausgezeichnet zu sein. ... Sie sprach klar und mühelos über neuere und lang zurückliegende Ereignisse. Zwischen 75 und 80 arbeitete sie als Hebamme; mit ihrer Hilfe erblickten mehr als hundert Kinder das Licht der Welt. ... Sie beschrieb das Leben der Frauen: „Vor der Revolution hatten es die Frauen sehr schwer; wir waren praktisch Sklavinnen." Und sie beendete unsere Unterhaltung mit einem Toast: „Ich möchte auf alle Frauen der Welt trinken ... dass sie nicht zu schwer arbeiten müssen und mit ihren Familien glücklich sind."[11]

Obwohl Leaf der Charme und Esprit dieser alten Dame sehr beeindruckte, nahm er ihr das hohe Alter nicht ohne Weiteres ab, sondern bemühte sich sehr, es objektiv nachzuweisen. Diese Aufgabe ist schwieriger, als sie klingt, denn der menschliche Körper zeigt leider keine Zeichen – etwa wie ein Baum seine Jahresringe –, an denen man das Alter ablesen könnte.

Nach langwierigen Untersuchungen kam er zu dem Schluss, dass Frau Lasuria fast 130 Jahre alt sei. Sicherheit dafür gab es nicht, er meinte aber, er habe einen gewissen Grad an Überzeugung gewonnen, und besser könne er nicht schätzen. Eines wusste er aber ganz sicher: Sie gehörte zu den ältesten Menschen, die er je kennengelernt hatte.[12]

Wo auch immer er sich in Abchasien aufhielt, traf er auf bemerkenswert gesunde alte Menschen. Die Gegend schien ihrem Ruf als Mekka der „Superalten" gerecht zu werden. Auch Leaf hatte, wie andere, die sich mit den alten Menschen in Abchasien beschäftigten, schillernde Geschichten zu erzählen. Er schrieb über einen fast Hundertjährigen, der noch gut hören und ausgezeichnet sehen konnte.

„Sind Sie mal krank gewesen?", fragte er ihn.

Der Alte dachte eine Weile nach und antwortete dann: „Ja, ich erinnere mich, dass ich mal Fieber hatte, aber das ist lang her."

„Gehen Sie auch mal zum Arzt?"

Die Frage überraschte den alten Mann und er erwiderte: „Warum sollte ich?"

Leaf untersuchte ihn, sein Blutdruck war mit 118/60 normal und sein Herz schlug regelmäßig 70-mal in der Minute.

„Welche war die glücklichste Zeit in Ihrem Leben?", wollte er wissen.

„Ich hatte mein ganzes Leben lang Freude. Aber am glücklichsten war ich, als meine Tochter geboren wurde. Und am traurigsten, als mein Sohn mit einem Jahr an der Ruhr starb."[13]

Leaf lernte unter anderem auch ein wunderbares Trio kennen, drei Herren, die, wie viele Abchasen, trotz ihres fortgeschrittenen Alters noch arbeiteten. Das waren Markhti Tarkhil, dem er seine 104 Jahre abnahm; Temur Tarba, der allem Anschein nach hundert war, und Tikhed Gunba – mit 98 geradezu ein Jüngling. Alle waren am selben

Ort geboren. Temur sagte, sein Vater sei mit 110, seine Mutter mit 104 und ein älterer Bruder erst in jenem Jahr mit 109 gestorben. Nach kurzer Untersuchung befand Leaf, Temurs Blutdruck sei mit 120/80 der eines jungen Menschen, und sein Herz schlage regelmäßig 69-mal pro Minute.[14]

Die drei betagten Kumpel alberten ständig herum, machten Witze und nahmen sich selbst und Leaf auf den Arm. Während dieser Puls und Blutdruck des einen maß, schüttelten die beiden anderen in spöttischer Trübseligkeit die Köpfe über den, der gerade untersucht wurde, und sagten: „Schlimm, sehr schlimm!"

Sie schienen ihrer gutmütigen Witzeleien nie müde zu werden und fanden immer neue Gelegenheiten für Scherze. Leaf war beeindruckt von ihrem scharfen Verstand, ihrer Lebensfreude und ihrem gnadenlosen Humor.

Wie viele Ältere in Abchasien badeten diese Männer täglich bei jedem Wetter in den kalten Gebirgsflüssen. Eines Tages begleitete Leaf Markhti Tarkhil auf dem Weg zu seinem morgendlichen Sprung ins kalte Wasser und war über die Vitalität und körperliche Beweglichkeit des 104-Jährigen erstaunt.[15] Von der Straße führte ein steiler Felsenhang hinunter zum Fluss, doch Markhti bewegte sich gewandt und mit souveränem Tempo. Als der Arzt ihn den Abhang hinabhechten sah, machte er sich Sorgen, der alte Mann könne stürzen. Er hielt es für besser, ihn zu begleiten und darauf zu achten, dass er nicht ausrutschte; er selbst kam ja aus einer Gesellschaft, in der die Knochen der Älteren dünn und bruchgefährdet sind. Doch das klappte nicht, denn er konnte mit dem wesentlich älteren Mann, der nie seinen Halt verlor, nicht Schritt halten. Später erfuhr Leaf von dem für die Region zuständigen Arzt, dass die aktiven Alten keine Osteoporose kennen und Knochenbrüche selten sind.

Am Ufer zog sich Markhti aus, watete in den Fluss und tauchte mit dem ganzen Körper in das eiskalte Wasser. Ein junger Fremdenführer, den Leaf aus Moskau mitgebracht hatte, versuchte das auch, sprang jedoch sofort wieder heraus und rief, das Wasser sei viel zu kalt.

Nach seinem ausgiebigen Bad trocknete sich Markhti ab, zog sich an und stieg den felsigen Anhang eilig wieder hinauf. Leaf, der ein halbes Jahrhundert jünger war und sich für körperlich fit hielt, musste sich erneut anstrengen, um hinterherzukommen.

Sind sie wirklich so alt?

Nach dem Erscheinen von Leafs Artikeln im *National Geographic* brach eine hitzige Kontroverse darüber aus, ob das von manchen Abchasen behauptete Alter wirklich stimme. Wenn Menschen sagen, sie seien 140 oder 150 Jahre alt, sorgt das natürlich für Stirnrunzeln. Als Shirali Muslimovs Alter in der sowjetischen Presse mit 168 Jahren angegeben wurde und die Regierung diese Behauptung durch die Herausgabe einer Briefmarke mit seinem Porträt krönte, waren kompetente Wissenschaftler rund um den Globus skeptisch.

Es gibt einen Grund dafür, dass im *Guinness-Buch der Rekorde* der Abschnitt über die Langlebigkeit bis vor Kurzem mit einer Warnung eingeleitet wurde: „Kein einziges Thema wird durch Eitelkeit, Täuschung, Lüge und absichtlichen Betrug häufiger verschleiert als die extrem lange Lebenszeit von Menschen."*

Wie alt sind also die ältesten Abchasen tatsächlich? Niemand weiß das mit absoluter Sicherheit. Als diese alten Menschen zur Welt kamen, war wahrscheinlich weniger als 0,1 Prozent der Weltbevölkerung im Besitz schriftlicher Geburtsurkunden. Sind sie fragwürdig oder überhaupt nicht vorhanden, wie das bei fast allen der Fall ist, die vor 1920 in Regionen wie dem Kaukasus geboren wurden, benötigen die Forscher Kreativität bei der Entwicklung von Methoden zur Altersbestimmung. Die Beschreibung der bei diesen Bemühungen eingesetzten kühnen Techniken füllt viele Bände, und wahrscheinlich wurden

---

* Gegenwärtig wird das höchste lückenlos dokumentierte und verbürgt beurkundete Alter, das je ein Mensch erreichte, mit 122 Jahren angegeben; die Französin Jeanne Louise Calment (geb. 21.2.1875 in Arles/Südfrankreich, gest. 4.8.1997 ebenda) ist die Rekordhalterin. Anm. d. Übers.

ebenso viele wissenschaftliche Bücher zur Kritik dieser Techniken geschrieben. Es war eine schwierige Aufgabe.

Unter denen, die das manchmal für Menschen im Kaukasus geltend gemachte extreme Alter skeptisch betrachteten, stand der Genetiker Zhores A. Medvedev aus der ehemaligen Sowjetrepublik Georgien wahrscheinlich wohl an vorderster Stelle. Er war Experte auf dem Gebiet der Methoden, die zum exakten Nachweis des Alters in Abchasien und anderswo im Kaukasus angewendet wurden. Die Artikel, die Medvedev kurz nach Leafs Serie im *National Geographic* in seinen Artikeln im Wissenschaftsjournal *The Gerontologist* veröffentlichte und in denen er seine Zweifel äußerte, fanden viel Beachtung. (Die Gerontologie beschäftigt sich mit den körperlichen und kognitiven Veränderungen, die das Altern begleiten, und den damit verbundenen Problemen.) Darin legte Medvedev überzeugende Indizien dafür vor, dass den Behauptungen, Menschen würden regelmäßig älter als 120 Jahre, nicht zu trauen sei.[16] Gleichzeitig räumte er jedoch ein, dass es in der Region wirklich eine untypische Langlebigkeit gebe und dort tatsächlich übermäßig viele äußerst gesunde ältere Menschen lebten.

Im Zuge der Kontroverse entdeckten amerikanische Hersteller und Vertreiber von Joghurt die Legende von dem außergewöhnlich gesunden und sehr alt werdenden Kaukasusvolk für sich und förderten sie nach Kräften, indem sie versuchten, die phänomenale Langlebigkeit der Menschen in der Region mit dem Verzehr von Joghurt in Verbindung zu bringen. Die Firma Danone strahlte im amerikanischen Fernsehen einen Werbespot aus, in dem eine 110 Jahre alte Mutter ihren 89-jährigen Sohn in die Wange kniff und ihm sagte, er solle seinen Joghurt essen. Diese und andere clevere Werbung, die sowjetische Hundertjährige zeigten, waren auf dem Markt überaus erfolgreich. Eine ganze Generation von Amerikanern verband Joghurt mit einem extrem langen Leben und hing dem naiven Glauben an, dass alle Menschen im Kaukasus 140 Jahre und älter würden.

Leider waren es die inflationären Behauptungen, es gebe Überhundertjährige, die uralt würden, die in den 1970ern und 1980ern die größte Aufmerksamkeit erregten. Was die Abchasen für die westliche Welt damals so interessant machte, war also nicht ihre Lebensweise und die wunderbar gesunde Art und Weise, in der sie alt wurden, sondern das exotische Phänomen, dass es angeblich Menschen gab, die ein so unglaubliches Alter erreichten. Als sich diese extremen Behauptungen als falsch herausstellten, entwickelte sich die bedauernswerte Tendenz, alles, was mit der Langlebigkeit in Abchasien zu tun hatte, als Schwindel abzulehnen.

Mein Interesse an diesem Thema hängt nicht davon ab, ob bestimmte Abchasen älter als 120 Jahre geworden sind. Vielleicht hat das ja keiner geschafft, ich halte diese Frage auch für irrelevant. Mich fasziniert an diesen Menschen, dass es in ihren Reihen außerordentlich viele Hochbetagte voller Gesundheit und Lebenskraft gibt. Ich finde ihr hohes Maß an physischer und geistiger Fitness bemerkenswert – und ihre offensichtliche Freude am Leben.

Und was ist ihr Geheimnis?

Mich interessiert, wie sie das geschafft haben. Wie konnten sie sich ihre Vitalität und ihre Kraft bis ans Ende ihres langen Lebens erhalten? Was können wir von ihrer Lebensweise lernen, damit wir länger gesund bleiben und mehr Freude am Leben haben? Welche sind die Schlüsselfaktoren für einen solch außergewöhnlich gesunden Alterungsprozess? Was können wir von der Lebensweise und der Lebensart von Menschen in anderen Gebieten der Welt lernen, in denen es auch außergewöhnlich viele äußerst gesunde alte Menschen gibt?

Nicht dass ich die Alten von Abchasien für perfekt halte oder glaube, wir sollten unser Leben in jeder Beziehung nach ihnen ausrichten. Unangemessene Schwärmerei bringt gar nichts. Sie sind Menschen mit Eigenheiten und Schwächen. Tatsache ist jedoch, dass sie das Bild vom Altern, das die meisten von uns heutzutage haben, zurechtrücken können.

In der modernen westlichen Gesellschaft gibt es nur wenige Menschen, die sich auf das Alter freuen. Wir haben keine Vorbilder, die uns von den Chancen und Möglichkeiten der späten Jahre erzählen können. Die Abchasen und die anderen Völker der Welt, die ein durchweg aktives und langes Leben genießen, könnten uns darin wichtige Vorbilder sein.

Dr. Shoto Gogoghian, einer der weltweit führenden Experten auf dem Gebiet der Langlebigkeit in Abchasien, war dreiundzwanzig Jahre lang Direktor des dortigen öffentlichen Gesundheitswesens und danach Direktor des Instituts für Gerontologie, das zur renommierten Russischen Akademie der medizinischen Wissenschaften gehört. Wie fast alle heutigen Gerontologen gibt er zu, dass die meisten (wenn nicht alle) Behauptungen über eine extrem lange Lebenszeit übertrieben waren.[17] Doch als Gogoghian die ältesten Menschen in Abchasien fast alle persönlich kennengelernt, interviewt und ihr Alter ermittelt hatte, schrieb er, es gebe im Volk der Abchasen ganz sicher ungewöhnlich viele Menschen mit hoher Lebenserwartung und erstaunlicher Gesundheit im Alter. Etwa 80 Prozent aller Abchasen über 90 Jahre seien geistig gesund und kontaktfreudig. Nur 10 Prozent hörten schlecht und weniger als 4 Prozent sähen nicht mehr gut.[18] Im Vergleich zur Gesundheit der älteren Menschen in den USA und anderen Industrienationen sind das sensationelle Zahlen.

Ein Teil der „abchasischen Formel" für das außergewöhnlich gesunde Altern ist der häufigen und regelmäßigen Bewegung geschuldet, die zur alltäglichen Routine gehört. Ein Gerontologe, der die Langlebigkeit im Kaukasus viele Jahre lang studierte, mutmaßte in den 1970ern, dass sich Herz- und Lungenfunktion der Abchasen durch die notwendige ständige körperliche Betätigung sehr stark entwickeln und das Herz mit mehr Sauerstoff versorgt wird. Solche Hypothesen wurden 2005 durch die Veröffentlichung einer neuen Studie im *Journal of Epidemiology and Community Health* (etwa: Zeitschrift für Epidemiologie und allgemeine Gesundheitsfürsorge) bestätigt, die ergab, dass Bergbewohner länger leben als Menschen im Flachland.[19] Warum ist das so? Erstere trainieren täglich ihr Herz mehr. Die Forscher weisen auf die vermehrte körperliche Aktivität durch die Bewegung im felsigen Terrain bei geringerem Sauerstoffgehalt der Umgebungsluft hin, um die längere Lebenszeit und die geringere Anzahl von Herzkrankheiten bei den Bergbewohnern zu erklären.

Das abschüssige Gelände, auf dem die Abchasen leben und arbeiten, fordert ein hohes Niveau an körperlicher Fitness von ihnen und bildet es zugleich aus. Schon allein der Alltag bedeutet große körperliche Strapazen. Niemand sitzt am Schreibtisch oder fährt zur Arbeit und wieder nach Hause. Selbst die Alten wandern, ohne sich etwas dabei zu denken, mehrere Kilometer lang steil bergauf und bergab, um von einem Haus zum anderen oder von einem Dorf zu den umliegenden Feldern und wieder zurück zu gelangen.

Einen Ruhestand gibt es im abchasischen Denken nicht. Für die Abchasen gibt es in keiner Phase ihres Lebens eine Zeit, in der sie nur still sitzen. Die meisten der Älteren arbeiten noch regelmäßig, viele von ihnen in den Obstplantagen und Gärten, schneiden Obst- und Nussbäume zurück, entfernen abgestorbenes Holz und pflanzen junge Bäume. Manche hacken auch noch Holz und schleppen Wasser.

Sie arbeiten schwer, aber sie haben das Glück, dass ihre Arbeit nicht mit dem psychischen Stress verbunden ist, den wir oft mit Arbeit verbinden. In ihrem Arbeitstempo spiegeln sich die natürlichen biologischen Rhythmen wider, das in den meisten Industriestaaten vorherrschende Getriebensein und jede Hast sind ihnen fremd. In der Tat mögen sie es überhaupt nicht, wenn sie gedrängt werden, Termine kennen sie nicht. Nur in seltenen wirklichen Notfällen, wenn zum Beispiel ein Haus in Flammen steht, entwickeln sie einen Sinn für Eile. Aber sonst sind sie bemerkenswert entspannt, machen oft Witze und singen bei der Arbeit.[20]

Wie viele von uns modernen Menschen können das von ihrem Arbeitsplatz behaupten? Manche befürchten, wir könnten faul werden, wenn uns nicht ständig der Druck der Termine und des Wettbewerbs antreibt. Die Abchasen sind jedoch alles andere als faul. Sie sind vielmehr erstaunlich fit. Als Alexander Leaf von Kosta Kashig, einem angeblich 106 Jahre alten Mann erfuhr, der die Sommer mit seinen Ziegen auf den Hochgebirgsweiden verbrachte, wollte er ihn in seinem Umfeld kennenlernen, um selbst zu sehen, welchen physischen Strapazen er bei seinen alltäglichen Verrichtungen ausgesetzt war. Eines Tages machte sich Leaf mit zwei Begleitern und einem jungen Führer aus dem Ort frühmorgens auf den Weg hinauf zu dem Alten. Doch der Pfad erwies sich als so steil und schlammig, dass seine beiden Begleiter nach etwa einem Drittel des Weges aufgaben und sich auf den Rückweg machten. Nur Leaf und sein junger Führer gingen weiter.

Nach sechs Stunden beschwerlichen Aufstiegs kamen sie vom Wald auf einen grasbedeckten Abhang, wo Kosta Kashig den Sommer über seine Ziegen hütete. Leaf begann gleich ein längeres Gespräch mit dem alten Mann. Er kam zu dem Schluss, dass Kashig nicht 106, sondern wahrscheinlich „nur" neunzig Jahre alt war. Welches Alter auch immer stimmen mochte – dass Kashig „vier Monate im Jahr von morgens bis abends in den steilen Bergen hinter seinen quirligen Ziegen herspringen konnte, war außergewöhnlich".[21]

Schließlich begab sich Leaf auf den langen und schwierigen Abstieg. Als er wieder in der Stadt ankam, war er erschöpft, aber froh, dass er die Tour geschafft hatte, und stolz, wie schnell er wieder heruntergekommen war. Doch dann erfuhr er zu seiner Verblüffung, dass Kosta Kasshig, ob er nun 106 oder erst neunzig Jahre alt war, diesen Weg regelmäßig in der Hälfte der Zeit bewältigte. Ein solches Niveau an körperlicher Fitness ist unter den Älteren in Abchasien gang und gäbe.

Ein Toast auf den süßen Vogel des hohen Alters

Dass wir die Lebensart der Abchasen verstehen, verdanken wir großenteils der Arbeit von Dr. Sula Benet. Als Professorin für Anthropologie am Hunter College der City Universität von New York sprach sie fließend Russisch, das alle Abchasen verstehen, verbrachte mehrere Jahre im Land und betrieb Feldforschung unter der Schirmherrschaft der Universität von Columbia, dem Social Science Research Council (Forschungsrat für Sozialwissenschaften), dem Research Institute for the Study of Man (Forschungsinstitut für Humanstudien) und der Wenner-Green Foundation for Anthropological Research (Wenner-

Green-Stiftung für anthropologische Forschung). Ihr Buch *Abkhasians: The Long-Living People of the Caucasus* (etwa: Die Abchasen: Das langlebige Volk des Kaukasus) gilt als eine der bedeutendsten Fallstudien der Kulturanthropologie.[22]

Zur Kontroverse über das Alter der ältesten Alten meint Benet, es spiele für sie keine große Rolle. „Ob ein Mensch 120 oder 130 Jahre lebt und dabei gesund und vital ist", sagte sie, „ändert kaum etwas daran, dass er definitiv hochbetagt ist."[23] Obwohl sie von keinem einzelnen der Alten das genaue Alter kannte, wies sie darauf hin, dass die Abchasen bestimmte Begriffe oder Ausdrücke für Urgroßeltern haben, die sechs Generationen zurückreichen und die Lebenden, nicht die bereits Verstorbenen, bezeichnen.[24] Ausdrücke für so viele Generationen lebender Verwandter gibt es in nur sehr wenigen Sprachen.

Benet war auch von der körperlichen Kondition beeindruckt, die selbst die sehr Hochbetagten in Abchasien aufwiesen. Nur die ältesten Menschen hatten Falten, bemerkte sie. Und nur die sehr Hochbetagten hatten graue Haare. Kahlköpfigkeit ist äußerst selten.[25] Über ein Drittel der über 90-Jährigen brauchte bei der Arbeit keine Brille, auch nicht zum Lesen oder Einfädeln einer Nadel.[26] Die meisten hatten noch ihre eigenen Zähne. Besonders berührt war Benet von der wunderbaren aufrechten Haltung, die die älteren Abchasen selbst bis ins sehr hohe Alter zeigten.[27]

Bezeichnenderweise, so fand sie heraus, „wird Krankheit auch in sehr hohem Alter nicht als normales oder natürliches Ereignis betrachtet"[28].

Für Benet gibt es viele Gründe für die bemerkenswerte Gesundheit und das lange Leben der Menschen in Abchasien. Sie hob besonders den enormen Respekt vor den Alten hervor, der ein bestimmendes Merkmal der abchasischen Kultur ist. In Abchasien steigt der Status eines Menschen mit dem Alter und im Laufe der Jahre genießt er immer mehr Privilegien. Diese Ehrerbietung hängt nicht vom Reichtum oder dem Beruf ab. Alte werden respektiert, sogar verehrt, einfach deshalb, weil sie alt sind. In Abchasien haben Alte, die arm sind und die außerhalb ihrer Familie niemand kennt, eine höhere gesellschaftliche Stellung als jemand, der reich und berühmt geworden ist, aber noch nicht zu den Alten gehört. Diesen Respekt müssen sich die Alten nicht verdienen. Niemand verlangt von ihnen, sich mit den Jüngeren zu messen.[29]

Als ein Forscher aus den USA einer Gruppe von Abchasen erklärte, dass alte Menschen in den reichen Vereinigten Staaten manchmal kein Dach über dem Kopf und nichts im Magen hätten, stieß er auf völlige Fassungslosigkeit. Sie fanden das unbegreiflich.

Der Respekt, den die Abchasen für die Alten empfinden, wird bereits aus ihrer Sprache klar ersichtlich. Sie haben nicht einmal einen Ausdruck für „alte Menschen". Stattdessen nennen sie Menschen, die älter als hundert Jahre sind, „lang lebende Menschen"[30]. Und alle abchasischen Dörfer haben ihnen zu Ehren einen Feiertag, den „Tag der lang lebenden Menschen". Jedes Jahr kleiden sich die Alten ganz besonders festlich und paradieren vor den anderen Dorfbewohnern, die ihnen ihre Ehrerbietung erweisen.[31]

Der krasse Gegensatz

Je mehr ich über die abchasische Kultur erfuhr, desto tiefer schien mir die Kluft zwischen ihr und der modernen industrialisierten Welt und desto mehr wurde mir bewusst, welcher Jugendwahn bei uns herrscht. In Abchasien werden die Menschen im Alter wertgeschätzt und als schön betrachtet. Silberhaar und Falten gelten als Zeichen von Weisheit und Reife.

Wir im Westen haben dagegen die eindeutige Tendenz, Alter mit Hässlichkeit und Jugend mit Schönheit gleichzusetzen, sodass heutzutage immer mehr Menschen bereit sind, sich für viel Geld und unter beträchtlichen Schmerzen liften zu lassen, um jünger auszusehen.

Nehmen diese Menschen die Tortur eines Verfahrens auf sich, zu dem manchmal Hautdrainagen am Kopf, Titanschrauben, blutunterlaufene Augen ohne Wimpern, eine gespannte Haut, eine schmerzhaft langsame Genesung und als Nahrung winzige Bissen Babykost gehören, weil sie eitel sind und unfähig, die Realität der Natur und des Lebens zu akzeptieren?[32] Oder ist es ein Versuch, sich dagegen zu wehren, dass sie übersehen werden, als seien sie unsichtbar, als seien sie gar nicht da, was allzu oft in einer Kultur geschieht, in der älter auszusehen gleichbedeutend ist damit, an Schönheit und an Wert zu verlieren? Manche sagen, nur Menschen, die sich selbst hassen, seien bereit zu einer solchen Qual, doch das bezweifle ich. Da sie in einer Kultur des Jugendwahns leben, hassen sie es vielleicht, wie sie wegen ihres Aussehens behandelt werden.

Beliebte Fernsehserien wie *The Swan* (Der Schwan) und *Extreme Makeover* (Extremes Umstyling) tragen seit einigen Jahren erheblich zum Anstieg der kosmetischen Operationen bei.*

Eine der Sendungen gipfelte darin, dass eine Teilnehmerin nach einer Schönheitsoperation im Wert von mehreren Tausend Dollar vorgezeigt wurde. Ihr Ehemann strahlte in die Kamera. „Ich hatte eine Frau, die vierzig Jahre alt war", sagte er, „und nun habe ich eine, die 25 ist." Er war überglücklich – das veränderte Aussehen seiner Frau sei, so meinte er, eine Verbesserung. Er wollte wohl ein Kompliment machen, doch sein Kommentar sagt etwas über unsere Kultur, das ich beunruhigend finde. Ist es wirklich besser, eine 25-jährige Frau zu haben als eine Vierzigjährige? Ist jünger grundsätzlich besser?

In der Fernsehserie *Die Simpsons*, die oft kulturelle Trends satirisch überspitzt, wird in einer Episode eine Kinderklinik abgerissen, um Platz für die neue Klinik für Schönheitschirurgie zu schaffen. Bürgermeister Quimby sagt anlässlich der Eröffnung: „Dank dieser Klinik werden wir nicht mehr länger vom Anblick normal alternder Frauen terrorisiert."

---

* The Swan: US-Fernsehserie der Kategorie Reality-TV, die nach der 2. Staffel wegen mangelnder Einschaltquoten eingestellt wurde. Frauen, die für „hässlich" befunden wurden, konnten sich einer „gründlichen Verschönerung" unterziehen, zu der auch mehrere Verfahren der plastischen Chirurgie gehörten. So sollte aus dem „hässlichen Entlein" – der Titel der Serie bezieht sich auf das gleichnamige Märchen – schließlich ein schöner Schwan werden. Extreme Makeover gehört ebenfalls zur Kategorie Reality-TV. Dabei geht es nicht nur um eine chirurgische Verschönerung, sondern auch um die Veränderung durch Sportprogramme, Frisuren und Garderobe. Auch diese Serie wurde wegen zu geringer Einschaltquoten eingestellt, wird aber 2011 mit einem Abnehmprogramm wieder ausgestrahlt. Anm. d. Übers.

American Idol, das derzeit erfolgreichste Fernsehformat der USA (bei uns *Deutschland sucht den Superstar*), ist eine weitere Sendung, die die Blickrichtung der westlichen Massenkultur spiegelt. Die Einschaltquoten sind sensationell. Mehr als 49 Millionen Zuschauer sahen 2004 das Finale. Als die Juroren gefragt wurden, was sie von Schönheitsoperationen hielten, antwortete einer von ihnen, Simon Cowell, er würde sie für jede Frau ab vierzig zur Pflicht machen.

Er hielt sich wahrscheinlich für witzig. Ich glaube nicht, dass er die leiseste davon Ahnung hatte, was er mit dieser Bemerkung bei jeder Frau über vierzig und gewiss auch bei den Jüngeren anrichtete, die ja doch selbst alle eines Tages über vierzig sein werden.

Solche Dinge belasten das Selbstbewusstsein von Frauen sehr stark, das in der modernen Welt ohnehin nicht sehr ausgeprägt ist. Eine Umfrage des Pflegeartikelherstellers Dove im Jahre 2004 ergab, dass sich nur 2 Prozent der Frauen für „schön" hielten. Und dieses Ergebnis wird mit zunehmendem Alter der Frauen schlechter. Unter den über Siebzigjährigen gibt es kaum noch eine, die sich wenigstens für „durchschnittlich aussehend" hält.[33]

Ich halte das für grausam. Doch es ist dort die Norm, wo Frauen von den unerreichbaren Schönheitsidealen der Medien und der Kosmetikindustrie bedrängt werden, die die Angst der Frauen vor dem Altern schüren. Ein US-Werbespot für Kosmetik zeigt eine Frau in den Vierzigern, deren leidenschaftliches Credo lautet: „Ich habe nicht die Absicht, in Würde zu altern. Ich bekämpfe jeden Schritt dahin."

Ich tröste mich jedoch damit, dass die moderne westliche Kultur nicht die einzige Möglichkeit ist, wie Menschen leben, und ihre vorherrschenden Denkmodelle nicht die einzigen sind, nach denen Menschen sich ausrichten können. Es gibt zudem selbst in der modernen Welt Anzeichen dafür, dass die Dinge sich ändern könnten. Eine neue Werbekampagne des Pflegeartikelherstellers Dove zeigt zum Beispiel die strahlend lächelnde 96-jährige Irene Sinclair, die in einem Pflegeheim in London aufgespürt wurde. Die Werbefrage lautet: „Wird die Gesellschaft es jemals akzeptieren, dass alt sein schön sein bedeuten kann?"

Wo alt sein „schön sein" bedeutet

In Abchasien würde die Äußerung, man „sehe jung aus" oder die Jahre seien fast spurlos an einem vorübergegangen, als Beleidigung angesehen. Dort gilt es als Kompliment, wenn jemand sagt: „Sie sehen heute alt aus", was bedeutet, dass dieser reife Mensch weise und schön ist. Wenn ältere Menschen in Abchasien beim Alter ein wenig schwindeln, unterschlagen sie nicht – wie bei uns üblich – ein paar Jahre, sondern machen sich älter, weil das in ihrer Kultur ihr Ansehen steigert.

Der Forscher Dan Georgakas sucht nach einer Erklärung für den besonders hohen Status der Alten in Abchasien:

Ein hohes Alter ist die Krönung eines erfolgreichen Lebens. ... Das psychologische Klima ist für die alten Menschen so positiv, dass die unter staatlicher Regie betriebenen Altenheime kaum genutzt werden, da es selbst in den kleinsten Familien viele Verwandte gibt, für die es eine Ehre ist, ein älteres Familienmitglied zu versorgen.[34]

Die Abchasen rechnen mit einem langen und nutzbringenden Leben, und sie freuen sich zu Recht auf das Alter. In einer Kultur, die der Kontinuität der Traditionen einen so hohen Rang beimisst, sind die alten Menschen unentbehrlich. Sie werden nie als Last gesehen oder erlebt, ganz im Gegenteil – sie gelten als die wertvollsten Ressourcen der Gesellschaft. Ein häufig zitiertes abchasisches Sprichwort lautet: „Neben Gott brauchen wir auch noch die Alten."[35]

Im Westen werden ältere Männer, die Interesse an Sex zeigen, manchmal als „geile alte Böcke" beschimpft. In Abchasien dagegen gilt ein aktives Sexualleben bis ins hohe Alter als genauso natürlich wie ein guter Appetit oder ein gesunder Schlaf. Für die Abchasen gibt es keinen Grund, eine allzu menschliche Beschäftigung aufzugeben, nur weil sie bereits älter sind.

Nahezu jeder Besucher Abchasiens erlebt schließlich die Bedeutung. die Gesang, Musik und Tanz im Leben der Abchasen haben. Menschen jeden Alters singen gern und es gibt Lieder für jede Gelegenheit. Es gibt Wiegenlieder, Lieder, die bei der Arbeit gesungen werden, und Lieder, die heilen. Es gibt besondere Lieder für Hochzeiten und für andere Rituale. Für jede Arbeit gibt es ein eigenes Lied. Bei der Feldarbeit teilen sich die Menschen oft zum Chorgesang in Gruppen auf.

Die abchasische Kultur nutzt Lieder als Medizin. „Das Lied vom Verletzten" beispielsweise wird von Freunden und Verwandten gesungen, um die Genesung des Betroffenen zu unterstützen. Manchmal kann der Verletzte auch mitsingen.[36] Wenn jemand krank wird, übernehmen Freunde und Verwandte nicht nur die Pflichten des Erkrankten, sie versammeln sich auch um sein Bett. Sie scherzen und erzählen Geschichten, sie singen und tanzen. Liegt ein Mensch im Sterben, singen sie leise am Bett und beim Gedenkgottesdienst.

Es scheint, als habe Singen nichts mit Gesundheit zu tun, aber ich glaube, dass das doch zutreffen könnte. Kann es sein, dass Menschen, die das Leben feiern und genießen, lebensbejahende Botschaften an ihre Zellen senden? Könnte das vielleicht erklären, warum sehr alt werdende Menschen überall tendenziell diejenigen sind, die ihr Leben mit Genuss leben? Sie singen, sie tanzen und sie feiern das Leben, wie es kommt.

Wie geht man mit den Kindern um?

Ich denke auch, dass die Art der Kindererziehung in Abchasien viel mit der Art der alten Menschen zu tun hat, die sie schließlich eines Tages sein werden. Sula Benet, die lang in den Vereinigten Staaten und mehrere Jahre in Abchasien lebte, war beeindruckt, wie die abchasischen Kinder sich benehmen und wie sie behandelt werden:

Ich habe nie gehört, dass ein Kind in Protestgeschrei ausbrach oder ein Elternteil seine Stimme erhob oder Schläge androhte. Eine Anweisung wird nie ein zweites Mal wiederholt. „Als Lehrerin einer zappeligen amerikanischen Jugend staunte ich über die abchasischen Schulkinder, die ... stundenlang aufmerksam still saßen. Solche wunderbaren Ergebnisse werden nicht durch Angst erzielt."[37]

Abchasische Eltern schelten ihre Kinder nicht und nörgeln nicht an ihnen herum, sie kritisieren oder bestrafen sie nie. Wie bringen sie ihre Kinder dazu, sich ordentlich zu benehmen? Benet erklärt:

Abchasische Eltern drücken ihre Missbilligung dadurch aus, dass sie ihnen Lob vorenthalten, das sonst sehr großzügig verteilt wird. Die abchasische Vorstellung von Disziplin, die als notwendig und gut für Kinder betrachtet wird, ist nicht mit Strafe verbunden. Die Abchasen glauben, dass körperliche Bestrafung zu Respektlosigkeit führt. ... Ihre Methode der Disziplinierung gestattet nicht einmal das Aufkommen und den Ausdruck der mildesten Formen eines sadistischen Impulses. ... Ohne Strafandrohung ... zeigen die jungen Menschen niemals Unmut. Allmählich wurde mir klar, dass sie einfach keinen Unmut empfanden.[38]

Leider ist das heute in den USA anders; dort werden jedes Jahr 565.000 Kinder von ihren Eltern oder Betreuern getötet oder schwer verletzt.

Wie viel besser wäre das Leben in der modernen Welt, würden alle Kinder mit demselben Respekt erzogen, den man ihnen in Abchasien entgegenbringt. In den dortigen Schulen gibt man den Kindern nie das Gefühl, sie seien minderwertig. Spott wird nicht eingesetzt, um ihnen eine „Lehre" zu erteilen. Verachtung und Zurückweisung haben in der Schule nichts zu suchen. Das gilt auch für jede Art von körperlicher Gewalt.[39]

Die Abchasen gehen stets respektvoll mit ihrem Körper und dem Körper anderer Menschen um. Sie bestrafen Kinder, Erwachsene oder Tiere niemals körperlich.[40] Das erklärt, warum häusliche Gewalt und Vergewaltigung in Abchasien fast völlig unbekannt sind.

Für Abchasen sind Freundschaften äußerst wichtig. Wenn Gäste zu ihnen kommen, werden sie umarmt und geküsst, der Gastgeber führt eine Kreisbewegung über dem Kopf des Gastes aus und sagt: „Alle bösen Geister, die vielleicht um dich herumschwirren, sollen lieber auf mich übergehen."[41]

Wie sie sich ernähren

Dank der Werbung für Danone-Joghurt glauben die Menschen in den Vereinigten Staaten und anderswo, der Verzehr von Joghurt sei für das ungewöhnlich hohe Lebensalter der Abchasen und anderer Völker des Kaukasus verantwortlich. Aber eigentlich essen die Abchasen gar keinen Joghurt. Sie trinken ein oder zwei Gläser Matzoni am Tag, ein Getränk aus der vergorenen Milch von Ziegen, Kühen oder Schafen. Das ist schon seit Jahrhunderten im Kaukasus üblich, wahrscheinlich stammt diese Art vergorener Milch sogar von dort. Traditionell ernähren sich die Abchasen hauptsächlich laktovegetarisch: Es gibt selten Fleisch und als Milchprodukt nutzen sie vor allem Matzoni.

Benet schreibt, dass die Abchasen ihr Frühstück meist mit einem Salat aus gartenfrisch geerntetem Gemüse beginnen. Im Frühling besteht er aus würzigem Gemüse wie Brunnenkresse, grünen Zwiebeln und Rettich. Im Sommer und im Herbst werden eher Tomaten und Gurken bevorzugt, während der Wintersalat aus eingelegten Gurken und Tomaten, Rettichen, Kohl und Zwiebeln besteht. Dill und Koriander werden manchmal hinzugefügt, nie aber Salatsoßen. Viele in Abchasien wachsende Wildpflanzen werden für Salat verwendet. Zum Frühstück gehört oft ein Glas Matzoni dazu. Zu allen drei Mahlzeiten essen die Menschen ihr „geliebtes Abysta", einen Brei aus Maismehl, der immer frisch zubereitet und warm serviert wird.

Für den kleinen Hunger zwischendurch gönnen sich die Abchasen typischerweise Früchte der Saison aus dem eigenen Garten. Dank des milden Klimas gibt es sieben oder acht Monate im Jahr frisches Obst. Während dieser Zeit essen sie gern große Mengen Obst direkt vom Baum oder der Rebe. Im Frühling gibt es Kirschen und Aprikosen, den Sommer über Birnen, Pflaumen, Pfirsiche, Feigen und viele verschiedene Beeren. Der Herbst bringt Trauben und Persimonen (auch Kaki- oder Sharonfrüchte genannt) sowie Äpfel und Birnen, die in großen Mengen wild wachsen. Wilde Birnen kocht man ohne Zusatz von Zucker zu einem dicken Sirup zu einer Art Birnenbutter. Was nicht frisch gegessen wird, wird für den Winter eingelagert oder getrocknet. So gibt es das ganze Jahr über Obst und Gemüse.

Mit seltenen Ausnahmen wird Gemüse roh oder nur in sehr wenig Wasser gekocht gegessen. Die Abchasen essen traditionell nichts Gebratenes. Die Frische der Nahrung gilt als vorrangig. Gemüse wird erst kurz vor dem Servieren oder Kochen geerntet, Reste werden entsorgt, denn Nahrung, die nicht ganz frisch ist, gilt als schädlich. Moderne Städter mögen zwar über solche „Mätzchen" spotten, doch es gibt einen guten Grund dafür. Wird so genau auf die Frische geachtet, kann auch nichts Verdorbenes und vielleicht von Krankheitserregern Befallenes gegessen werden. Zudem wird sichergestellt, dass die Nahrung ihren höchsten Nährwert besitzt und nur wenige Nährstoffe verloren gehen.

Nüsse spielen in der abchasischen Küche eine bedeutende Rolle, sie sind die wichtigsten Fettlieferanten. Mandeln, Pecannüsse, Bucheckern und Haselnüsse werden angebaut. Kastanienbäume und viele andere Nussbäume wachsen wild und in großen Mengen. Praktisch jede Mahlzeit enthält Nüsse in der einen oder anderen Form.

Die Abchasen essen relativ wenig Fleisch und wenn, dann nur von gesunden und frisch geschlachteten Tieren. Und selbst dann verwenden sie das Fett von Fleisch oder Geflügel nicht; selbst die geringste Menge Fett wird entfernt, da sich die Abchasen überhaupt nichts aus fetten Mahlzeiten machen. Sie essen auch keinen Zucker, nur wenig Salz und fast keine Butter.

Damit ist wahrscheinlich zu erklären, dass der durchschnittliche Cholesterinwert der über Hundertjährigen bei 98 liegt.[42]

Das ist äußerst positiv im Vergleich zu den USA, wo die allgemein üblichen Werte fast alle über 200 liegen und wo bis vor Kurzem Werte von 250 manchmal als „normal" angesehen wurden.*

Was die Ernährung der Abchasen vor allem auszeichnet, ist, dass sie im Vergleich zu den Amerikanern (und sicher auch zu den Deutschen und anderen Europäern) sehr wenig essen. Die meisten nehmen

---

* In Deutschland liegt der durchschnittliche Gesamtcholesterinspiegel der Altersgruppe zwischen 35 und 65 Jahren bei 236 mg/dl. Anm. d. Übers.

weniger als 2000 Kalorien am Tag zu sich, während viele Menschen in den USA doppelt so viel essen.[43] Und anders als weltweit meist üblich ändert sich das abchasische Essverhalten mit zunehmendem Reichtum nicht sonderlich. Egal, wie arm oder wohlhabend jemand ist, er nimmt Proteine in Maßen, Fett hauptsächlich aus Nüssen und Kohlenhydrate vornehmlich aus Gemüse, Obst und Vollkorngetreide, wie dem Maismehl Abysta, zu sich.

In der Tat überessen sich die Abchasen so gut wie nie, denn das gilt als gesellschaftlich unangemessen und gefährlich.[44] Zweifellos trägt das dazu bei, dass die Menschen dort allgemein sehr kräftig und schlank sind und kein Gramm Fett zu viel auf den Rippen haben. Sie essen langsam und kauen gründlich, kosten jeden Augenblick aus und genießen es, wenn man ihnen dabei Gesellschaft leistet.

Wenn ein abchasischer Gastgeber zum Essen einlädt, sagt die Formulierung der Einladung sehr viel darüber aus, welche Prioritäten dieses bemerkenswerte Volk setzt. Man sagt: „Kommen Sie und seien Sie unser Gast", niemals „Kommen Sie zum Essen."[45] Natürlich gibt es Essen, doch die Betonung liegt niemals darauf, sondern vielmehr auf der Freude, zusammen zu sein. Für dieses Volk ist die Freude der Freundschaft das höchste Gut.

Von ihrer Klugheit lernen

Natürlich mussten die Menschen in Abchasien immer Prüfungen und Krisen bewältigen, die es im Leben jedes Menschen gibt. Zudem dringt die moderne Lebensweise zunehmend vor; seit dem Zusammenbruch der Sowjetunion Anfang der 1990er gab es bedrohliche Umwälzungen. Darauf werde ich später noch ausführlicher zu sprechen kommen, doch im Augenblick möchte ich die Aufmerksamkeit darauf richten, was wir modernen Menschen von diesem freundlichen, langlebigen, glücklichen und äußerst gesunden Volk lernen können.

Es ist noch nicht lang her, da setzte ich das Altern ganz bewusst mit dem Verlust von geistiger Beweglichkeit, Sinnesschärfe, körperlicher Elastizität, Libido und einer Menge anderer menschlicher Fähigkeiten gleich. Ich hielt es für nahezu sicher, dass wir mit zunehmendem Alter alle gebrechlicher und krankheitsanfälliger werden. Ich dachte, wir sollten einfach zufrieden sein und diese „unvermeidlichen" Verluste mit Würde hinnehmen. Doch je mehr ich über die Menschen in Abchasien erfuhr, desto hoffnungsvoller wurde ich. Sie scheinen ein Beispiel dafür zu sein, dass es für uns alle eine Alternative gibt. Wenn wir eine kluge Wahl treffen, können vielleicht auch wir bei guter Gesundheit frohgemut und lange leben. Vielleicht können die Jahre unserer Weisheit schließlich doch noch reich an Vitalität, Freude und Erfüllung sein. Insbesondere da, wie wir jetzt sehen, die Abchasen nicht die einzige Kultur sind, die für diese faszinierende Möglichkeit steht.

2
Vilcabamba – das Tal der ewigen Jugend

*Die Qualität und Beständigkeit einer Gesellschaft
lässt sich am besten daran messen, mit wie viel Respekt
und Sorgfalt sie ihre älteren Mitbürger behandelt.*
Arnold Toynbee

Als Nächstes besuchte und studierte Alexander Leaf im Auftrag von *National Geographic* die Menschen von Vilcabamba, die ebenfalls für ihr langes Leben und ihre Gesundheit berühmt sind. Vilcabamba ist eine kleine, außerordentlich schwer zugängliche Stadt, die versteckt in den ecuadorianischen Anden liegt. Das ruhige Tal thront in rund 1400 Metern Höhe nahe der peruanischen Grenze und etwa 160 Kilometer landeinwärts vom Pazifik. In der Sprache der Inkas bedeutet Vilcabamba „Heiliges Tal", und der Ort hat in der Tat etwas Magisches. Zum einen könnte das Klima kaum milder sein. Mit einer durchschnittlichen Jahrestemperatur von 20 °C und nahezu ohne jahreszeitliche Veränderungen verfügt Vilcabamba über eine üppige subtropische Landwirtschaft. Viele Sorten von Getreide, Obst und Gemüse lassen sich problemlos anbauen, und viele wachsen wild und können einfach geerntet werden.

Im Jahre 1981 führte der Arzt und Medizinjournalist Morton Walker eine Reihe von Studien über die Gesundheit der Bewohner von Vilcabamba durch und schrieb überschwänglich über seine Erkenntnisse:

In Amerika gibt es einen Ort, an dem die Bevölkerung selten, wenn überhaupt, von degenerativen Krankheiten betroffen ist. Die Menschen dort haben keine Herzkrankheiten, keinen Krebs, keinen Diabetes, keine Schlaganfälle, keine Zirrhose, keine Altersschwäche, keine Arteriosklerose und keine anderen Leiden, die mit einer Unterbre-

chung der Durchblutung verbunden sind – Krankheiten, die unter den Menschen der Industriestaaten meist für Siechtum, Behinderung und Tod verantwortlich sind. Da sie nicht an degenerativen Krankheiten sterben, schöpfen die Bewohner dieses Ortes das volle Potenzial der dem Menschen zugemessenen Jahre aus und werden mehr als hundert Jahre alt. ...

Vilcabamba ist ein echtes Paradies auf Erden. ... Im Laufe der Jahre wurde das Heilige Tal abwechselnd als „Das Land der ewigen Jugend", „Das Tal des Friedens und der Beschaulichkeit" oder „Das verlorene Paradies" bezeichnet. Diese Namen verdankt es seiner Abgeschiedenheit, seiner Gelassenheit, der sauberen Luft, der strahlenden Sonne, dem nahezu ständig blauen Himmel, dem reinen, mineralreichen Trinkwasser, den hilfsbereiten Nachbarn, der Abwesenheit von Krankheit und einer Art von universeller Schönheit, die die Seele durchdringt und zu einem Gefühl von Wohlbehagen führt.[46]

Dr. Leaf, stets der gewissenhafte Wissenschaftler, neigte nicht zum Gebrauch solch schwärmerischer Prosa. Doch er war von der beachtlichen Anzahl aktiver älterer Menschen beeindruckt, deren Lebensweise er mit seinen ärztlichen Partnern untersuchen konnte, unter anderem eine 103-jährige Frau, die ohne Brille eine Nähnadel einfädeln konnte, und eine 95-Jährige, die er fröhlich bei der Arbeit in der Backstube des Ortes antraf. Leafs Kommentar, nachdem er sie untersucht hatte: „Sie war ihr ganzes Leben lang bei ausgezeichneter Gesundheit. Sie hat ein gesundes Herz und ist in ausgezeichneter Verfassung."[47]

Bekannt für ein langes Leben

Erstmals fand Vilcabamba 1954 weltweit Beachtung, als der amerikanische Arzt Eugene H. Payne (klinischer Prüfer für den Pharmakonzern Parke Davis) in *Reader's Digest* schrieb, dass er kaum oder gar keine Hinweise auf Herz- oder Kreislauferkrankungen in dem Gebiet gefunden habe.[48]

Ein Jahr später ging Albert Kramer, ein anderer amerikanischer Arzt, nach Vilcabamba, um sich von einem Herzinfarkt zu erholen. Als er zurückkehrte, konnte er sich „nicht erinnern, dass es mir jemals besser gegangen wäre"[49]. Er beschrieb seine Erfahrungen in einer Reihe populärer Artikel. Bald machten Geschichten von Herzpatienten aus Mexiko und Japan die Runde, die nach ein paar Wochen Aufenthalt in diesem Tal auf steilen Bergen unterwegs waren.

Im Jahre 1956 wurde der angeblich 167 Jahre alte Javier Pereira aus Vilcabamba nach New York gebracht und in der in vielen Zeitungen erscheinenden Rubrik „Believe it or not" („Glaube es oder nicht") der Öffentlichkeit vorgestellt.[50]

Bald darauf begannen seriöse Wissenschaftler mit Nachforschungen. Ein Team ecuadorianischer Ärzte unter der Leitung des Kardiologen Dr. Miguel Salvador aus Quito führte 1969 eine erste große Studie mit 338 Probanden über die Gesundheit der in Vilcabamba lebenden Menschen durch. Sie fanden heraus, dass sie weder an Arteriosklerose noch an Herzerkrankungen litten und auch nicht an Krebs, Diabetes und degenerativen Erkrankungen wie Rheuma, Osteoporose und Alzheimer. Die Forscher nannten den Fitnessstandard bei den Alten „verblüffend". Das Vilcabamba-Tal, so schlussfolgerten die Ärzte aus Ecuador, mache irgendwie immun gegen körperliche Probleme, die andernorts das Leben verkürzten.[51]

In den 1970ern reiste der britische Gerontologe Dr. David Davies viermal in das Tal und untersuchte Gesundheitszustand und Lebensweise der alten Menschen. In einer in verschiedenen Fachzeitschriften veröffentlichten Artikelserie und in seinem populärwissenschaftlichen Buch *The Centenarians of the Andes* (etwa: Die Hundertjährigen aus den Anden) erklärte er, dass die Alten von Vilcabamba

durch einen Unfall oder durch eine von auswärtigen Besuchern eingeschleppte Krankheit ums Leben kommen können, aber niemals durch die größten tödlichen Krankheiten, die den Rest der Welt heimsuchen.[52]

Nachdem Dr. Leafs Artikel 1973 im *National Geographic* erschienen war, in dem er die Gesundheit und Langlebigkeit in Vilcabamba rühmte, wurden die älteren Menschen dort von Gerontologen und Forschern anderer Fachrichtungen belagert, die ihre Zähne, Augen und Ohren untersuchten, ihren Blutdruck maßen und sie an Monitore zur Untersuchung von Herz und Brustkorb anschlossen. Die Wissenschaftler nahmen Haar-, Speichel- und Urinproben von ihnen, machten sich Notizen über ihre Ernährung und befragten sie zu ihrem Sexualleben.

Im Jahre 1978 beteiligten sich das National Institute of Aging (etwa: Staatliches Institut für Altersforschung) und das Fogarty International Center for Advanced Study in Health Science (etwa: Internationales Fogerty-Zentrum für moderne gesundheitswissenschaftliche Studien) finanziell an einer internationalen Konferenz, die sich mit der Gesundheit der Alten von Vilcabamba befasste. Dr. Leaf war einer der Leiter dieser Veranstaltung, an der Wissenschaftler, Ärzte und Forscher aus Japan, Kanada, Frankreich, Ecuador und den USA teilnahmen, die alle in Vilcabamba gearbeitet hatten. Sie stimmten darin überein, dass sich die dortigen Menschen jenseits der Siebzig durch eine spektakuläre Herzgesundheit auszeichneten, es nahezu keine Fälle von Bluthochdruck gab und dass im Vergleich zu Menschen gleichen Alters in den Industrienationen nur ein Drittel dieser Menschen Unregelmäßigkeiten aufwies, was die Herzfunktion betraf. Die Forscher brachten diese außergewöhnlichen Ergebnisse mit ihrem schlanken Wuchs, ihrer Ernährung, ihren niedrigen Cholesterinwerten und ihrer hohen körperlichen Aktivität in Verbindung.[53]

Im Laufe der folgenden Jahre begannen japanische Forscher, die Schlafmuster der älteren Bewohner von Vilcabamba zu untersuchen. In den modernen Staaten ist Schlafapnoe (das wiederholte vorübergehende Aussetzen der Atmung im Schlaf) bei den über 65-Jährigen sehr weit verbreitet. Die Japaner führten ihre Untersuchungen mithilfe tragbarer Atemkontrollgeräte durch, die die Atemmuster der 84 bis 94 Jahre alten Probanden aufzeichneten, und fanden, dass nahezu alle gesund und ruhig schlafen konnten.[54]

Im Jahre 1993 fasste ein Artikel in der *Los Angeles Times* die Darstellung begeistert zusammen:

> *Die Menschen von Vilcabamba sind bekannt für ihr sehr, sehr langes Leben. Es sind mehr als nur eine Handvoll, die angeben, sie hätten die Hundert überschritten; Menschen über 80 und 90 Jahre sind offenbar alltäglich. Und die Steinalten, wie sie genannt werden, bleiben bis zum Schluss gesund und vital.*[55]

Wie alt sind sie wirklich?

Wie auch in Abchasien gab es über das tatsächliche Alter der Alten in Vilcabamba viele Kontroversen und ernste Zweifel an den ganz extrem hohen Altersangaben. Zu behaupten, man sei 167 Jahre alt, wenn das höchste dokumentierte Alter eines Menschen, das die Wissenschaft anerkennt, bei 122 Jahren liegt, fördert nicht gerade die Glaubwürdigkeit.

Das Alter der Hochbetagten an Orten wie Abchasien und Vilcabamba nachzuweisen ist selten so einfach, wie es sich anhört. Anders als in Abchasien, wo es kaum nennenswerte Aufzeichnungen gibt, existieren in Vilcabamba Taufregister, die von der örtlichen Kirche und dem Standesamt aufbewahrt wurden und bis auf das Jahr 1860 zurückgehen. Doch sie sind alt und unvollständig. Es fehlen Seiten, andere sind bis zur Unleserlichkeit abgegriffen. Überdies haben Eltern in Vilcabamba die Geburt eines Kindes nicht immer registrieren lassen. Und, was noch mehr Verwirrung stiftet, Vettern und andere enge Verwandte tragen oft dieselben Namen.

Mehrere Jahre, nachdem sich die Aufregung über die Langlebigkeit in Vilcabamba zu einem weltweiten Phänomen ausgewachsen hatte, bemühten sich zwei amerikanische Wissenschaftler - der Radiologe Dr. Richard B. Mazess und die Anthropologin Dr. Sylvia H. Forman -, das Alter der betagten Menschen in Vilcabamba so genau wie möglich zu bestimmen. Sie führten unter allen Bewohnern einen akribischen Zensus durch, überprüften dann sämtliche auffindbaren Geburts-,

Sterbe- und Heiratsregister und verglichen die verschiedenen Dokumente miteinander. Sie arbeiteten sich durch ein verwirrendes Labyrinth von Urkunden, doch schließlich folgerten Mazess und Forman, dass die Altersangaben nach einem gleichmäßigen Schema inflationär angestiegen waren.

Bei einem Mann, der kurz vor seinem Tod behauptet hatte, 132 Jahre alt zu sein, fanden sie zum Beispiel heraus, dass er zum Zeitpunkt seines Todes in Wirklichkeit 93 Jahre alt gewesen war. Offenbar hatte der Mann versucht, älter zu scheinen, als er tatsächlich war, indem er den Taufschein eines älteren verstorbenen Verwandten als seinen eigenen ausgab. Es stellte sich heraus, dass seine Mutter sogar fünf Jahre nach seinem angeblichen Geburtsdatum zur Welt gekommen war – etwas, das trotz aller heroischen Fortschritte in der modernen Reproduktionsmedizin bisher nicht wiederholt werden konnte.[56]

Schließlich gelangten Mazess und Forman zu der Überzeugung, dass so etwas durchaus üblich war und dass keiner der dreiundzwanzig selbst ernannten Überhundertjährigen, die damals im Dorf Vilcabamba lebten, tatsächlich ein Alter von hundert Jahren erreicht hatte. Als sie ihre Ergebnisse 1979 in *The Journal of Gerontology* veröffentlichten, wählten sie als Titel „Longevity and age exaggeration in Vilcabamba, Ecuador" (Langlebigkeit und Übertreibung bei der Altersangabe in Vilcabamba, Ecuador) und erklärten, dass „extrem hohe Altersangaben entweder falsch oder haltlos waren"[57]. In der Folge kamen viele Wissenschaftler zu der Ansicht, dass das Phänomen der Langlebigkeit in Vilcabamba völlig diskreditiert sei.

Damals hatte Vilcabamba nur etwa tausend Einwohner. Mazess meinte, bei einer so geringen Bevölkerungszahl fiele schon ein einzelner Mensch von über hundert Jahren völlig aus dem Rahmen, und es wäre wirklich außergewöhnlich, wenn es sogar zwei davon gäbe. Er hatte eine Liste mit zehn Menschen, die behaupteten, über hundert Jahre alt zu sein, deren Alter er jedoch zwischen 85 und 95 schätzte.

Vermutlich waren die Auswertungen von Mazess und Forman korrekt. Doch fünfzehn Jahre später waren zwei der zehn Menschen auf seiner Liste noch immer am Leben. Das bedeutet, dass es aufgrund des Alters, das er ihnen zugeschrieben hatte, 1994 zumindest zwei Überhundertjährige in einer Population von Tausend gab, eine Anzahl, die Mazess selbst für außergewöhnlich hielt.

Dr. Leaf wusste natürlich, dass alte Menschen ihr Alter gern übertreiben. Er und sein Team hatten auch viele mühsame Stunden mit dem Studium der verfügbaren Dokumente verbracht, und sie kamen letztendlich zu dem Schluss, dass viele der Älteren von Vilcabamba in Wirklichkeit gar nicht wussten, wie alt sie waren. Ihre Angaben hatten überhaupt keinen Wert. Er war dennoch verblüfft, wie erstaunlich fit die Ältesten für ihr Alter waren, selbst wenn sie zehn oder zwanzig Jahre jünger sein mochten als behauptet.

Im Jahre 1990 veröffentlichte der ecuadorianische Arzt Guillermo Vela Chiriboga, der eine der von Leaf organisierten wissenschaftlichen Expeditionen zur Erforschung der Langlebigkeit und Gesundheit in Vilcabamba leitete, *The Secrets of Vilcabamba* (Die Geheimnisse von Vilcabamba). Nach Leafs Abreise hatte er noch weitere Studien betrieben und konnte ebenfalls keine Hinweise finden, die die Behauptungen über die extreme Langlebigkeit einzelner Menschen untermauerten. Und wie Leaf gab er zu, dass in einer Kultur, in der die Menschen nicht so genau wissen, wie alt sie sind, und den Älteren viel Respekt entgegengebracht wird, durchaus ein Anreiz zur Übertreibung bestehen kann. Doch er fand immer wieder alte Menschen, die ihre späten Jahre bei voller Gesundheit und Vitalität erlebten und keine Herz-Kreislauf-Krankheiten hatten, die unter den Älteren in der modernen Welt gang und gäbe sind. Er schrieb:

Auch wenn Gabriel Erazo, der behauptet, 130 Jahre alt zu sein, und andere, die über hundert Jahre alt sein wollen, zwanzig oder dreißig Jahre jünger sind (als sie behaupten), setzt das die Realität nicht außer Kraft. ... In Vilcabamba fand ich körperlich und geistig gesunde, hochbetagte Menschen.[58]

Dr. Chiriboga stellte auch fest, dass selbst die ältesten Einwohner von Vilcabamba selten Knochenbrüche, Osteoporose oder Arthritis aufwiesen, Leiden, die anderswo unter alten Menschen weit verbreitet sind. Sein geschultes medizinisches Auge konnte auch keine Hinweise auf Krebs, Diabetes, Adipositas, Herzerkrankungen, Arthritis oder Demenz bei ihnen finden. Er schrieb, dass die Menschen dort selbst in äußerst hohem Alter „agil und geistig klar, humorvoll und von bewundernswerter körperlicher Gesundheit sind. ... [Sie] genießen die Ruhe ohne Konkurrenzdenken und wollen keine Reichtümer anhäufen"[59].

Grace Halsell

Eine der vielen Perspektiven auf die Leute von Vilcabamba, die ich besonders faszinierend finde, ist die der Amerikanerin Grace Halsell. In den 1970ern lebte sie zwei Jahre dort und schrieb daraufhin ein Buch mit dem Titel *Los Viejos* (Die Alten).[60]

Grace Halsell als erstaunlichen Menschen zu bezeichnen würde ihr in keiner Weise gerecht. Sie starb 2002, nachdem sie, wie der Schriftsteller Gore Vidal meinte, „das interessanteste und mutigste Leben von allen Amerikanern der Gegenwart" gelebt hatte. Die hervorragende Journalistin arbeitete drei Jahre lang im Weißen Haus als Redenschreiberin für Präsident Lyndon B. Johnson. Ihre Beiträge für die *New York Post*, die *New York Herald Tribune*, den *Christian Science Monitor* und andere wichtige Zeitungen kamen aus den Kriegsgebieten in Korea, Vietnam und Bosnien sowie aus Russland, China, Mazedonien und Albanien.

Sie schrieb zwölf Bücher, unter anderem *Soul Sister*, in dem sie von ihren Erfahrungen mit dem ärmlichen Leben als Afroamerikanerin in Harlem und Mississippi berichtete, nachdem sie ihre Haut mithilfe eines Medikaments schwarz gefärbt hatte.[61] Ihr Buch *Bessie Yellowhair* erzählt die Geschichte der Zeit, die sie bei den Navajo in einem abgelegenen Reservat in Arizona verbrachte, dann mit deren Zustimmung ihre Haut ockerbraun färbte und sich als Indianerin unter Weißen aufhielt, unter anderem als Navajo-Dienstmädchen in Los Angeles.[62]

Als sie für ihr Buch über illegale Einwanderer in den Vereinigten Staaten recherchierte, wurde Halsell, die fließend Spanisch sprach, zu einem illegalen „Wetback"* ohne Papiere, durchschwamm den Rio Grande, um in die Vereinigten Staaten zu gelangen, umging die Grenzkontrollen, kroch durch Kanalisationsrohre und versteckte sich vor dem Zoll im gefürchteten Smugglers Canyon, der Schlucht der Schmuggler. Dann arbeitete sie als Journalistin, die sie auch war, und interviewte die Weißen des Sun Belt **, die sich vor der wachsenden Welle hispanischer Einwanderer fürchteten. Sie interviewte auch die bewaffneten Grenzpatrouillen und begleitete sie zu Pferde bei ihren vergeblichen Versuchen, die durchlässige Grenze zwischen den USA und Mexiko dichtzumachen.[63]

Grace Halsell verfügte über eine nahezu überirdische Fähigkeit, Kontakt zu Menschen herzustellen und die Welt mit deren Augen zu betrachten. Der treffende Titel ihrer Autobiografie lautet *In their Shoes*.[64]

In den beiden Jahren, die sie in Vilcabamba verbrachte, gehörte Grace Halsell zu Alexander Leafs Dolmetschern und Assistenten. Offenbar merkte er nicht, dass die Einwohnerin von Vilcabamba, die eine so eine herausragende Dolmetscherin war, fehlerfrei Englisch und Spanisch sprach und dass die, die nicht nur so viel über das Volk von Vilcabamba, sondern auch über die Amerikaner wusste, keine mittellose einheimische Bäuerin, sondern eine weltbekannte amerikanische Journalistin war, die regelmäßig an Bord der Air Force One (des Flugzeugs des amerikanischen Präsidenten) war und Präsidenten, Premierminister, Filmstars und Könige interviewt hatte.[65]

Anders als Leaf und die übrigen Wissenschaftler war Grace Halsell jedoch nicht in das Tal gekommen, um zuzuschauen, zu sondieren und die Menschen zu analysieren. Sie war nicht gekommen, um ihren Blut-

---

* Illegal über Mexiko in die USA eingewanderte Person; Anm. d. Übers.
** Sonnengürtel, Region der USA zwischen Florida und Südkalifornien; Anm. d. Übers.

druck zu messen und ihre Cholesterinwerte zu bestimmen. Sie war gekommen, um als eine von ihnen zu leben:

Ich bin immer nur mit dem Gedanken in andere Länder gegangen, Menschen zu treffen und sie kennenzulernen. Ich lerne ihre Lieder, tanze mit ihnen, esse, was sie essen. Ich versuche, einer von den Menschen des Landes zu sein, in dem ich mich gerade aufhalte.[66]

Ärzte, Wissenschaftler und Forschungsreisende haben sich viele Erklärungen für die Rätsel von Vilcabamba einfallen lassen. Manche schrieben sie der reinen Bergluft zu, die einmalig reich an negativen Ionen ist. Andere wiesen auf die natürliche, gesunde Ernährung hin und darauf, dass der Lebensstil in Vilcabamba mit so viel Bewegung verbunden ist. Einige verwiesen auf den Boden und seinen hohen Gehalt an Selen und anderen Mineralien. Wieder andere vermuteten, das Geheimnis liege im Trinkwasser von Vilcabamba verborgen. (Die Region ist offenbar eine der wenigen in Südamerika, wo man das Wasser nicht nur trinken kann, sondern auch trinken sollte. Es überrascht nicht, dass mehrere Gesellschaften aus der Vermarktung des Wassers in Europa Kapital schlagen wollten.)

Grace Halsell verstand und begrüßte diese Ansichten, insbesondere diejenigen über die Ernährung und die Bewegung. Sie liebte frisches Obst aller Art sowie Gemüse direkt aus dem Garten. Gern legte sie im Laufe eines Tages mit den anderen die gewaltigen Strecken über die grünen Hügel zu Fuß zurück. Und sie liebte die wunderbare Landschaft, die reine Luft und das kristallklare Wasser. Was ihr aber besonders auffiel und ihr Herz am stärksten berührte, war die Qualität der menschlichen Beziehungen in Vilcabamba. Für sie stand die Verbundenheit, die die Menschen miteinander pflegten, an erster Stelle und war noch wichtiger als alle anderen Erklärungen für ihre bemerkenswerte Gesundheit im Alter. Wie die Forscher und Ärzte, die die Region besuchten, wollte auch sie die Ursache der Gesundheit und Langlebigkeit der Menschen verstehen. Einzigartig an Grace Halsell war jedoch, dass sie nicht versuchte, objektiv zu bleiben, sondern ihnen mit Liebe begegnete.

Ich besuchte sie, weil ich gehört hatte, dass sie alt waren. Aber ich blieb bei ihnen, weil sie sie selbst waren, äußerst liebenswerte Menschen, von denen ich lernen wollte. Jeder schien zu glauben, dass er all das werden würde, was er verschenkte. Nie zuvor hatte ich Menschen kennengelernt, die so wenig hatten und so viel gaben. Ohne jeden materiellen Besitz bringen sie irgendwie ihre Persönlichkeit, ihre Individualität, ihr Recht zu geben zur Geltung. Von all den biblischen Geboten, die sie von den spanischen Priestern zu hören bekamen, haben die Viejos, die Alten, anscheinend „Es ist seliger zu geben, denn zu nehmen" zu ihrer Lebensmaxime gemacht.[67]

Wer lacht, der wird alt

Halsell war an den Luxus gewohnt, der in den modernen Industriestaaten als selbstverständlich gilt, doch sie empfand das viel einfachere Leben in Vilcabamba nicht als Last, sondern in vieler Hinsicht als Ausdruck von Freiheit.

Ich hatte keinen Spiegel und kein fließendes Wasser, um meine Zähne zu putzen. Ich war von den zeitraubenden weiblichen Tätigkeiten, wie dem Entfernen der Haare an meinen Beinen und unter den Achseln, dem Desodorieren der Achselhöhlen, dem Zupfen der Augenbrauen, den Lackieren der Nägel und dem Eindrehen der Haare mit Lockenwicklern befreit. Im Heiligen Tal zu leben war wie eine Rückkehr in die Kindheit. Ich erwachte jeden Morgen bei Sonnenaufgang, bürstete meine Haare zu einem Pferdeschwanz, schlüpfte in mein Alltagsgewand und war bereit, den Tag auf die in Vilcabamba übliche Art zu begrüßen.[68]

Die Menschen von Vilcabamba sind nach modernen Standards in materieller Hinsicht arm, doch Grace Halsell fand sie auf andere Weise reich, denn sie strahlten Selbstvertrauen und eine in sich selbst ruhende Sicherheit aus, nach der die modernen Menschen mit all ihrem materiellen Überfluss oft endlos suchen. Als sie sich Gedanken über die Hintergründe ihrer erstaunlichen Gesundheit und Langlebigkeit machte, kam sie immer wieder auf die Art und Weise ihrer Umgangsformen zurück:

Ich habe die Viejos nie miteinander streiten, kämpfen oder debattieren hören. In dieser Hinsicht hatten sie das, was ich als „Hoch"-Kultur bezeichnen würde. Sie drückten sich schön, elegant und mit reichlich blumiger Zärtlichkeit aus. Allein ihre Worte waren oft Liebkosungen.[69]

Sie erkundigte sich bei einem der beiden Polizisten, welche Verbrechen in dem Tal begangen wurden. „Nicht viele", antwortete er. „Bei uns gibt es keine echten Verbrechen."[70]

Halsell hielt die innige Verbundenheit der Menschen jeden Alters miteinander für den Schlüssel zur Gesundheit und Harmonie in Vilcabamba. Durch das enge Zusammenleben der Familien genossen sie alle Vorteile und Annehmlichkeiten, die sich aus dem Kontakt mit Angehörigen ergeben. Halsell erlebte nicht, dass Menschen nach ihrem Alter getrennt wurden.

Ich dachte oft darüber nach, wie sehr die Alten und die Jungen einander brauchen, wenn ich mit Angel Modesto vor seinem stuckverzierten Haus saß. Meist war sein knapp zweijähriger Urenkel Luis Fernando bei ihm. Sie schienen aus demselben Holz geschnitzt, gingen im gleichen Tempo. An ihrem Schritt erkannte man, dass sie miteinander verwandt waren. Sie schenkten einander Zeit, Liebe und Aufmerksamkeit. Ausgiebig beobachtete ich den unermüdlichen Luis Fernando, der lachend umhertollte und rannte und – mit der täglich wachsenden Gewissheit, dass die liebevollen Augen seines Urgroßvaters jede Bewegung mit großer Zustimmung unterstützten – seine Arme, Beine und seinen Platz in der Welt ausprobierte. Sie nahmen einander wahr und liebten einander mit ungezwungener Lockerheit. Ich spürte, dass das Leben mit seinem Urgroßvater für Luis Fernandos jetziges und künftiges Wohlbefinden ebenso wichtig war wie das Saugen an der Mutterbrust.[71]

Wie die Abchasen leben die Menschen in Vilcabamba in einer Gesellschaft, die von Respekt vor den Älteren erfüllt ist. Kein alter Mensch hat Angst, dass er fallen gelassen und isoliert wird. In drastischem Gegensatz zur modernen westlichen Kultur werden alte Menschen einfach für das geliebt, was sie sind, ungeachtet ihres Vermögens. Ihre Weisheit wird bewundert, ihr Alter respektiert. Die jungen Menschen scharen sich um sie, genießen es, bei ihnen zu sein, und schätzen, was sie von ihnen lernen können. Ältere Menschen werden weder mit Herablassung noch mit falscher Ehrerbietung behandelt. Der Respekt der Jüngeren vor den Älteren ist echt und stark, und diese sind vollkommen präsent, gehören dazu und antworten gern. Halsell gab an, sie habe keinen einzigen Fall von Senilität gesehen.[72]

Grace Halsell kannte die amerikanische Kultur in- und auswendig. Sie wusste, dass die Älteren in einer vom Jugendwahn befallenen Gesellschaft oft als altmodisch und dem „Fortschritt" im Wege stehend gelten. Mit tiefem Mitgefühl für diejenigen, die draußen bleiben, war sie sich der Unterschiede in der Behandlung der Verletzlichsten – zu denen die ganz Jungen und die ganz Alten gehören – zwischen Vilcabamba und den Vereinigten Staaten schmerzlich bewusst:

Als ich bei diesen Menschen lebte, begriff ich, dass kein Bankkonto einem alten Menschen ein solches Gefühl der Sicherheit geben kann wie die Gewissheit, dass er nie allein leben oder sterben wird. Egal wie alt, ein Viejo (Alter) im Heiligen Tal hat niemals Angst davor, fallen gelassen oder in eine Einrichtung abgeschoben zu werden, überflüssig und vernachlässigt, um zu verkümmern und zu sterben. ... In den USA kann ein Mensch sein Leben lang schwer arbeiten und zählt dann doch nur zu den Ausrangierten. Realität ist, dass das den Alten in den USA völlig zu Recht auf das Gemüt schlägt. Ein Viejo wird diese Trostlosigkeit, diese Verlassenheit und Niedergeschlagenheit niemals kennenlernen.[73]

Ein Arzt, der nach Vilcabamba kam, um die älteren Menschen auf ihre Gesundheit zu untersuchen, wusste, dass in den Vereinigten Staaten

Depressionen unter den Senioren äußerst weit verbreitet sind. Er fragte einen sehr alten Mann namens Ramon: „Sind Sie oft niedergeschlagen?"

Ramon antwortete ganz einfach: „Nur wenn ich Grund dazu habe."

Der Arzt fragte, wann er denn in letzter Zeit einmal niedergeschlagen gewesen sei, doch Ramon konnte sich kaum noch erinnern. Das letzte Mal, meinte er, sei vor vielen Jahren gewesen, als sein Haus abbrannte. „Da war ich niedergeschlagen", sagte er. „Aber mit der Hilfe der anderen baute ich es wieder auf und freute mich, dass ich am Leben geblieben war."[74]

In der modernen Welt wird Menschen, die egal aus welchem Grund depressiv sind, häufig *Prozac** oder ein anderes Antidepressivum verschrieben. Natürlich weiß ich, dass diese Medikamente manchen Menschen schon über sehr schwere Zeiten hinweggeholfen haben.

Doch wenn jemand einen schmerzlichen Verlust oder eine Niederlage erlitten hat, wie viel besser wäre es da, würde er Heilung bei einer liebevollen, unterstützenden Gemeinschaft finden, anstatt sich nur auf ein Medikament verlassen zu müssen.

Eine der größten Stärken der Kulturen von Abchasien und Vilcabamba besteht in der tiefen Verbundenheit der Menschen untereinander. Sie pflanzen, ernten und essen nicht nur gemeinsam, sie teilen mit ihren Nachbarn auch die Erfahrungen von Geburt und schmerzlichen Verlusten, wenn Kinder heiraten und Eltern sterben. So teilt die Gemeinschaft die freudigsten und schlimmsten Augenblicke des Lebens. Niemand muss allein damit zurechtkommen.

Es ist inspirierend zu wissen, dass so zu leben möglich ist, doch ich möchte in Bezug auf das Leben in diesen Regionen nicht zu sentimental werden. Zwar ist nirgends je ein Selbstmord in Vilcabamba verzeichnet. Es stimmt, keiner von den alten Menschen trägt eine Brille oder ein Hörgerät, und selbst in hohem Alter brauchen nur we-

---

* Wirkstoff Fluoxetin, in Deutschland unter dem Namen Fluctin oder Fluxet, in Österreich u. a. als Felicium, in der Schweiz u. a. als Fluocim erhältlich; rezeptpflichtig. Anm. d. Übers.

nige einen Gehstock oder Krücken. Doch die Menschen im sogenannten Heiligen Tal haben sicher auch ihre Alltagssorgen. Die Armut stellt wirklich ein Problem dar und die Kindersterblichkeit ist, gemessen an unseren Standards, hoch. Es gibt Unfälle und Todesfälle in Vilcabamba, es gibt gescheiterte Ehen und Enttäuschungen.

Und dennoch haben sich die Menschen keinen Panzer gegen den Schmerz zugelegt und sich auch nicht voreinander in ihr Schneckenhaus zurückgezogen. Werden sie verletzt, weinen sie; stirbt ein Angehöriger, trauern sie. Der Akt des Trauerns wird als Teil des Lebens, als Teil des Lernens und Liebens betrachtet. Dann führen sie ihr Leben meist weiter, sind im Geiste miteinander verbunden, ihr Lächeln ist noch ergründlicher, nach allem, was sie erfahren und miteinander geteilt haben.

„Was mir an den Menschen in Vilcabamba am besten gefällt", schrieb Grace Halsell, „ist, wie viel sie lachen."[75]

Ihre Geheimnisse

Es gibt so vieles, was wir von den Menschen dort lernen können, und ich bewundere an ihnen, dass sie so voller Freude sein können, obwohl sie so wenig besitzen. Aber ich glaube nicht, dass Armut adelt. In der modernen Welt müssen sich viele Menschen aus Geldmangel die grundlegendsten menschlichen Bedürfnisse versagen und fristen ein dürftiges Leben. Ein leerer Geldbeutel kann sich als schwere Last erweisen. Es ist äußerst wichtig, dass Arbeit dazu dient, Armut zu beseitigen, um jedem Menschen Nahrung, Kleidung, ein Dach über dem Kopf, Gesundheitsversorgung, Bildung und Beschäftigung und ein Leben in Frieden zu ermöglichen.

Gleichzeitig halte ich es für eine Schande, dass wir in der modernen Welt dem Gelderwerb einen so hohen Rang beimessen, dass wir uns selbst und unseren Wert oft nur darüber definieren, was wir uns leisten können. Wir haben Geld zum Maßstab für unseren Erfolg erklärt. Ein Satiriker meinte einmal, die beiden schönsten Wörter in unserer Sprache seien „Scheck anbei".

Der Geistliche Dale Turner erzählt von einem Mystiker aus Indien, dem man New York zeigte. Sein Begleiter brachte ihn am Morgen zur U-Bahn-Station am Times Square, als der Berufsverkehr auf dem Höhepunkt war. Der Besucher war entsetzt über das, was er sah – Menschen mit Aktentaschen, die heftig drängelten und wie verrückt in die Züge stiegen. Er verstand nicht, warum die Menschen sich so hektisch verhielten, und fragte: „Hetzt sie vielleicht ein Wolf?"

„Nein", antwortete der Begleiter, „ein Dollar lockt sie."[76]

Ein Leben, das nur auf den Erwerb von Reichtum ausgerichtet ist, ist sinnlos, wenn wir nicht wissen, wie wir es in Freude verwandeln können. Diese Kunst erfordert Weisheit und Selbstlosigkeit, Eigenschaften, über die die materiell nur wenig begüterten Menschen aus Vilcabamba im Überfluss verfügen. Vielleicht können sie uns Mahnung sein, dass unsere Erfüllung nicht darin liegt, lautstark nach immer mehr materiellen Gütern zu verlangen. Vielleicht können sie uns helfen, uns an die Weisheit zu erinnern, die in der Einfachheit liegt, und an die bedeutende Rolle, die unsere Beziehungen zueinander spielen, und daran, die Lehre Gandhis zu schätzen, der uns ermahnte: „Lebt einfach, damit andere einfach nur leben können."

So schwer es vielleicht für viele von uns modernen Menschen zu akzeptieren ist, ein von materiellem Überfluss freies Leben kann sogar einige Vorteile bieten. Grace Halsell stellte fest:

> *Die Viejos von Vilcabamba waren nie durch das Rad als Transportmittel behindert. Sie besitzen weder Autos oder Fahrräder noch Pferde oder Esel, die sie über die felsige Landschaft des Heiligen Tals bringen. Sie gehen einfach zu Fuß. Sie gehen zu Fuß zur Arbeit und sie gehen zu Fuß wieder nach Hause. Dieser Mangel bereichert sie und macht sie stark.*[77]

Sie meinte das im Gegensatz zur vorwiegend sitzenden Lebensweise der Amerikaner, die sagen: „Machen wir doch mal einen Spaziergang", als ob das ein Abenteuer, etwas ganz Neues wäre, eine Sache, für die sie Anerkennung verdienten. In unserer Welt fahren wir überallhin mit dem Auto. Wir erledigen viele Dinge vom Auto aus, nach dem sogenannten Drive-in-Verfahren. Wir fahren zu einer Drive-in-Reinigung, zu einer Drive-in-Bank, zum Drive-in-Schalter eines Schnellrestaurants. Für manche von uns bedeutet Sport, dass wir mit dem Auto zum Golfplatz fahren und dann in einen elektrischen Golfwagen umsteigen.

In Vilcabamba wie auch in Abchasien sind selbst die ältesten Menschen sehr aktiv. Es gibt immer körperliche Arbeit im Haushalt oder im Garten und sowohl Männer als auch Frauen sind von Kindesbeinen bis zum letzten Atemzug daran beteiligt. Sie brauchen keine Sportgeräte, denn durch das Überqueren des hügeligen Geländes bei ihren täglichen Unternehmungen bleiben Herz und Kreislauf bei ihnen fit und der Muskeltonus normal.[78]

Vielleicht weil sie so viel zu Fuß gehen und auch sonst in Bewegung sind, haben selbst die ältesten Bewohner von Vilcabamba äußerst gesunde Knochen. Anders als die Älteren in den Industriestaaten stürzen sie fast nie und brechen sich einen Arm, ein Bein oder eine Hüfte. Selbst als Hochbetagte hinken sie kaum oder werden invalid.

In unserer Welt wird Menschen, die sich schlecht fühlen, oft geraten, „es leicht zu nehmen", sich einfach ins Bett zu legen und auszuspannen. In Vilcabamba und in Abchasien jedoch reagieren Menschen auf „Katzenjammer" typischerweise mit Aktivität und kümmern sich um andere Menschen. Anstatt sich zurückzuziehen und herumzusitzen, gehen sie weite Strecken zu Fuß, weil sie einander gern besuchen.

Die heilende Kraft, die dem Besuch eines Freundes zu Fuß innewohnt, gilt als so bedeutend, dass es ein Sprichwort in Vilcabamba gibt: Jeder von uns hat zwei „Ärzte", das linke und das rechte Bein.

Wie sie sich ernähren

Vielleicht fragen Sie sich, wie sich die Menschen in Vilcabamba ernähren.

Es gibt dort nichts, was auch nur entfernt mit unseren Lebensmittelläden oder -märkten vergleichbar ist, die eine Auswahl verpackter Waren bereithalten. Dort gibt es keine Dosenware im Haus, niemals wird eine Packung Frühstücksflocken, Pfannkuchenmischung oder Kekse geöffnet. Die überwiegende Mehrheit der alten Menschen hatte die meiste Zeit des Lebens keine Erfahrung mit verarbeiteten Nahrungsmitteln. Sie wussten nichts von künstlichen Konservierungsstoffen und anderen chemischen Zusätzen, die in so vielen modernen Nahrungsmitteln stecken.

Gemüse wird frisch aus dem Garten geerntet und enthält den vollen Nährwert. Obst wird an dem Tag gegessen, an dem es gepflückt wird, oft gleich an Ort und Stelle. Die Ernährung der Menschen von Vilcabamba ist fast vollkommen vegetarisch und besteht hauptsächlich aus Vollkorn, Gemüse, Obst, Samen, Bohnen und Nüssen. Hin und wieder gibt es Milch oder Eier, doch diese sind meist ziemlich knapp. Die *Viejos* essen fast kein Fleisch und niemals Butter. Ihre gesamte Ernährung ist (nach gegenwärtigen amerikanischen Standards) sehr kalorienarm. In Vilcabamba findet man keine übergewichtigen Menschen.

Eiweiß beziehen sie aus Gemüse, Vollkorngetreide und einer Vielzahl von Bohnenarten. Kohlenhydrate sind immer unraffiniert und stammen hauptsächlich aus Vollkorngetreide wie Mais, Quinoa, Weizen und Gerste und aus Knollen, unter anderem Kartoffeln, Maniok und Süßkartoffeln. Fett liefern ihnen meist Avocados, Samen und Nüsse.

Die Ernährungsweise der Menschen in Vilcabamba ist derjenigen der Abchasen erstaunlich ähnlich. Sowohl in Vilcabamba als auch in der traditionellen Ernährung der Abchasen sind Eiweiß und Fett fast vollständig pflanzlichen Ursprungs. In beiden Regionen ist die Ernährung kalorienarm und beide Ernährungsweisen beruhen fast nur auf natürlichen Nahrungsmitteln und nicht auf verarbeiteten und industriell hergestellten.

Desserts, wie wir sie kennen, gibt es in Vilcabamba nicht. Wenn die *Viejos* etwas Süßes möchten, essen sie frisches Obst wie Feigen, Ananas, Wassermelonen, Orangen, Bananen, *Naranjillas* (eine Art kleiner Orangen), Papayas oder Mangos. Obst aller Art gibt es das ganze Jahr über in Hülle und Fülle. Wenn die Menschen dort ihre Nachbarn besuchen, bringen sie oft frisches Obst als Gastgeschenk mit.

Als US-Amerikanerin war Grace Halsell eine komplexere und abwechslungsreichere Ernährung gewohnt. Doch sie stellte etwas Interessantes fest:

> *In Vilcabamba ... drehten sich meine Gedanken nie um das Essen. Ich war nicht frustriert und hatte kein Verlangen nach Schokolade. Möglicherweise hat das [die Tatsache, dass es keine zuckerhaltigen und verarbeiteten Nahrungsmittel gab] meinen Appetit diszipliniert. Doch ich vermute andere Gründe, warum ich nicht die üblichen Gelüste verspürte. Es gab keinen Stress. Der Verkehr zerrte nicht an meinen Nerven und die Entscheidung, was man essen wollte, war schlichtweg unnötig. Es gab keine durch ein Bombardement an Fernsehwerbung verursachten Bedürfnisse, die mich dazu verleiteten, in eine spezielle Marke von Kartoffelchips zu beißen ...*[79]
> *Wenn die Viejos und ich die Berge auf- und abstiegen, blieben wir niemals stehen, um über das Essen zu reden. Wir hatten den Kopf voll mit Liebesgeschichten und anderen Gedanken, die interessanter waren als Essen. Und wenn wir uns zum Essen hinsetzten, waren alle höflich und mehr an der Unterhaltung als am Essen interessiert. Ich habe niemals jemanden gesehen, der gierig aufs Essen war oder Angst hatte, dass er zu kurz käme. Ich sah keinen alten Menschen, der sich überaß. Ich sah Familien, die sich einen Teller Mais teilten und nicht so gierig waren wie eine Gruppe von Gringos, die bei einem Fünf-Gänge-Menü saßen. Ich aß weniger, weil die Menschen in Vilcabamba einen guten Einfluss auf mich ausübten.*[80]

Der Gegensatz ist auffallend

Es ist schwer, den Gegensatz zur modernen industrialisierten Welt nicht wahrzunehmen. Im modernen Westen leben Sie in einem ganz anderen Ernährungsmilieu als die Menschen in Vilcabamba. Sie sind sehr wahrscheinlich von Fast-Food-Restaurants umgeben und ständig der Werbung für Junkfood ausgesetzt. In vielen Vierteln ist es einfacher, einen Schokoriegel, einen Burger oder eine Cola zu bekommen als einen Apfel.

Wenn Sie in den Vereinigten Staaten einen Arzt aufsuchen, um sich gesundheitlich beraten zu lassen, stoßen Sie im Wartezimmer auf ein 243 Seiten starkes Hochglanzmagazin mit dem Titel *Family Doctor: Your Essential Guide to Health and Wellbeing* (etwa: Der Hausarzt: Ihr unerlässlicher Ratgeber für Gesundheit und Wohlbefinden). Es wird von der American Academy of Family Physicians (Amerikanische Akademie der Hausärzte) herausgegeben, kostenlos an die Praxen aller fünfzigtausend Hausärzte, die es 2004 in den Vereinigten Staaten gab, verschickt und ist voller ganzseitiger Hochglanzwerbung für eine bestimmte Fast-Food-Kette, einen speziellen Schokopudding und eine Sorte sehr süßer Creme-Kekse.

Inzwischen lernen Kinder in US-amerikanischen Schulen rechnen, indem sie Schokobonbons zählen, und benutzen Stundenpläne, die Süßigkeitenhersteller zur Verfügung stellten. Wenn sie durch die Korridore ihrer höheren Schulen gehen, kann ihr Blick durchaus auf eine Reihe knallbunter Reklametafeln im Kleinformat fallen, die fröhlich verkünden, dass „Schokobonbons besser schmecken als Einser", und ihnen raten, sie möchten doch ihren „Hunger nach höherer Bildung mit einem Schokoriegel stillen".

Von der Regierung erhobene Daten zeigen, dass amerikanische Kinder heute unglaubliche 50 Prozent ihrer Kalorien aus zusätzlichem Fett und Zucker erhalten. Viele gesundheitsbewusste Menschen kritisieren die offiziellen US-amerikanischen Ernährungsrichtlinien dafür, dass sie sich nicht stärker für nahrhaftere Nahrungsmittel einsetzen; doch wie es aussieht, ernährt sich ohnedies weniger als 1 Prozent der amerikanischen Kinder regelmäßig ungefähr so, wie es die Richtlinien vorsehen.

Vor einigen Wochen traf ich mich zum Abendessen mit Verwandten, die alle über siebzig sind. Typischerweise essen sie viel Fleisch und Zucker, dieser Abend war keine Ausnahme. Ihre Tischgespräche drehten sich hauptsächlich um eine lange Liste von Schmerzen und darum, wie zunehmend trostlos sich ihr Leben gestaltete. Um dem doch noch etwas Positives abzugewinnen, sagte einer von ihnen schließlich: „Also, das Alter ist gar nicht so schlecht, schätze ich, wenn man sich die Alternative anschaut." Er meinte natürlich, dass es besser sei, alt zu werden, als zu sterben, auch wenn es einem schlecht ginge.

Mir gefiel, dass mein Verwandter positiv denken wollte, und doch fragte ich mich, wie viel zufriedenstellender das Leben sein könnte, wenn wir die Alternative sehen könnten, wenn wir begreifen könnten, dass es andere Möglichkeiten des Lebens und Essens gibt, die zu einem gesünderen und erfüllenderen Leben führen, als die meisten von uns es je für möglich gehalten hätten.

Was wir über uns selbst lernen können

Es gibt natürlich echte Herausforderungen in Vilcabamba wie auch in Abchasien und in der Tat überall dort, wo Menschen leben. Es wäre ein Fehler, sich von der Nostalgie eines reinen und unverdorbenen Lebens blenden zu lassen und das Leben in diesen Gebieten zu verklären. Weder Abchasien noch Vilcabamba ist ein Garten Eden. Es wäre egozentrisch und intellektuell unvertretbar, unsere eigenen Fantasien einer idealen Gesellschaft auf diese Menschen zu projizieren.

Doch gleichzeitig wäre es leichtfertig, zu verdrängen, dass das Leben an diesen besonderen Orten tatsächlich etwas Inspirierendes und Schönes hat. Wenn wir uns selbst besser verstehen möchten, wenn wir verstehen möchten, warum manche Menschen in Krankheit und Verzweiflung alt werden, während andere mit Vitalität und innerem Frieden altern, dann müssen wir von der Einfachheit und der Herzensgüte lernen, mit der die Bewohner dieser Orte leben. Wenn wir die Faktoren begreifen wollen, die in unserem Leben eine Rolle spielen und einerseits einen Menschen hervorbringen können, der mit siebzig bereits geschwächt, ja am Ende ist und lebensmüde, oder andererseits jemanden, der mit neunzig noch energiegeladen, hellwach und glücklich ist, so bin ich ziemlich sicher, dass diese Beispiele uns etwas zu sagen haben.

Wie in Abchasien gibt es in Vilcabamba eine ständige und tiefe Wertschätzung der natürlichen Übergänge im Leben. Altern wird gefeiert, und den älteren Menschen begegnet man mit großem Respekt.

Welcher Unterschied ist das zu dem Jugendwahn der modernen Welt, wo wir dazu neigen, das Altern mit Schrecken zu betrachten, als wäre es Ziel des Lebens, für immer 25 zu bleiben.

Nur allzu oft scheinen wir als Kultur die Übergänge des Lebens zu bekämpfen, bedeutet der Tod eine Niederlage gegen das Leben und das Altern eine Niederlage gegen die Jugend. Wir kränken uns selbst, wenn wir dieser kulturellen Ideologie anhängen.

Die verbreiteten Mythen und Klischees über das hohe Alter haben sich so tief in der amerikanischen Gesellschaft verankert, dass sie sich unserer Seele bemächtigen können, und wir wissen nicht einmal, was sie überhaupt sind. Es ist schwierig, die Botschaften nicht zu hören, die unsere Kultur über den Alterungsprozess aussendet. Von Geburtstagskarten, die das Herannahen des Alters verunglimpfen, über eine erniedrigende Sprache, mit der die Älteren bedacht werden („alter Sack", „alte Jungfer", „geiler alter Bock", „alter Gockel" usw.), bis zu den mangelnden positiven Bildern von Älteren in Werbespots und Fernsehprogrammen wird jeder von uns ständig von Aversionen gegen diejenigen überflutet, die alt sind.

Ich bin (zum Zeitpunkt der Entstehung dieses Buchs) 59 Jahre alt und halte mich für jemanden, der sich der unheilvollen Art ziemlich bewusst ist, in der unsere Gesellschaft das Altern sieht und in der wir uns selbst schaden, wenn wir uns diese Sichtweise zu eigen machen. Vor nicht allzu langer Zeit jedoch schlich ich eines Morgens nach einer ziemlich kurzen Nacht ins Bad. Ich starrte in den Spiegel und war entsetzt darüber, wie alt der Kerl war, der mich da anblickte. Instinktiv schreckte ich zurück und sofort sah ich, dass der Mann im Spiegel noch weniger liebenswert wurde, weil sich seine Augenbrauen mit einem Ausdruck des Missfallens zur Mitte der Stirn hin zusammenzogen. Ich fühlte mich schrecklich und es dauerte eine ganze Weile, bis ich verstand, was geschehen war und was ich getan hatte.

Ich hatte die Anzeichen des Alterns nicht mit fröhlicher Zustimmung begrüßt, sondern mit Beklommenheit und Geringschätzung zur Kenntnis genommen. Ich hatte die weitverbreitete kulturelle Abscheu vor etwas geteilt, das ein natürlicher und wunderschöner Lebensabschnitt sein kann, und mein müdes Selbst mit Verachtung anstatt mit Mitgefühl und Respekt betrachtet.

Als ich verstand, was ich getan hatte, ging ich zurück zum Spiegel und entschuldigte mich sogar laut bei dem Mann, der mich daraus ansah. Zudem beschloss ich, mir diese Lernerfahrung zu merken und von nun an die Zeichen des Alterns und der Verletzlichkeit mit einem Lächeln, anstatt mit einem Stirnrunzeln und mit Zärtlichkeit, anstatt mit Verachtung zu begrüßen, wo immer sie mir begegnen mochten.

Die vorherrschende westliche Kultur lehrt uns auf zahllose Weisen, die jüngeren Menschen wertzuschätzen und die älteren abzuwerten. Wie oft stellen wir fest, dass Filmrollen, die von reifen Schauspielerinnen übernommen werden sollten, von attraktiven jungen Schnuckelchen gespielt werden? In dem Film *Alexander* aus dem Jahre 2005 wird zum Beispiel die Mutter Alexanders des Großen (gespielt von Colin Farrell) von Angelina Jolie dargestellt, die nur elf Monate älter als Farrell ist.

Mitunter wird jedoch ein Film gedreht, der es wagt, die Botschaft auszustrahlen, dass Altern ein normaler und gesunder Aspekt des Lebens ist. *Calendar Girls* von 2003, der auf einer wahren Geschichte beruht, erzählt von einer Gruppe älterer Frauen in Yorkshire, England, die der biederen und traditionsbewussten örtlichen Frauenvereinigung angehören und sich zu Tode langweilen. Als der geliebte Ehemann einer der Frauen an Krebs stirbt, beschließen sie, Geld für ein neues Sofa im Wartezimmer des Krankenhauses zu besorgen. Schon vorher hatten sie immer wieder aus verschiedenen Gründen Geld durch den Verkauf von Kalendern mit Bildern von Kuchen, Marmeladen, Blumen und Ähnlichem beschafft, aber diese Kalender hatten nie mehr als ein paar Pfund eingebracht. Als ihnen klar wird, dass sie sich diesmal etwas Besonderes einfallen lassen müssen, etwas, das ihnen mehr Geld einbringen würde, erinnern sie sich an eine Rede, die der sterbende Ehemann verfasst hatte: „Die Blumen von Yorkshire sind wie die Frauen von Yorkshire. Jede ihrer Wachstumsphase ist schöner als die vorhergehende und die letzte Phase ist immer die wunderbarste."

Inspiriert durch die Worte des inzwischen verstorbenen Mannes, beschließen die älteren Frauen, einen Kalender zu verkaufen, der sie selbst (auf geschmackvolle Weise) nackt zeigt.

Den Film *Calendar Girls* haben inzwischen viele Millionen Menschen gesehen. Er hat eine Menge dazu beigetragen, die tatsächliche Geschichte bekannt zu machen, auf der er beruht. Inzwischen hat der reale Kalender mehr als 1,6 Millionen Dollar eingebracht, die in einen neuen Krankenhaustrakt für Krebspatienten (und das neue Sofa) investiert wurden.

Inspiriert von diesem Film, haben ältere Frauen weltweit in den Jahren 2003 und 2004 mehr als tausend Kalender auf den Markt gebracht, um jeweils Geld für einen guten Zweck zu sammeln. In nahezu jedem Fall fanden sie die Erfahrung erfreulich, weil sie die einzigartige Schönheit älterer Frauen feierte und der kulturellen Unterstellung, älter werdende Frauen würden zwangsläufig unattraktiv, die Stirn bot.

Die Diskriminierung des Alters

Der Begriff „Altersdiskriminierung" wurde 1969 von Robert Butler, dem Gründungsdirektor des National Institute on Aging (Nationales Institut für Altersfragen), geprägt. Er verglich diese Form der Entwürdigung mit anderen Formen des Ressentiments wie Rassismus und Sexismus und definierte sie als Prozess systematischer Abstempelung und Diskriminierung von Menschen aufgrund ihres Alters.[81]

Die Konsequenzen der Altersdiskriminierung gleichen denen, die mit der Diskriminierung anderer Gruppen verbunden sind. Menschen, die Vorurteilen und Intoleranz ausgesetzt sind, verinnerlichen oft das negative Bild der dominanten Gruppe und verhalten sich entsprechend. So haben ältere Menschen oft altenfeindliche Ansichten über ihre Altersgenossen, über diejenigen, die etwas älter sind als sie selbst, und sogar über ihren eigenen Wert.

Unsere Kultur bringt uns bei, was sie von uns erwartet, und wir kommen diesen Erwartungen auch in erheblichem Maße nach. Entspricht es dem vorherrschenden Bild des Alterns, dass alte Menschen asexuell, geistig unbeweglich, vergesslich und unsichtbar sind, machen sich viele ältere Menschen diese Merkmale zu eigen, auch wenn sie vielleicht ihrer bisherigen Lebensweise zuwiderlaufen. Glaubt die Gesellschaft, die angemessene Lösung für die gesundheitlichen Probleme von Hochbetagten sei, sie in Pflegeheimen abzugeben und aus der Mitte der Gesellschaft auszuschließen, dann werden viele alte Menschen ganz sicher bis zum Schluss in personell unterbesetzten und seelenlosen Einrichtungen vor sich hinvegetieren.

Altersdiskriminierung stellt ein Vorurteil gegen eine Gruppe dar, zu der unausweichlich alle Menschen gehören werden, wenn sie nur lang genug leben. Die Folge ist, dass eine Ideologie, die Alter mit Verfall gleichsetzt, jedem Menschen und jeder Lebensphase die Hoffnung raubt.

Wir können der Rolle, die uns die Gesellschaft für unsere späteren Jahre zugedacht hat, stillschweigend annehmen und einer Perspektive erliegen, die sie als geprägt von Verlust und Niederlage definiert. Doch ich würde es vorziehen, die Thesen einer Kultur infrage zu stellen, die den Kontakt zur wirklichen Bedeutung von Altern verloren hat: der eines Transformationsprozesses voller Wunder und Schönheit, wie jede andere Phase auf der Lebensreise des Menschen auch.

Wollen wir ein gesundes Verhältnis zum Altern entwickeln, können uns Kulturen wie Abchasien und Vilcabamba viel darüber lehren, wie wir unseren Platz im Lebenszyklus verstehen. In diesen Kulturen sieht man zu den Älteren auf und schätzt sie wegen ihrer Weisheit. Sie fühlen sich in sozialer Hinsicht wertvoll und gebraucht. Selbst die ältesten Menschen bleiben normalerweise im Besitz ihrer geistigen und körperlichen Fähigkeiten. In der modernen Industriegesellschaft dagegen fühlen sich ältere Menschen oft nutzlos. Wenn wir alt werden, werden wir in den Ruhestand versetzt, in dem wir uns nur noch mit unseren Wehwehchen oder Leiden beschäftigen können und immer weniger Gelegenheit haben, zum Wohlbefinden und Glück der anderen beizutragen. Nach einem langen Leben mögen wir ein paar Dinge gelernt haben, doch der dominierende gesellschaftliche Kontext lässt uns immer weniger Möglichkeiten, das, was wir gelernt haben, zum Wohle der Allgemeinheit anzuwenden. Von den Menschen in Vilcabamba wie von den Abchasen können wir eine erfüllendere und freudvollere Erfahrung mit dem Altern lernen und eine bessere Art, unser Leben auszufüllen.

Obwohl mehrere meiner Freunde nach Vilcabamba gezogen sind und ich ihre Beweggründe verstehen kann, plane ich nicht, meine letzten Jahre dort zu verbringen. Ich möchte sicher nicht zu einer Lebensweise zurückkehren, die so bar jeder modernen Technologie ist, wie dort üblich. Ich habe schon ohne weichen Schlafplatz und ohne Kühlschrank gelebt, also weiß ich, dass es möglich ist, auch ohne dies glücklich zu sein, doch ich genieße solche Annehmlichkeiten und ich bin dafür dankbar. Ich möchte nicht in einem kaum geheizten Haus mit Lehmboden wohnen und ich möchte lieber auch nicht ohne fließendes Wasser und ohne Toilette im Haus sein. Ich weiß die niedrige Kindersterblichkeit durch die Fortschritte im Gesundheitswesen und durch die sanitären Anlagen zu schätzen und begrüße viele der Verwicklungen und Herausforderungen der modernen Welt. Ich liebe mein Leben im modernen Westen, und selbst mit all seinen Fehlern und Einschränkungen halte ich ihn als meine Heimat in Ehren. Ich erkenne auch, dass einige der Giftstoffe der modernen Welt auf die traditionelle Lebensweise der Menschen von Vilcabamba übergreifen und sie zu verändern beginnen, eine Entwicklung, die ich später noch ausführlicher behandeln werde.

Nein, ich möchte nicht nach Vilcabamba ziehen, aber ich möchte etwas von der dortigen Gemütsart und Weisheit in das Leben der modernen Welt bringen. Ich möchte die Prinzipien verstehen und integrieren, die es diesen Menschen ermöglicht haben, selbst unter primitiven Umständen mit so viel Vitalität und Schönheit zu leben.

Ich möchte die *Viejos*, die Alten von Vilcabamba, nicht imitieren, aber ich möchte sie ehren, sie als Führer, als Mahner, als Freunde darstellen. Ihr Leben, wie auch das der Abchasen, kann uns zeigen, dass Altern keine Krankheit ist und keine Katastrophe sein muss. Wenn sich die Menschen lieben, können sie sich auf ein Leben freuen, das in jeder Phase reich an Vitalität, Ausstrahlung und Freude ist.

3

Die Hunza – ein Volk, das noch mit neunzig Jahren tanzt

Übersprühende Lebensfreude ist Schönheit.
William Blake

Die Menschen von Abchasien und Vilcabamba sind nicht die einzigen, über deren außerordentliche Langlebigkeit und Gesundheit schon lange Geschichten im Umlauf sind. Ein weiteres Gebiet war womöglich Gegenstand noch fantastischerer Behauptungen; Dr. Alexander Leaf hat es im Auftrag von *National Geographic* ebenfalls besucht und studiert. Es ist das legendäre Land der Hunza. (Die wissenschaftlich korrekte Bezeichnung für dieses Volk heute lautet: Hunzukuc.)

Hunza liegt an der äußersten Nordspitze Pakistans, an der Grenze zu Russland und China. Die Umgebung flößt Ehrfurcht ein in ihrer Erhabenheit, denn hier treffen nicht weniger als sechs Gebirgszüge zusammen. Die Gipfel sind im Durchschnitt rund 6100 Meter hoch, wobei einige, wie der Mount Rakaposhi, sogar 7620 Meter hoch aufragen.

Das Volk der Hunza lebt in einem außerordentlich fruchtbaren Tal zwischen felsigen, hoch aufragenden Steilwänden. Dieses Tal ernährt seit 2000 Jahren ein Volk von 10.000 bis 30.000 Menschen in nahezu völliger Abgeschiedenheit vom Rest der Welt. Bis vor Kurzem war es fast vollkommen unzugänglich, denn die meiste Zeit des Jahres konnte man nur auf einem einzigen gefährlichen Pfad dort hingelangen, der sich zwischen den hohen Bergen windet, die das Hunzatal umgeben. An einigen Stellen war er nur etwa 60 Zentimeter breit, an anderen Stellen mussten gefährlich ausgefranste Seilbrücken überquert werden. An wieder anderen Stellen war der Pfad sogar aus den blanken Felsenwänden auf Rampen von knarrenden Balken ausgekragt.[82] Das historische Ausmaß der Isolation spiegelt sich in der Tatsache wider, dass die Hunza, wie die Menschen dieser Gegend manchmal genannt werden, Burushaski sprechen, eine Sprache, die mit keiner anderen verwandt ist.

Gleich nach seiner Ankunft in Hunza fiel Leaf die bemerkenswert gute Stimmung und Vitalität der Älteren auf, derentwegen er gekommen war. Wohin er auch kam, überall traf er außerordentlich lebhafte ältere Menschen, die die steilen Berghänge mit einer, wie ihm schien, erstaunlichen Leichtigkeit und Gewandtheit hinauf- und hinabwanderten.[83]

Leaf schrieb über einen älteren Herrn, den er für hundert Jahre alt hielt. Er

erschien schlank und beweglich und arbeitet immer noch im Steinbruch für den Straßenbau. Er zeigte uns den eisernen Vorschlaghammer, den er ... locker mit einer Hand schwang. ... Als wir von unserer Gästeunterkunft den Hügel hinaufgingen, wurden wir von drei Älteren überholt, die die Schrägen von 20 bis 30 Grad Neigung ohne Pause oder Schwierigkeiten meisterten, während wir alle paar Schritte stehen blieben, um Atem zu holen und das klopfende Herz zu beruhigen. ... [Ein anderer Älterer] war unser Träger, der die schwere Kiste mit der Fotoausrüstung schulterte und damit wie eine muntere Bergziege über das felsige Gebiet hüpfte.[84]

Unübertroffen gesund

Einer der ersten Wissenschaftler, die sich über die Gesundheit des Volkes der Hunza äußerten, war der britische Arzt Dr. Robert McCarrison. Er war Generalmajor im indischen Gesundheitswesen und sollte später Indiens Direktor für Ernährungsforschung werden. McCarrison hielt oft Vorlesungen am *British College of Surgeons* (Britisches Chirurgenkolleg) und schrieb für das *British Medical Journal*. Weltberühmt wurde er durch seine Entdeckung, dass der Biss der Sandfliege die Krankheit namens „Dreitagefieber" verursachte, unter der in Indien damals unwahrscheinlich viele Menschen litten.

Kurz nach seiner historischen Entdeckung Anfang des 20. Jahrhunderts wurde McCarrison von der britischen Armee beauftragt, ein Krankenhaus zu bauen und ein Gesundheitssystem für die Hunza einzuführen. Er lebte sieben Jahre lang unter ihnen, ging Familiengeschichten nach, führte tägliche Befragungen durch, nahm körperliche Untersuchungen vor und dokumentierte alles gewissenhaft. Je mehr er erfuhr, desto mehr war er von der Gesundheit und Robustheit der Hunza beeindruckt.

Ganz besonders verblüfften ihn der körperliche und geistige Zustand der sehr Alten unter ihnen. Die Jahre, in denen sein sorgfältig prüfender Blick auf dem Hunza-Volk ruhte, inspirierten McCarrison zu einer schwärmerischen Beschreibung von dessen Gesundheit:

> *Meine eigene Erfahrung liefert ein Beispiel eines (Volkes), dessen konstitutionelle Perfektion und Freiheit von Krankheit im Allgemeinen unübertroffen ist. ... Das Volk der Hunza ... ist langlebig, kraftvoll in der Jugend wie im Alter, zu großer Ausdauer fähig und erfreut sich einer bemerkenswerten Abwesenheit von Krankheit im Allgemeinen. ... Weit entfernt von den zivilisatorischen Raffinessen [ist] es von prächtiger Konstitution und erhält sich bis ins hohe Alter den jugendlichen Charakter; es ist außergewöhnlich fruchtbar und langlebig und mit einem Nervensystem von bemerkenswerter Stabilität ausgestattet. ... Krebs ist unbekannt.*[85]

Im Jahre 1964 studierte ein weiterer namhafter Arzt aus dem Westen die Hunza und schilderte seine Eindrücke. Der Herzspezialist Dr. Paul Dudley White wurde in den 1950ern international berühmt, als Präsident Dwight D. Eisenhower ihn nach einem Herzinfarkt als seinen Kardiologen wählte. Dieser vorausdenkende Arzt war auch der Begründer der American Heart Association (Amerikanische Herzgesellschaft).

Dr. White machte sich mit einem tragbaren, batteriebetriebenen Elektrokardiografen auf den Weg zu den Hunza, um selbst zu prüfen, ob diese Menschen tatsächlich frei von Herzerkrankungen außerordentlich alt wurden. Da es kaum Unterlagen gab, konnte er das tatsächliche Alter der älteren Hunza, mit denen er sich beschäftigte, nicht nachweisen, aber er maß den Blutdruck, bestimmte den Cholesterinwert, schrieb EKGs und fand keine Spur einer Herzerkrankung, auch nicht bei den ältesten der von ihm untersuchten Menschen. Im *American Heart Journal* und anderen Fachzeitschriften beschrieb White die Untersuchung einer Gruppe von 25 Hunza-Männern, von denen er glaubte, sie seien

> *aufgrund ziemlich guter Befunde zwischen neunzig und 110 Jahren alt. ... Nicht einer von ihnen zeigte auch nur ein Anzeichen für eine koronare Herzkrankheit, hohen Blutdruck oder einen hohen Cholesterinspiegel. Ihre Sehschärfe ist normal, keiner hat Karies. In einem Land mit 30.000 Einwohnern gibt es keine Krankheiten der Gefäße, Muskeln, Organe, Atemwege oder Knochen.*[86]

Nach solchen Berichten bat die *US National Geriatrics Society* (Nationale Gesellschaft für Geriatrie) Dr. Jay Hoffman, nach Hunza zu reisen und die Gesundheit und Langlebigkeit dieses einzigartigen und isolierten Volkes zu erforschen. Als Hoffman zurückkehrte, war er begeistert von dem, was er gesehen hatte. Er schrieb:

> *Durch die Jahrhunderte haben Abenteurer und Männer auf der Suche nach Utopia auf der ganzen Welt leidenschaftlich nach dem Jungbrunnen gesucht, ihn aber nicht gefunden. Und doch, so unglaublich es auch scheinen mag, gibt es diesen Jungbrunnen hoch in den Bergen des Himalaja. ... Es gibt ein Land, dessen Volk nicht an unseren üblichen Krankheiten wie Herzerkrankungen, Krebs, Arthritis, Bluthochdruck, Diabetes, Tuberkulose, Heuschnupfen, Asthma, Leberproblemen, Gallenblasenproblemen, Obstipation oder vielen anderen leidet, die dem Rest der Welt das Leben schwer machen. Zudem gibt es keine Krankenhäuser, keine Nervenheilanstalten, keine Apotheken und Drogerien, keine Kneipen, keine Tabakläden, keine Polizei, keine Gefängnisse, keine Verbrechen, keine Morde und keine Bettler.*[87]

Außergewöhnliche Bergsteiger

Glaubt man diesen und anderen Ärzten, die ähnliche Berichte ablieferten, ist die Gesundheit der Hunza seit Langem geradezu spektakulär. Und gewiss waren Bergsteiger von der Stärke, Gewandtheit und Zähigkeit des Hunza-Volkes stark beeindruckt. Die Bergsteiger-Legende Eric Shipton, der als Einziger an den ersten vier Mount-Everest-Expeditionen teilnahm, beschäftigte auf seinen Abenteuertouren in der Region oft Hunza als Träger. Er sagte, die Hunza seien noch bessere Bergsteiger als die legendären Sherpas von Nepal.[88]

Mit dieser Meinung stand Shipton nicht allein. Viele Bergsteiger betrachten die Hunza als die Besten der Welt, denn sie können im Gelände des Himalaja schwer beladen täglich mehr als 60 Kilometer zurücklegen. Ein Beobachter meinte: „Sie können ohne Angst in halsbrecherischem Tempo einen fast senkrechten Felsen hinaufsteigen."[89]

Unter Bergsteigern sind die Hunza nicht nur für ihre Kraft und ihre körperliche Kondition bekannt, sondern auch für ihr heiteres Gemüt und dafür, dass sie selbst unter den schwierigsten Umständen immer optimistisch bleiben. In einer Ausgabe *des Journal of the Royal Geographic Society* schrieb der Leiter einer Expedition:

> *Die Hunza-Männer waren mit uns zwei Monate am Stück in einem der für Träger wahrscheinlich schlimmsten Länder der Welt unterwegs. Sie waren immer bereit, alles anzupacken, und die fröhlichste und willigste Gruppe, mit der wir je gereist sind.*[90]

Ein anderer Bergsteiger erzählte, wie sich ein Pferd losgerissen hatte und davongelaufen war. Sein Hunza-Träger lief dem Pferd nach, hielt die Verfolgung im Hochgebirge barfuß und bei strömendem Regen fast zwei Tage lang durch, fing das Pferd schließlich ein und brachte es zurück.[91]

Immer wieder beschreiben die Leiter der schwierigsten Bergexpeditionen die Hunza als Volk, das scheinbar nie müde wird. Einer sagte, es sei ganz normal gewesen, zu sehen, dass sie mehr als 30 Kilometer am Tag schwer beladen über holprige Berghänge liefen und abends bis weit in die Nacht hinein tanzten. Und das wiederholten sie dann am folgenden Tag und am nächsten.[92]

Ein anderer Expeditionsleiter sagte, er habe einen Hunza mitten im Winter zwei Löcher in einen vereisten Teich schlagen und dann wiederholt in das eine eintauchen und aus dem anderen auftauchen gesehen. Dabei fand er das eiskalte, nahezu gefrierende Wasser offenbar erfrischend und so angenehm wie ein Eisbär.[93]

Ein Optiker sieht sich ihre Augen an

In den 1960er Jahren finanzierte Art Linkletter, Moderator der berühmten amerikanischen Fernsehsendung *People Are Funny* (Seltsame Leute), Dr. Allen E. Banik, einem Optiker aus Nebraska, die Reise zu den Hunza. Banik interessierte sich schon seit Langem für Gesundheit, Altern und Langlebigkeit dieses Volkes.

Er widmete sich besonders ihren Augen und ihrem Sehvermögen. Er wusste, dass bei den meisten Menschen im Westen die Akkommodationsfähigkeit des Auges allmählich nachlässt. Dies beginnt im Alter von vierzig oder fünfzig Jahren und wird als Alterssichtigkeit (*Presbyopie*) bezeichnet. Im Laufe dieser Entwicklung muss man Bücher, Zeitschriften, Zeitungen oder Speisekarten auf Armeslänge vor sich halten, um das richtig scharf zu sehen. Arbeiten, die Nähe erfordern, wie Sticken oder Schreiben, führen zu Kopfschmerzen und strengen die Augen an. Die vorherrschende Ansicht unter heutigen Optikern ist, dass man darum nicht herumkommt – jeden trifft die Alterssichtigkeit irgendwann in seinem Leben, selbst diejenigen, die nie zuvor Probleme mit dem Sehen hatten.

Doch Banik fand, dass selbst die ältesten Hunza nicht von der Alterssichtigkeit oder einer anderen Krankheit und Schwäche der Sehfähigkeit betroffen waren, zu der ältere Amerikaner neigen. „In jeder Hinsicht", beobachtete er,

> *waren die Augen der Hunza bemerkenswert. Ich fand sie ungewöhnlich klar; es gab wenige Anzeichen von Astigmatismus. Selbst die äl-*

testen Männer hatten eine ausgezeichnete Fern- und Nahsicht – ein Zeichen dafür, dass die Linse ihre Elastizität bewahrt hatte.[94]

Seine Ergebnisse stellte Banik (mit seiner Koautorin Reneé Taylor) in seinem Buch *Hunza-Land: The Fabulous Health and Youth Wonderland of the World* (Hunza-Land: Das märchenhafte Wunderland der Gesundheit und der Jugend) dar. Fasziniert schrieb er über diese Menschen:

> *Dieses Volk, das jahrhundertelang überlebte, hat eine außergewöhnliche Kraft und Vitalität. ... In 2000 Jahren fast vollständiger Isolation scheinen die Hunza eine Art zu leben, zu essen, zu denken und sich zu bewegen entwickelt zu haben, die ihre Lebenszeit wesentlich verlängert. Bei ihnen gibt es kein Geld, keine Armut, keine Krankheit. ... Es ist ein Land, in dem die Menschen nicht nur die Reinheit des Körpers genießen, sondern auch gegenseitiges Vertrauen und Integrität. ...*
> *Die Hunza sind ein widerstandsfähiges, von Krankheiten freies Volk, sie genießen eine einzigartige Lebenszeit. ... Es erstaunte mich, wie viele ältere Bürger ihrer Arbeit nachgehen und keinerlei Anzeichen von Altersschwäche zeigen, die in den Vereinigten Staaten so oft festzustellen sind. ...*

Banik schlussfolgerte, dass die Gesundheit und Langlebigkeit der Hunza bereits in der Kindheit angelegt wird. Bewegt durch das Glück, das diese Kinder zeigen, überlegte er: „Sie lachen gern und scheinen allen gegenüber freundlich gesinnt zu sein. Es gibt keine Jugendkriminalität in Hunza."[95]

Ein Volk, das das Leben feiert

Fast jeder, der die Hunza besuchte, beschrieb die Atmosphäre des Friedens und das unverwüstliche und anscheinend immer gutmütige Verhalten der Menschen. Als Charles Percy, Senator von Illinois und Mitglied des US Senate Special Committee on Aging (etwa: Sonderausschuss des US-Senats für Altersfragen), die Hunza besuchte, bemerkte er

> *eine allgemeine Atmosphäre von Wohlwollen, die unseren Besuch prägte. Wohin wir auch gingen, die Dorfbewohner begrüßten uns und nahmen unsere Hände in ihre. Männer begrüßten Männer, Frauen begrüßten Frauen. Kinder rannten in ihren Obstgarten, um die frischen süßen Aprikosen für uns zu pflücken, oder boten uns wild wachsende Blumen und Äpfel an.*[96]

Andere äußerten sich erstaunt über das Maß an Freiheit, das die Hunza-Frauen genießen, insbesondere in einem muslimischen Land. Sie gehen nicht verschleiert, tragen bei der Feldarbeit Hosen und sind erbberechtigt. Eine Scheidung ist für Frauen rechtlich ebenso einfach wie für Männer, obwohl sie nicht üblich ist. Frauen werden nicht missbraucht oder überbelastet. Sie bekommen für gewöhnlich nur zwei oder drei Kinder in großen Abständen. Das Stillen genießt hohes Ansehen. Babys werden bis zu drei Jahre gestillt, in manchen Fällen sogar noch länger.

Als Dr. Jay Hoffman von der American Geriatrics Society von den Hunza zurückkam, fasste er seinen Eindruck schwärmerisch zusammen:

> *Die Hunza scheinen die glücklichsten Menschen der ganzen Welt zu sein. Sie sind glücklich, weil sie wirklich leben. ...*[97]

Die Geheimnisse des Bodens

Rodale Press ist heute einer der der größten unabhängigen Buchverlage in den Vereinigten Staaten und veröffentlicht Zeitschriften (darunter *Prevention, Men's Health, Runner's World, Organic Gardening, Backpacker, Bicycling* und *Mountain Bike*) in 42 Ländern. Und das Rodale Institut macht sich um die biologische Landwirtschaft und das biologische Gärtnern in hervorragender Weise verdient.

Rodale Press und das Rodale Institut wurden von Jerome Irving Rodale ins Leben gerufen. J. I., wie seine Freunde ihn nennen, interessierte sich sein Leben lang für Gesundheit und Wohlbefinden und machte die ökologische Bewegung durch seinen Erfolg als Verleger in Amerika populär. Eine Titelgeschichte des *New York Times Magazine* im Jahre 1971 über seine Bemühungen, das ökologische Gärtnern und einen gesunden Lebensstil zu fördern, bezeichnete ihn als „Guru des Naturkost-Kults". (Dass biologische Nahrungsmittel damals als „Kult" bezeichnet wurden, zeigt, wie weit wir in den vergangenen paar Jahrzehnten gekommen sind. Heute ist *Organic Gardening* die meistgelesene Gartenzeitschrift der Welt.)

J. I. Rodale glaubte ganz fest an biologische Nahrungsmittel. Für ihn hing die Gesundheit eines Volkes von der Qualität seiner Nahrung ab und deren Qualität wiederum von der Gesundheit des Bodens, auf dem sie wächst. Für ihn gab es nichts Fundamentaleres oder Wichtigeres als die Bodengesundheit.

Was hat das mit den Hunza zu tun?

Alles. J. I. Rodale studierte mit Engagement die Lebensweise dieses Volkes und entwickelte aus seinen Erkenntnissen viele seiner zukunftsweisenden Ideen über die ökologische Landwirtschaft. Er glaubt, dass die legendäre Gesundheit und Vitalität des Hunza-Volkes direkt aus ihrem Boden erwuchs und dass die Lebenskraft ihres Bodens durch ihre Art der Landwirtschaft entstand, die er für die mustergültigste der Welt hielt. Ihm war die Landwirtschaft der Hunza der Inbegriff der ökologischen Lebensweise und das ideale Modell für eine daraus folgende Menschlichkeit.

Zwei Jahre, bevor J. I. Rodale die erste Ausgabe von *Prevention* herausbrachte, schrieb er ein Buch mit dem Titel *The Healthy Hunzas*.[98] Darin schildert er detailliert, wie über einen Zeitraum von 2000 Jahren durch die schwere und kontinuierliche Arbeit der Hunza im ganzen Tal eine eindrucksvolle Reihe von fruchtbaren Terrassen mit hervorragend angelegten Bewässerungssystemen entstand, die das Wasser von den Gebirgsbächen und Flüssen dort hinleiten.

Lobte Rodale die Perfektion und das Ausmaß der landwirtschaftlichen Terrassen- und Bewässerungssysteme schwärmerisch, so versetzte ihr Anblick Dr. Jay Hoffman von der American Geriatric Society geradezu in Ekstase:

Am meisten beeindruckten uns die Terrassen, die sich weit durch das Tal und auf die Berghänge erstreckten. ... Selbst die besten Ingenieure, die die Hunza besuchten, können nicht begreifen, wie sie Tausende davon errichten und durch die größte Ingenieursleistung, die wir je gesehen haben, bewässern konnten. ... Obwohl sie nicht als solche gelten, würde ich in diesen Terrassen [wegen] der Großartigkeit, technischen Kunstfertigkeit und wissenschaftlichen Kompetenz, mit der sie errichtet wurden, gern eines der sieben Weltwunder sehen.[99]

Als ich zum ersten Mal hörte, dass Dr. Hoffman die landwirtschaftlichen Terrassen der Hunza mit den sieben Weltwundern verglich, war ich überzeugt davon, dass er übertrieb. Doch je mehr ich über sie und ihre Funktionsweise erfuhr, desto mehr hielt ich seine Begeisterung für gerechtfertigt.

Es gibt Tausende von Terrassenfeldern in Hunza, die über die gesamte Länge des Tals eine beeindruckende Treppe von außergewöhnlicher Schönheit bilden. Die Erde, mit der sie gefüllt sind, wurde aus dem mehrere Hundert Meter weiter unten liegenden Fluss in Körben über die steilen Berghänge hinaufgetragen. Alle Terrassenfelder sind so angelegt, dass die Ränder etwas höher als der Boden liegen. Deshalb können sie mit dem mineralreichen Wasser geflutet werden, das sich von den umgebenden Bergen durch Kanäle und Aquädukte von über 100 Metern Länge ergießt, die über die Jahrhunderte mühsam in die Felswände gemeißelt wurden. Das stark schlickhaltige Wasser enthält fein vermahlenes Felsgestein, das durch die die Landschaft von Hunza beherrschenden Gletscher pulverisiert wurde. So werden nicht nur die Feldfrüchte bewässert, es lagert sich außerdem ein dünner Film wertvoller Mineralien auf dem bereits fruchtbaren Boden ab.

Da sich dieser Prozess im Laufe der Jahrhunderte endlos wiederholte, wurde der Boden ständig mit wichtigen Mineralstoffen aufbereitet und angereichert. Rodale war überzeugt davon, dass sich allein dadurch das wunderbare Wohlbefinden der Bevölkerung erklären lässt:

Die hervorragende Gesundheit der Hunza liegt ... in der Art begründet, wie sie ihre Nahrung anbauen. ... Ich bin sicher, dass der gemahlene Gesteinsstaub, der über ihr Land fließt, ein maßgeblicher Faktor für die außerordentlichen Ergebnisse ist, die sie erzielen.[100]

Über viele Jahrhunderte war die Landwirtschaft in Hunza vollkommen ökologisch, denn Düngemittel und Pestizide gab es nicht. Doch jüngst warnte die pakistanische Regierung vor der Bedrohung ihrer Ernte durch eine große Insektenplage. Sie bot Pestizide als Schutzmaßnahme an, die Führung der Hunza entschied sich aber gegen ihren Einsatz. Stattdessen sammelten die Menschen die Holzasche von ihren Kochfeuern und streuten sie um die Pflanzen herum auf den Boden, die die einfallenden Insekten bevorzugten. Durch die stark alkalische Holzasche wurden die Insekten abgewehrt. Und als sie dann vom Boden aufgenommen wurde, reicherte sie ihn mit ihrem hohen Mineralgehalt an. Auf diese Weise schützten die Hunza ihre Ernte, ohne dem Boden zu schaden, und steigerten gleichermaßen seine Fruchtbarkeit.

Bei einer anderen Gelegenheit wurden sie jedoch von einem Geschäftsmann zu einem Versuch mit Kunstdünger überredet; er machte sie glauben, dass sie damit ihre Ernteerträge steigern könnten. Die Bauern stellten schnell fest, dass sie für die gedüngten Saaten mehr Wasser brauchten und dass das Getreide trotz des höheren Ertrags von schlechterer Qualität war. So kehrten sie wieder zu ihren ökologischen Methoden zurück, der Einsatz von Kunstdünger wurde verboten.

Rodale, der sich des großen landwirtschaftlichen Wertes menschlicher Fäkalien, aber auch der von ihnen ausgehenden Gefahren sehr bewusst war, war zutiefst beeindruckt von den Kompostiermethoden, die die Hunza ohne Hilfe der modernen Technologie dafür entwickelt hatten, sodass sie sie gefahrlos zur Verbesserung ihres Bodens verwenden konnten. Er schrieb:

In jeder Phase ihrer landwirtschaftlichen Tätigkeiten zeigen die Hunza einen frappierenden Scharfsinn. Ich wundere mich über die erstaunliche Tatsache, dass die zivilisierte Welt so lange brauchte, um die einfachsten Hygieneregeln für Wasser und Abwasser zu lernen, die die Hunza in ihrem primitiven Refugium schon vor tausend Jahren anwendeten. ... Der Hunza verblüfft einfach durch seine Methoden, dem Boden Nahrung abzutrotzen. ... Er hat seinen Finger am Puls des Landes. Die Bodenerosion ist minimal, denn er ist intelligent und kennt die Gefahren des Bodenverlustes. Er verfügt über die Zeit und die Energie, eine bodenschonende Landwirtschaft zu betreiben.[101]

Rodale begriff, was die Erosion des Bodens für eine Kultur bedeutet. Die Bodenerosion hat eine entscheidende Rolle beim Verfall und Untergang vieler großen Kulturen gespielt, darunter derjenigen der alten Ägypter, der Griechen und der Maya. In ihrem Buch *Topsoil und Civilization* (etwa: Mutterboden und Kultur) weisen Vernon Carter und Tom Dale darauf hin, dass immer dort Kulturen verschwanden, wo die Fruchtbarkeit eines Landes, die die Basis für die Schaffung dieser Zivilisationen bildete, durch die Erosion des Bodens zerstört wurde.[102]

Der Mutterboden ist die dunkle, nährstoffreiche Erde, die Feuchtigkeit speichert und uns ernährt, indem sie unsere Pflanzen ernährt. Er ist einer der Grundlagen unserer Versorgung auf dieser Erde. Vor 200 Jahren gab es auf den meisten amerikanischen Anbauflächen mindestens 50 Zentimeter Mutterboden. Doch heute befinden sich auf den meisten gerade mal 15 Zentimeter, dieser Verlust schreitet rasant voran. Die Vereinigten Staaten haben bereits 75 Prozent einer ihrer wertvollsten natürlichen Ressourcen verloren. Ohne Hilfe benötigt die Natur 500 Jahre, um 2,5 Zentimeter Mutterboden zu bilden. Gegenwärtig verlieren die Vereinigten Staaten alle 16 Jahre weitere 2,5 Zentimeter.

Rodale gehörte zu den Ersten, die der modernen Gesellschaft die Bedeutung des gesunden Bodens aufzeigten. Er erkannte, was es bedeutete, dass die Hunza ihr gesamtes Volk Tausende von Jahren mit den Erträgen ihres kleinen Tals ohne jeglichen Verlust an Mutterboden ernährt hatten. Es war eine Offenbarung für ihn, dass ihr Boden im Laufe der Jahre immer nur noch reichhaltiger wurde und dass sie sogar an Orten fruchtbares Land schufen, an denen es einmal nur wenig mehr als nackten Fels gab.

Wie haben die Hunza dieses Kunststück zuwege gebracht? Sie nutzten alles, was den Boden vielleicht verbessern konnte, und verschwendeten nichts. Wenn ihre Ziegen und Schafe im Sommer auf die Berghänge klettern, machen die Kinder ein Spiel daraus, ihre Exkremente zu sammeln und auf die Komposthaufen zu bringen. Alles, was den Obstbäumen und dem Gemüse als Nahrung dienen kann, wird eifrig gesammelt, auch abgestorbene Blätter, morsches Holz und alle Tierexkremente, die sie finden können. Alles wird in sorgfältig konzipierten tief liegenden Erdlöchern kompostiert und dann über jeden Quadratmeter der vielen Tausend Terrassen verteilt.

Die Landwirtschaft der Hunza war die hervorragendste, nachhaltigste und zielstrebigste der Geschichte. Während wir in den Vereinigten Staaten unseren Boden in nur 200 Jahren stark geschwächt haben, verließen sie sich zweitausend Jahre lang auf den ihren und machten ihn im Laufe der Zeit immer fruchtbarer.

Wie sie sich ernähren

Welche Nahrungsmittel bauen die Hunza auf ihren fruchtbaren Terrassen an, die als eines der größten Wunder der Welt bezeichnet wurden? Eine große Vielfalt an Obst, einschließlich Aprikosen, Pfirsichen, Birnen, Äpfeln, Pflaumen, Trauben, Kirschen, Maulbeeren, Feigen und viele Melonenarten. Sie genießen sie alle und zusätzlich noch viele wild wachsende Beeren, die sie frisch verzehren oder in der Sonne trocknen lassen. Ihre Äpfel sind sehr groß und wiegen ungefähr ein Pfund. Doch am liebsten von allen Früchten essen sie ihre berühmten Aprikosen. Die Hunza haben mehr als zwanzig verschiedene Sorten gezüchtet, die in Aroma und Nährstoffgehalt den heute in der westlichen Welt angebotenen um Klassen überlegen sind. Ihre Aprikosen gehören zu den köstlichsten Früchten der Erde.

Überall in Hunza gibt es Aprikosenplantagen, fast jede Familie baut Aprikosenbäume an. Hunza im Sommer zu sehen bedeutet, Tausende strahlend orange in der Sonne leuchtende Dächer zu sehen, denn auf dem Dach nahezu jeden Gebäudes trocknen Aprikosen in großer Menge. Auch jede flache Felsenoberfläche ist mit ihnen bedeckt, sie sind aufgeschnitten, damit sie jeden Sonnenstrahl zum Trocknen einfangen. Im Sommer isst man die Früchte frisch, im Winter und im Frühjahr getrocknet, außerdem werden sie häufig in der Küche und zum Backen verwendet. Ein typisches Winterfrühstück ist ein Brei aus getrockneten Aprikosen und Hirse, der mit frisch gemahlenen Leinsamen bestreut wird.

DIE TRADITIONELLE ERNÄHRUNG DER LANGLEBIGEN KULTUREN ÄHNELT SICH IN BEMERKENSWERTER WEISE[103]

	Abchasien	Vilcabamba	Hunza
Kalorien aus Kohlenhydraten	65 %	74 %	73 %
Kalorien aus Fett:	20 %	15 %	17 %
Kalorien aus Protein:	15 %	11 %	10 %
tägliche Kalorien insgesamt (erwachsene Männer):	1900	1800	1900
Anteil der pflanzlichen Nahrung:	90 %	99 %	99 %
Anteil der tierischen Nahrung:	10 %	1 %	1 %
Salzverbrauch:	gering	gering	gering
Zuckerverbrauch:	0	0	0
Verarbeitete Nahrungsmittel:	0	0	0
Häufigkeit von Fettleibigkeit:	0	0	0

Die Hunza verfügen nur über bescheidene Weideflächen, die Viehzucht nahezu unmöglich machen. So essen sie, wie die Menschen von Vilcabamba und Abchasien, sehr wenig Fleisch. An bestimmten seltenen Feiertagen essen sie Ziegen- oder Schaffleisch und an anderen Tagen ein fermentiertes Milchprodukt aus Ziegen- oder Schafmilch.

Doch laut Dr. Leaf machen Fleisch und Milchprodukte zusammen nur ein Prozent ihrer gesamten Ernährung aus.

Es ist wirklich faszinierend, wie sehr die traditionelle Ernährung der Hunza der der Menschen von Vilcabamba und Abchasien gleicht. Obwohl sie in ganz verschiedenen Teilen der Welt leben, ist die traditionelle Ernährungsweise aller drei außerordentlich gesunden Gesellschaften nach modernen Standards sehr kalorienarm. In allen drei Fällen sind Protein und Fett fast ausschließlich pflanzlichen Ursprungs. Und alle drei Ernährungsweisen beruhen auf naturbelassenen Nahrungsmitteln anstatt verarbeiteten und industriell hergestellten.

Die Menschen in jeder dieser Kulturen essen beträchtliche Mengen Vollkorngetreide. In Hunza sind das hauptsächlich Weizen, Gerste, Hirse, Buchweizen und die harten, perlenartigen Samen eines Grases namens Hiobsträne.

Gemüse spielt in der Ernährung der Hunza ebenfalls eine herausragende Rolle, insbesondere Grüngemüse, unter anderem Sareptasenf (auch Ruten-Kohl, gehört zur Familie der Kreuzblütler), Spinat, Blattsalat, Wurzelgemüse wie Karotten, Rüben, Kartoffeln und Rettich, verschiedene Bohnensorten, Kichererbsen, Linsen und andere Hülsenfrüchte sowie viele Kürbisarten. Sie bauen viele Kräuter für kulinarische und medizinische Zwecke an, unter anderem Minze und Thymian. Sie kultivieren Leinsamen, der frisch gemahlen auf kaum einem Gericht fehlt.

In Hunza wird ein Großteil der Nahrung roh gegessen. Im Summer werden 80 Prozent der Nahrung im Naturzustand verzehrt. Saisongemüse wird kurz vor dem Essen geerntet und ergibt fast immer eine Rohkostmahlzeit. Maiskolben zum Beispiel werden niemals gekocht. Im Winter weichen die Hunza Linsen, Bohnen und Erbsen mehrere Tage in Wasser ein und legen sie dann auf feuchtem Stoff in die Sonne. Man isst sie roh, wenn sie zu keimen beginnen.

Wird Gemüse gekocht, wird es normalerweise in wenig Wasser nur leicht gedämpft. Und das Kochwasser wird immer zusammen mit dem Gemüse verbraucht, sodass die wertvollen Nährstoffe, die sich beim Kochen darin ansammeln, nicht verloren gehen. Dass die Hunza einen Großteil ihrer Nahrungsmittel roh verzehren und das Übrige nur leicht garen, hat mehrere Vorteile. Sie verbrauchen nur wenig Brennstoff, was ökologisch notwendig ist, da es im Hunzatal nicht allzu viele Energiequellen gibt. Und gleichzeitig bleibt der Nährwert des Gemüses erhalten.

Und ein paar ernsthafte Worte

Die Hunza gehören vielleicht zu den gesündesten Völkern der Erde. Die Küche der vielen gesunden und normalsichtigen Älteren ist nährstoffreich, ihre Umwelt von außergewöhnlicher Schönheit; Luft, Wasser und Boden sind gesund. Hunza war lang ein bemerkenswerter Ort. Wir können viel von ihm lernen.

Gleichzeitig ist es jedoch sinnvoll, Vorsicht walten zu lassen bei der Einschätzung von Behauptungen über ein weit entferntes Land, das viele von uns vielleicht nie besuchen werden. Manche Forscher haben sich auf Kosten ihrer Objektivität von der Lebensweise der Hunza faszinieren lassen.

Einer dieser Forscher mit den leuchtenden Augen, der ihre Gesundheit untersuchte und ein Buch darüber schrieb, sagte, dass Männer und Frauen in einem Alter von 120 Jahren und älter auf den Feldern arbeiteten, bis sie stürben. Er sagte, sie äßen mit den anderen gemeinsam zu Abend essen und gingen zu Bett; wenn die Familie am Morgen aufstehe, entdecke sie, dass der Hochbetagte ruhig im Schlaf gestorben sei. „Welch wunderbare Art zu leben und zu sterben", sinnierte er, „ohne die Schmerzen und das Übel einer Krankheit, die für die meisten Menschen auf der Erde schließlich mit dem Tod endet. Das furchtbare Leiden, das dem Tod meist vorangeht, ist in Hunza unbekannt."[104]

Ich bin zwar sicher, dass die Talfahrt durch chronische Krankheiten und Verfall, die im Leben der alten Menschen des modernen Westens oft viele Jahre in Anspruch nimmt, in Hunza weitaus kürzer ist, doch ich glaube, dass dieser Autor die Tatsachen verklärt. Zweifellos gab es einige Glückliche in Hunza, die so starben, und viele waren bis vielleicht wenige Wochen oder auch nur Tage vor ihrem Tod bei guter

Gesundheit. Doch wir haben keine stichhaltigen Beweise, dass dort irgendjemand jemals 120 Jahre alt wurde, und, was noch viel wichtiger ist, es ist niemandem damit gedient, wenn man das Leben und Sterben der Hunza als völlig frei von Leiden schildert.

Ich habe den Verdacht, dass einige der Forscher, die das Leben dort untersuchten, zeitweise von ihrer Leidenschaft überwältigt wurden. Sie wollten ein Land beschreiben, das ihnen als das Paradies auf Erden vorkam. Manche, der Sprache der Einheimischen nicht mächtig, sahen nur, was sie von den dortigen Machthabern zu sehen bekamen. Andere waren nur im Sommer dort und haben nie erlebt, wie schwierig die kalten Winter in den Bergen sein können.

Und es gibt noch einen anderen Faktor, der ihre Wahrnehmung verzerren könnte. Autoren und Wissenschaftler mit bereits festgefahrenen Meinungen darüber, wie gesunde Lebensweise auszusehen habe, können sich dazu verleiten lassen, genau das zu finden, was ihre Ansichten bestätigt. Menschen werden leichtgläubig, wenn sie hören möchten, was sie glauben wollen. Es ist sicher möglich, dass manche der größten diesbezüglichen Enthusiasten sich in gewissem Grade schuldig gemacht haben und die Hunza in einer Weise darstellten, die ihnen nicht gerecht wird.[105] Leider ist eine endgültige Einschätzung gegenwärtig keine leichte Sache, da die sozialen und politischen Herausforderungen des heutigen Pakistan nun auch beginnen, bis in dieses isolierte und ursprüngliche Land vorzudringen (eine Entwicklung, auf die ich später noch Bezug nehmen werde).

Doch wie sehr manche Forscher auch versagt oder übertrieben haben mögen, es bleibt eine unbestreitbare Tatsache, dass viele der älteren Bürger in Hunza wie auch in Abchasien und Vilcabamba ihre geistigen Fähigkeiten behalten haben, kraftvoll geblieben sind und das Leben bis wenige Wochen oder Monate vor dem Tod genießen konnten. Es steht fest, dass es bei den älteren Menschen in jeder dieser Gegenden außergewöhnlich wenige Fälle von Herzkrankheiten, Krebs, Arthritis, Asthma, Demenz und anderen degenerativen Krankheiten gegeben hat, mit denen sich viele Ältere im Westen herumschlagen müssen. Und es ist eine Tatsache, dass die meisten bemerkenswert fit und aktiv altern.

Mit Widrigkeiten umgehen

Was ist das Geheimnis der Hunza? Dazu gehört, glaube ich, dass sie auf Härten und Entbehrungen immer mit Mut und Kreativität reagiert haben. Immer wieder haben diese einfallsreichen Menschen zum Guten gewendet, was sich als Schaden hätte erweisen können.

Es fehlt ihnen an Brennstoff – also essen sie viele ihrer Nahrungsmittel roh und erhöhen dadurch deren Nährwert. Sie haben keine Kühlmöglichkeiten – also ernten sie ihre Nahrung kurz vor dem Verzehr und gewinnen dadurch wieder einen Nährwertvorteil. Sie haben kein elektrisches Licht – also schlafen sie in den langen Wintern länger und schonen ihre Kräfte in einer Zeit, in der die Sonne am wenigsten scheint. Da sie in einem äußerst felsigen und steilen Gebiet leben, wo es kaum eine ebene Fläche gibt, die sich für den Getreideanbau eignet, haben sie die genialsten Terrassen der Weltgeschichte erbaut. Angesichts des extremen Mangels an Erdboden haben sie nichts verschwendet, sorgfältig alles in ihre Gärten zurückgebracht, was die Erde nähren konnte, und mit der Zeit außergewöhnlich fruchtbare Gärten geschaffen. In einer felsigen Umgebung beheimatet, die ihnen fast kein Weideland bietet, haben sie sich für eine gesunde vegetarische Ernährung entschieden. Da sie keinerlei arbeitssparende Geräte der modernen Welt besitzen, sind sie außerordentlich aktiv und entwickeln eine Vitalität und einen Grad an Fitness, der auf diejenigen von uns, die an die modernen Annehmlichkeiten gewöhnt sind, schier unglaublich wirkt.

In welcher Weise ist das für das Leben in der modernen Welt von Bedeutung? Ich will damit gewiss nicht sagen, dass es für uns in jeder Hinsicht empfehlenswert (oder möglich) ist, die Lebensart der Hunza nachzuahmen. Aber wir können von diesen Menschen lernen. Während wir einen Lebensstil des Massenkonsums und eine Wegwerfmentalität entwickelt haben, die der Erde furchtbar viel Schaden zufügt, haben sie sich mit ihren begrenzten Ressourcen offenbar ein ausgeglichenes und gesundes Leben geschaffen. Während die moderne Welt einen übermäßigen und untragbaren Ressourcenverbrauch zu erfordern scheint, haben die Hunza aus der Notwendigkeit heraus verstanden, welche Rolle Mäßigung und Zurückhaltung für ein ausgeglichenes und gesundes Leben spielen. Sie haben gelernt, nichts zu verschwenden und alles zu verwenden.

Was diese Menschen für mich so bemerkenswert macht, ist nicht, dass sie keine Leiden kennen, sondern dass sie Wege gefunden haben, die Hindernisse und Herausforderungen zu nutzen, um als Volk stärker zu werden. Was ich an ihnen liebe, ist nicht, dass sie ein perfektes Leben führen, sondern dass sie im Umgang mit Widrigkeiten ihre Stärken entdeckt haben. Sie erinnern mich an Friedrich Nietzsches: „Was mich nicht umbringt, macht mich stärker."

Es war für mich immer ein Mysterium, warum manche der tiefsten Einsichten und die größeren Wahrheiten des Lebens immer erst Notlagen und Sorgen brauchten, um verstanden zu werden. Als Kind fragte ich mich oft, warum Gott nicht mehr Vitamine in die Eiscreme getan hatte, die so süß und köstlich schmeckte, sondern lieber in Gemüse, das ich damals gar nicht mochte. Doch als ich heranwuchs, lernte ich etwas, das die Hunza als Volk zu begreifen scheinen. Es gibt keinen Schaden ohne einen Nutzen. Sehr oft stärken uns unsere Bedrängnisse und Prüfungen. Leiden kann eine Form der, wie der spirituelle Lehrer Ram Dass sagt, „grimmigen Gnade" sein.

Gewiss haben wir alle unsere Portion Leiden in diesem Leben. In dieser so unterschiedlichen Welt eint uns das. Der Geistliche Dale Turner erinnert uns daran, dass

> *jeder von uns auf die eine oder andere Weise einen Nachteil hat. Bei manchen ist es eine körperliche, mentale oder emotionale Schwäche; andere leiden unter einer Entfremdung innerhalb der Familie; und wieder andere kämpfen ein Leben lang mit Gefühlen von Minderwertigkeit und Schüchternheit. Millionen leiden unter Nachteilen, die mit wirtschaftlicher Not einhergehen. ... Einer hat diesen, der andere jenen. Das Rennen des Lebens wird in Fesseln gelaufen.*[106]

Wenn man dir eine Zitrone gibt, mach Limonade daraus

Nein, ich möchte nicht ganz so leben wie die Hunza. Aber ihr Mut und ihre Kreativität, mit denen sie Herausforderungen in Chancen verwandeln, inspirieren und ermuntern mich. In der modernen Welt gibt es dagegen etwas, das Menschen dazu bringt, auf Probleme und Leiden mit Ablenkung und Konsum zu reagieren. Wenn wir auf diese Weise handeln, geht etwas Wertvolles verloren.

Ich habe in unserer modernen westlichen Welt nur allzu viele ältere Menschen kennengelernt, die gewohnheitsmäßig vor Herausforderungen zurückwichen. Sie versuchen, alle Unbequemlichkeiten zu vermeiden. Sie sind nicht benachteiligt oder behindert, doch das könnten sie ebenso gut sein. Von sich selbst und dem Leben enttäuscht, geben sie Stück für Stück ihre Visionen und Hoffnungen auf. Sie sind so mutlos und verzagt, dass sie ihre Lebensfreude durch eine fixe Idee von Bequemlichkeit und Sicherheit ersetzt haben. Sie sind vollkommen gesund, doch sie missbrauchen ihr Alter als Ausrede dafür, dass sie ihren Träumen nicht nachgehen.

Mit ihrer Findigkeit und Beharrlichkeit stehen die Hunza für eine ganz andere Möglichkeit. Und daher passt ihr Beispiel so gut für das Leben in der modernen Welt.

Trotz aller Bemühungen bringt der Alterungsprozess den Verlust gewisser Fähigkeiten mit sich. Fähigkeiten, die Sie vielleicht Ihr ganzes Leben lang besaßen, auf die sie sich verließen und die selbstverständlich waren. Aber Sie dürfen nicht zulassen, dass dieser Verlust ihre Tatkraft untergräbt, Sie davon abhält, der Welt und den Menschen, die Sie lieben, ihre einzigartigen Talente zur Verfügung zu stellen, oder dass er Sie für die Chancen und Wahlmöglichkeiten blind macht, die Ihnen geblieben sind.

Ich glaube nicht, dass eine gesunde Lebensweise Ihnen garantiert, niemals krank zu werden. Je länger ich lebe und je mehr ich über das gelernt habe, desto mehr komme ich zu dem Schluss, dass jeder von uns im Laufe seines Lebens mehr als ein gerüttelt Maß an Härten und Widrigkeiten erfährt. Niemand – auch nicht die Hunza, die Abchasen und die Menschen in Vilcabamba – ist gegen Leiden und Sorgen gefeit. Doch die Beispiele dieser Kulturen legen nahe, dass es tatsächlich Schritte gibt, die das Leiden in Ihrem Leben erleichtern und Sie besser in die Lage versetzen, bewusst und kreativ auf Widrigkeiten zu reagieren. Diese Schritte machen Sie gesünder, stärker, weniger anfällig für Krankheit und macht Sie offener für die Kräfte der Heilung und der Freude. Je mehr ich über diese bemerkenswerten Menschen gelernt habe, desto besser habe ich verstanden, dass Sie – in jedem Alter – mit der Kraft Ihrer Lebendigkeit und der Schönheit in Ihrem Herzen auf alles reagieren können, was das Leben Ihnen beschert.

Ich denke an Samuel Ullman. Die meiste Zeit seines Lebens (1840-1924) verbrachte er in Natches, Mississippi, und Birmingham, Alabama. Sein Leben widmete der weiße Geschäftsmann und Laien-Rabbiner der Aufgabe, den schwarzen Kindern die gleichen Bildungschancen wie den Weißen zu ermöglichen. Heute wird sein Leben und sein Kampf für soziale Gerechtigkeit im Samuel Ullman Museum an der Universität von Alabama in Birmingham geehrt. Obwohl er mit zunehmendem Alter völlig taub wurde, ließ er sich dadurch in seiner Kreativität oder Leidenschaft nicht einengen. Stattdessen erhob er seine Stimme und arbeitete weiterhin für andere. Lang nachdem er sein Gehör verloren hatte, schrieb er eine poetische Abhandlung mit dem Titel *Youth*, die die Menschen auf der ganzen Welt berührte:

Jugend ist keine Zeit des Lebens; sie ist ein Zustand des Geistes. Sie ist keine Frage rosiger Wangen, roter Lippen und gelenkiger Knie; sie ist eine Frage des Willens, eine Eigenschaft der Vorstellungskraft, eine Stärke der Emotionen; sie ist die Frische aus den tiefen Quellen des Lebens.

Jugend bedeutet eine anlagebedingte Dominanz des Mutes über die Schüchternheit, der Abenteuerlust über die Liebe zur Bequemlichkeit. Diese kommt bei einem Erwachsenen von sechzig Jahren öfter vor als bei einem jungen Menschen mit zwanzig Jahren. Niemand wird nur durch die Anzahl seiner Jahre alt. Wir werden alt, wenn wir unsere Ideale verraten.

Die Jahre mögen die Haut in Falten legen, doch wenn man die Begeisterung aufgibt, dann legt sich die Seele in Falten. Sorgen, Angst und mangelndes Selbstvertrauen beugen das Herz und lassen den Geist zu Staub werden. Ob sechzig oder sechzehn Jahre, in jedes Menschen Herz gibt es die Lockung des Wunders, der unersättlichen kindlichen Neugier auf das, was als Nächstes kommt.

In der Mitte Ihres Herzens und in der Mitte meines Herzens gibt es eine Funkstation. Solange sie Botschaften von Schönheit, Hoffnung, Beifall, Mut und Kraft von Menschen und aus der Unendlichkeit empfängt, so lange sind Sie jung.

4
Die Hundertjährigen von Okinawa

Von allen sich selbsterfüllenden Prophezeiungen unserer Kultur
ist die Annahme, dass Altern Abbau und schlechte Gesundheit
bedeutet, wahrscheinlich die tödlichste.
Marilyn Ferguson

Nachdem wir einen Blick auf einige Kulturen geworfen haben, in denen die älteren Menschen ein außergewöhnlich gesundes und langes Leben führen - in Abchasien, Vilcabamba und Hunza -, wissen wir, dass ihre traditionelle Ernährung kalorienarm und vollwertig ist und auf pflanzlicher Basis beruht. Wir kennen auch ihren Respekt vor alten Menschen und die anderen sozialen und umweltbedingten Realitäten, die ihnen halfen, mit so viel Vitalität und Ausstrahlung zu leben. Allerdings lagen für diese Gesellschaften keine zuverlässigen Daten für die Überprüfung von Altersangaben vor. Leider wurde auch keiner der dortigen alten Menschen nach strengen wissenschaftlichen Kriterien untersucht. Außerdem haben diese Regionen in den letzten Jahren zunehmend ihre Ursprünglichkeit verloren. Damit wird es noch schwieriger, ihre Traditionen und die gesundheitlichen Gegebenheiten zu verstehen.

Zum Verständnis der Faktoren für die Gesundheit und Langlebigkeit von Menschen wäre es ideal für uns, eine gegenwärtig existierende Kultur zu finden, in der die Menschen lang und gesund leben, die Säuglings- und Kindersterblichkeit gering ist und diejenigen Krankheiten selten sind, unter denen unsere Gesellschaft leidet. Idealerweise wäre eine solche, unseren Zwecken gerecht werdende, traumhaft gesunde und langlebige Gesellschaft auch zugleich Teil unserer modernen Welt. So wäre ihr Beispiel für unser Leben von direkter Bedeutung, und sie wäre so weit zugänglich, dass Teams von geschulten Wissenschaftlern systematische Untersuchungen vornehmen könnten.

In der besten aller Welten wären Wissenschaftler mit makellosen Referenzen bereits seit Jahrzehnten dabei, diese langlebigen und gesunden Menschen zu erforschen und zu beurteilen und ihre medizinischen Daten vielen verschiedenen Tests und Analysen zu unterziehen. Wir hätten diese Daten – vollständige medizinische Befunde, umfassende biochemische Testergebnisse, Demenz-Checks, Übersichten über die Aktivitäten des täglichen Lebens (ATL) und die Ernährung sowie Dokumente zum Altersnachweis. Idealerweise bewiesen diese Daten unwiderlegbar, dass die Menschen in dieser Kultur weitaus seltener an Herzerkrankungen, Brustkrebs, Darmkrebs, Prostatakrebs, Diabetes, Fettleibigkeit, Osteoporose und Demenz leiden, als das in der westlichen Welt die Norm ist. Es stünde uns eine sorgfältige und unanfechtbare Dokumentation über das Leben, das Alter und die Gesundheit einer Gesellschaft zur Verfügung, in der eine ungewöhnlich hohe Anzahl von Menschen bei bester Gesundheit und voller Lebensfreude ein Alter von mehr als hundert Jahren erreicht hat.

Gäbe es heute eine solche Gesellschaft und verfügten wir über diese Daten ihrer Mitglieder, dann hätten wir einen wichtigen Anhaltspunkt dafür, wie man ein so langes Leben bei möglichst guter Gesundheit führen und genießen kann.

Erstaunlicherweise gibt es diese Gesellschaft und ihre Mitglieder wurden tatsächlich dreißig Jahre lang einer wissenschaftlichen Erforschung von höchster Glaubwürdigkeit unterzogen. Wir haben etwas gefunden, was einem modernen Shangri-La höchstwahrscheinlich am nächsten kommt, und wir können es belegen

Okinawa

Okinawa, die südlichste Präfektur Japans, besteht aus 161 wunderschönen Inseln, auf denen 1,4 Millionen Menschen leben. Diese subtropischen Inseln, mit Palmen und einer üppigen Flora und Fauna und einem ursprünglichen Regenwald gesegnet, bilden einen Archipel, der sich über knapp 1300 Kilometer zwischen den Hauptinseln Japans und Taiwan erstreckt. Okinawa wird oft als „Japans Hawaii" bezeichnet, denn das Wetter ist mit einer Durchschnittstemperatur von 28 °C im Juli und 16 °C im Januar sehr angenehm.

Die meisten Nordamerikaner kennen Okinawa als größte amerikanische Militärbasis im Fernen Osten und als Ort der längsten und blutigsten Schlacht des Zweiten Weltkriegs. Manche von uns erinnern sich daran, dass in der Schlacht von Okinawa mehr Menschen starben als durch die Atombomben von Hiroshima und Nagasaki zusammen. Das in Itoman errichtete Kriegerdenkmal an der Südspitze der Hauptinsel erinnert an das Vietnamdenkmal in Washington. Aber es ist viel größer und das einzige weltweit, auf dem die Namen aller getöteten Zivilisten und Soldaten beider Seiten der Schlacht stehen.

In jüngerer Zeit wurde Okinawa für das genaue Gegenteil von Tod und Zerstörung des Krieges bekannt. 1975 begann der japanische Minister für Gesundheit und Wohlfahrtspflege mit der Finanzierung der Hundertjährigen-Studie von Okinawa – einer Studie, die bis heute andauert. Ihr Zweck ist es, die Echtheit zahlreicher Berichte über die außergewöhnliche Gesundheit und Langlebigkeit auf Okinawa zu beurteilen.

Nach dreißigjähriger Forschungsarbeit wurden selbst die Erwartungen der optimistischsten Wissenschaftler von den Ergebnissen übertroffen. Die japanische Präfektur Okinawa gilt nun – wissenschaftlich bestätigt – als Heimat der langlebigsten und gesündesten Menschen, die je einer sorgfältigen Untersuchung unterzogen wurden. Diese Ergebnisse wurden in vielen wissenschaftlichen Abhandlungen veröffentlicht und der breiten Öffentlichkeit in dem 2001 erschienenen Bestseller *The Okinawa Program* (Das Okinawa-Programm) vorgestellt.[107]

Der für jede Untersuchung der Langlebigkeit und Gesundheit wichtigste Nachweis sind zuverlässige, nachprüfbare Altersangaben. Diese existierten in Abchasien, Vilcabamba und Hunza leider nicht. Auf Okinawa ist dieses Problem jedoch gelöst. Dort gibt es in jeder größeren und kleineren Stadt und in jedem Dorf ein Standesamt, in dem alle Geburten, Eheschließungen und Todesfälle seit 1879 penibel verzeichnet sind.[108] Dank der sorgfältig geführten Geburten- und Sterberegister ist die behauptete Langlebigkeit belegt, die Daten sind in diesem Fall zuverlässig. *Okinawa ist die Heimat der gesündesten nachweislich alten Menschen der Welt, der nachweislich höchsten Lebenserwartung der Welt und des nachweislich weltweit höchsten Anteils von Hundertjährigen.*[109]

Die Wissenschaftler betrachten Hundertjährige als besonders wichtige Studienobjekte, da sie meist lebende Beispiele für geglücktes Altern sind. Viele Studien, darunter die New England Centinarian Study (Hundertjährigen-Studie von Neuengland) und die Okinawa Centinarian Study (Hundertjährigen-Studie von Okinawa) haben ergeben, dass Menschen, die hundert Jahre und älter werden, die meiste Zeit ihres Lebens oft bemerkenswert gesund waren.[110] Medizinisch gesprochen unterliegen sie für gewöhnlich sehr spät im Leben einem raschen, letztlich tödlichem Verfall, der dazu führt, dass sich Erkrankungen auf ihre letzten Jahre zusammendrängen. Das bedeutet, dass sich all ihre gesundheitlichen Probleme tendenziell erst ganz gegen Ende ihres sehr langen und ansonsten sehr gesunden Lebens ereignen. *Studien mit Hundertjährigen haben gezeigt, dass 95 Prozent der Menschen, die so alt werden, bis in ihr zehntes Lebensjahrzehnt von schwereren Krankheiten verschont geblieben sind.*[111]

Wenn es um die bestätigten Superalten (diejenigen, die 110 Jahre und älter wurden) geht, ist Okinawa eine Klasse für sich. Heute entfallen 15 Prozent der weltweit dokumentierten Superalten auf Okinawa, obwohl dort nur 0,0002 Prozent der Weltbevölkerung beheimatet sind.[112]

Die Autoren und führenden Forscher der Hundertjährigen-Studie von Okinawa haben beeindruckende Referenzen:

Dr. Makoto Suzuki ist Kardiologe und Gerontologe, emeritierter Professor und ehemaliger Direktor der Abteilung für Öffentliche Gesundheit (Department of Community Medicine) an der Universität von Ryukyus auf Okinawa. Zurzeit ist er Vorsitzender des Bereichs Gerontologie an der Internationalen Universität von Okinawa. Er hat mehr als 200 wissenschaftliche Schriften veröffentlicht.

Dr. Bradley Willcox, ärztlicher Forscher in der Gerontologie am Pacific Institut für Gesundheitsforschung (Pacific Research Institute) und klinischer Assistenzprofessor in der Abteilung für Geriatrie an der Fakultät der John-A.-Burns-Universität von Hawaii, ist auch Projektleiter der von den Nationalen Instituten für Gesundheit der USA geförderten Studie „Genetics of Exceptional Logevity in Okinawan Centinarians" (Die Genetik der außergewöhnlichen Langlebigkeit bei Hundertjährigen auf Okinawa).

Dr. D. Craig Willcox, medizinischer Anthropologe und Gerontologe, ist Professor an der Universität der Präfektur Okinawa und gleichzeitig wissenschaftlicher Mitarbeiter der Hundertjährigen-Studie von Neuengland der Harvard Universität.

Ich betone die Referenzen der Autoren der Okinawa-Studie, um zu zeigen, dass die Menschen, denen wir diesen außergewöhnlichen Datenbestand über die Gesundheit und Langlebigkeit auf Okinawa verdanken, eine Gruppe hoch angesehener Kliniker und Wissenschaftler ist. Die Wissenschaft ist natürlich weder der einzig gültige Weg zum Erwerb von Wissen, noch sind nur Universitätsabsolventen klug. Viele der hervorragendsten Köpfe der Welt hatten nur eine begrenzte Schulbildung. Winston Churchill, zum Beispiel, sowie Will Rogers, Irving Berlin, Walt Disney, Frank Lloyd Wright, Pablo Picasso und Henry Ford kamen nie über die Realschule hinaus.

Manchmal kann die Bildungslastigkeit Menschen zu wandelnden Enzyklopädien machen, sie aber vergessen lassen, dass es gigantische nicht mess- oder analysierbare Wirklichkeiten gibt. Ich finde es jedoch äußerst sinnvoll, wenn eine Gruppe hochgebildeter Wissenschaftler ihre Fachkenntnisse und Fähigkeiten für das Allgemeinwohl einsetzt. Genau das haben die Forscher dieser Studie getan und sowohl wissenschaftliche Kompetenz als auch menschliches Verständnis in die Erforschung des Wohlbefindens und der Langlebigkeit auf Okinawa eingebracht.

Gemeinsam mit ihren Forscherteams haben sie mehr als 600 Hundertjährige und Tausende Hochbetagte im neunten und zehnten Lebensjahrzehnt untersucht. Sie verwendeten zahlreiche Instrumente, um wichtige Informationen für vollständige geriatrische Beurteilungen zu sammeln. Zum Beispiel Spritzen zur Blutentnahme für biochemische und genetische Analysen, Reflexhämmer zur Beurteilung der Gesundheit des Nervensystems, Elektrokardiografen zur Bewertung der Herzgesundheit, Fragebögen zur Ermittlung des Geisteszustands und die allerneuesten Fersenbein-Densitometer (tragbare Geräte zur Messung der Knochengesundheit und des Osteoporose-Risikos).[113]

Nach gewissenhafter Untersuchung der Alten auf Okinawa sagen uns diese Forscher, dass dort „dynamische Urgroßeltern, die zu Hause wohnen, ihren Garten versorgen und an den Wochenenden Besuch von den Enkelkindern bekommen und die im Westen ein Anrecht auf einen Platz in im Seniorenheim hätten", ganz alltäglich sind.[114] Für Menschen auf Okinawa sei es nichts Besonderes, über hundert Jahre alt zu werden und aktiv, gesund und jugendlich auszusehen. Sie weisen darauf hin, dass es das Wort „Ruhestand" im traditionellen Dialekt von Okinawa nicht gibt, und fügen hinzu:

Bis 1990 hatten die tatsächlichen Zahlen für Okinawa sogar die vom japanischen Institut für Bevölkerungsforschung geschätzten absoluten Grenzen der Lebenserwartung für die Bevölkerung überschritten. Die Grenzen mussten schlicht nach oben korrigiert werden, um der phänomenalen Langlebigkeit der Menschen von Okinawa Rechnung zu tragen.[115]

Nach mehr als dreißig Jahren berichtet das medizinische Forscherteam, es gebe bei den alten Menschen auf Okinawa wenige Herzkrankheiten, Brustkrebs komme so selten vor, dass sich eine Mammografie erübrige. Die drei führenden Todesursachen im Westen – koronare Herzkrankheit, Schlaganfall und Krebs – sind bei den älteren Menschen auf Okinawa unter allen von der modernen Wissenschaft sorgfältig untersuchten Alterspopulationen am seltensten.[116] Das medizinische Forschungsteam erklärt:

Unsere Studie ergab, dass die alten Menschen über unglaublich junge Arterien, ein geringes Risiko für Herzerkrankungen und Schlaganfälle, ein geringes Risiko für hormonabhängige Krebserkrankungen

(Brüste, Eierstöcke, Prostata und Darm sind gesund), starke Knochen, einen wachen Verstand, schlanke Körper, eine natürliche Menopause, gesunde Sexualhormonspiegel, ein niedriges Stressniveau und eine ausgezeichnete seelisch-geistige Gesundheit verfügen. ... Machten sich die Nordamerikaner die Lebensweise der älteren Menschen auf Okinawa zu eigen machen, könnten wir 80 Prozent unserer Stationen für Akute Kardiologie [CCU = Coronary Care Unit] sowie ein Drittel der Krebsstationen in den Vereinigten Staaten schließen, zahlreiche Pflegeheime hätten keine Geschäftsgrundlage mehr.[117]

In dem Gegensatz zwischen der Gesundheit und Langlebigkeit, derer sich die Älteren auf Okinawa erfreuen, und der Erfahrung des Alterns, die unter den Älteren in den Vereinigten Staaten und in anderen westlichen Ländern üblich ist, liegt etwas zutiefst Schmerzliches. Die meisten Pflegeheime in Nordamerika bieten keinen schönen Anblick. Man findet alte Menschen in verschiedenen Stadien von Hinfälligkeit, Hilflosigkeit und nur allzu oft Verzweiflung.

Und der Unterschied ist nicht nur in den letzten Lebensjahren so gravierend. Auf Okinawa bleiben die Älteren tendenziell bis auf die ein oder zwei letzten Lebensjahre bemerkenswert fit und gesund, doch in der modernen westlichen Welt fordert der herrschende Lebensstil schon viel früher seinen Tribut. In den Vereinigten Staaten und ähnlichen Ländern erreichen die meisten ihren Höhepunkt heute im Alter von zwanzig oder dreißig Jahren und bauen danach allmählich ab. Bis zum Alter von siebzig Jahren haben die meisten von uns 60 Prozent ihrer maximalen Atemkapazität eingebüßt, 40 Prozent ihrer Nieren- und Leberfunktion, 15 bis 30 Prozent ihrer Knochenmasse und 30 Prozent ihrer Kraft.[118]

Auf Okinawa ist das ganz anders. Viele Ältere sind noch bei guter Gesundheit, vollkommen unabhängig und körperlich aktiv, sie sind zum Beispiel in der Landwirtschaft tätig, selbst noch mit hundert Jahren oder älter. In einem typischen Fall sagte ein hochbetagter Mann, der für die Hundertjährigen-Studie auf Okinawa befragt wurde, er sei völlig gesund. Nach einer vollständigen geriatrischen Untersuchung einschließlich eines EKGs kamen die Forscher zu dem Schluss, dass er recht hatte. Sosehr sie sich auch bemühten, sie konnten nichts finden, was bei ihm nicht in Ordnung war. Selbst mit hundert Jahren war er völlig gesund.

War dieser Mann ein Ausnahmefall? Mitnichten. Die Forscher fanden im Laufe ihrer Arbeit auf Okinawa viele Ältere wie ihn, Menschen, die mit hundert Jahren vollkommen gesund waren.[119]

Gibt es auf Okinawa Herzkrankheiten?

Das menschliche Herz gleicht zwar kaum einem Lebkuchenherzen, doch ist es ein bewundernswerter und schöner Muskel. Es ist ungefähr so groß wie eine (sehr) große Birne, beginnt bereits wenige Wochen nach der Empfängnis zu schlagen und gibt fortan mit seinem Schlag in jedem Augenblick unseres Daseins im Mutterleib sowie auf der Erde den Takt unseres Lebens vor. Erst im Augenblick unseres Todes hört es damit auf.

Das Schlagen dient dem Zweck, Blut in alle Teile unseres Körpers zu pumpen. Das Leben aller unserer Zellen ist auf den Sauerstoff und die Nährstoffe angewiesen, die es ihnen zuführt. Wird ein Muskel aus irgendeinem Grund von der Versorgung mit frischem Blut abgeschnitten, stirbt er schnell ab.

Da das Herz auch ein Muskel ist, muss es ebenfalls ständig mit frischem Blut versorgt werden. Man könnte meinen, das sei für das Herz kein Problem, sind doch seine Kammern immer mit Blut gefüllt. Es kann aber das darin enthaltene Blut nicht direkt für sich nutzen. Der Herzmuskel wird nämlich durch zwei eigene Gefäße, die Koronararterien, mit Blut versorgt.

Bei einem gesunden Menschen fließt das Blut frei und leicht durch die Koronararterien und das gut versorgte Herz erfüllt seine Aufgabe problemlos. Wird jedoch eine der Koronararterien oder eine seiner Verzweigungen blockiert und erhält das Herz kein Blut mehr, stirbt der Bereich ab, der auf die blockierte Arterie angewiesen ist, selbst wenn die Herzkammern mit Blut gefüllt sind.

Medizinisch spricht man dann von einem „Myokardinfarkt". Die meisten von uns kennen das Ereignis unter anderen Namen – Herzinfarkt oder Herzanfall. Der Herzinfarkt ist heute bei Männern wie Frauen die häufigste Todesursache in den Vereinigten Staaten.*

Obwohl ein Herzinfarkt plötzlich und oft ohne Vorwarnung eintritt, geschieht er nicht „einfach so". Er ist vielmehr der letzte Schritt in einem langsamen und langen Prozess, der sich in unseren Arterien abspielt, der „Arteriosklerose".

Bei der Arteriosklerose häufen sich an den inneren Arterienwänden allmählich fettige und wachsartige Ablagerungen – sogenannte Atherome oder Plaques – an und verringern das Lumen, die lichte Weite der Arterien, für den Durchfluss des Blutes.

Wenn die Plaquebildung weit genug vorangeschritten ist, bricht der fettige Inhalt der Ablagerung in die Arterie durch und bildet dort ein Gerinnsel. Dadurch kann das bereits verringerte Lumen verstopft werden, der Blutfluss in der Arterie kommt völlig zum Erliegen. Wenn sich also in einer der beiden Koronararterien, die die einzige Quelle für die Blutversorgung des Herzens darstellen, ein Gerinnsel bildet und sie verstopft, kommt es zu einer Mangeldurchblutung des Herzens. Die Folge ist ein Herzinfarkt.

Sie wissen vielleicht, dass die meisten Männer in Nordamerika heute an erkrankten Herzkranzgefäßen sterben, die zu den tödlichen Infarkten führen. Aber nicht nur die Männer: Bei einer nordamerikanischen Frau beträgt das Risiko, durch eine Herzkrankheit zu Tode zu kommen, fast 50 Prozent – zehnmal so hoch wie das Risiko, an Brustkrebs zu sterben. Wir halten eine Herzerkrankung durch Arteriosklerose heute für so selbstverständlich, dass wir uns vielleicht gar nicht klarmachen, dass es sich dabei um eine der größten Epidemien handelt, mit der die Menschheit je konfrontiert wurde. Sie rafft einen

---

* Auch bei uns zählt der Herzinfarkt zu den häufigsten Todesursachen. Im Jahr 2004 lag er an zweiter Stelle der Todesursachen in Deutschland. Sowohl die absolute Anzahl der Sterbefälle infolge eines Herzinfarktes als auch die relative Häufigkeit sind aber seit Jahren stetig rückläufig. Anm. d. Übers.

größeren Prozentsatz der Bevölkerung dahin als der Schwarze Tod, die Pest, im Mittelalter.

Daher ist es so wichtig, dass laut der Hundertjährigen-Studie der Anteil der Nordamerikaner, die einen Herzinfarkt erleiden, fünfmal so hoch ist wie der der älteren Menschen auf Okinawa.[120] Den Medizinern zufolge, die die Studie durchführten, haben die Menschen auf Okinawa selbst im hohen Alter sehr gesunde Blutgefäße. Ihre Herzkranzgefäße sind erstaunlich jung, geschmeidig und frei von Ablagerungen.[121]

Wenn sie jedoch einen Herzinfarkt erleiden, überleben sie ihn mit einer mehr als doppelt so hohen Wahrscheinlichkeit wie ein Nordamerikaner.[122] Aber das ist noch nicht alles. Eine koronare Herzkrankheit mindert die Lebensqualität erheblich. Die Arterienverkalkung, die zum Herzinfarkt führt, schädigt nicht nur die zum Herzen führenden Blutgefäße, sondern auch das restliche Kreislaufsystem und lässt den gesamten Körper vorzeitig altern.

Es hat mich tief bewegt, dass auch die Nordamerikaner aller Wahrscheinlichkeit nach deutlich weniger vorzeitig altern, ihre Lebensqualität erhöhen und ihr Risiko, am Herzen zu erkranken, um 80 Prozent senken könnten, wenn sie so lebten und sich so ernährten wie die älteren Menschen auf Okinawa.

Was würde wohl geschehen, wenn ein Pharmakonzern ein Arzneimittel entwickelte, das alle diese Vorteile und die Risikominderung zustande brächte? Es würde auf eine Art und Weise vermarktet und verkauft, dass sich im Vergleich dazu die Verkaufsbemühungen für Viagra eher bescheiden ausnähmen. Es würde praktisch in jeder Zeitschrift, jeder Zeitung und in den Gesundheitssendungen des Fernsehens auf der ganzen Welt angepriesen. Und es brächte seinem Hersteller Milliarden Dollar im zweistelligen, wenn nicht dreistelligen Bereich ein. Da sich jedoch mit der Aufforderung, den Lebensstil zu ändern, vergleichsweise wenig verdienen lässt, ahnt eine größere Öffentlichkeit nicht, welch außerordentliche Vorteile solche Veränderungen mit sich bringen können.

Was ist mit Krebs?

Ja, mögen Sie vielleicht sagen, aber wie ist das mit Krebs? Was habe ich davon, wenn ich im Alter nicht herzkrank werde, dafür aber den Schrecken des Krebses erliege?

Mit dieser Denkweise stehen Sie nicht allein. Viele Menschen leben mit der Angst vor dem Krebs. Und sie haben allen Grund dazu. Mehr als dreißig Jahre sind verstrichen, seit der damalige US-Präsident Richard Nixon dem Krebs offiziell den Kampf ansagte. Und trotz der enormen Anstrengungen in Form von menschlicher Arbeitskraft, Ressourcen und Geld scheinen wir einem Sieg nicht näher zu sein als an dem Tag, an dem Nixon sich dafür starkmachte. Ständig werden neue Medikamente zugelassen, von denen viele ein vorübergehendes Schrumpfen des Tumors bewirken können. Aber bisher wurde nur sehr wenig entdeckt, das jede Art von Krebs dauerhaft beseitigen kann.

In der Zeitschrift *Fortune* erschien am 22. März 2004 eine Titelgeschichte mit der entmutigenden Überschrift „Warum wir den Kampf gegen den Krebs verlieren". Ihr Autor Cliff Leaf, der Chefredakteur der Zeitschrift, hatte als Jugendlicher eine Lymphogranulomatose (Morbus Hodgkin) überlebt. Er war außerordentlich glücklich darüber, hatte aber dennoch den Mut zu fragen: „Warum haben wir im Kampf gegen den Krebs so wenig Fortschritte gemacht?" Sein Artikel deckt auf, wie schlecht die Dinge in der Welt der Krebsbehandlung heute laufen:

- In den nächsten 14 Monaten werden mehr Amerikaner an Krebs sterben als in allen Kriegen zusammen, die die Vereinigten Staaten je führten.
- Selbst unter Berücksichtigung der altersbedingt auftretenden Fälle hat sich der Anteil der Amerikaner, die an Krebs sterben, seit Beginn des Kampfes gegen die Krankheit nicht verringert.
- Die viel gepriesene Verbesserung der Überlebensrate bei Krebs ist größtenteils ein Märchen. „Gewonnene Überlebenszeit wird bei den häufigeren Formen von Krebs in zusätzlichen Monaten, nicht Jahren, gemessen", schrieb Leaf.

- Die Verbesserung der Überlebenszeit von Krebspatienten kann größtenteils der frühen Entdeckung, nicht der Behandlung zugeschrieben werden. Die Patienten sterben jetzt oft im selben Entwicklungsstadium ihrer Krebskrankheit, aber da sie viel früher wussten, dass sie Krebs haben, wirkt es so, als hätten sie mit der Krankheit länger „überlebt".
- Die wenigen dramatischen Durchbrüche (wie bei M. Hodgkin) traten hauptsächlich zu Beginn des Kampfes gegen den Krebs auf. In den letzten Jahrzehnten hat es wenig substanziellen Fortschritt gegeben, obwohl das Gegenteil behauptet wird.

Dieser mangelnde Fortschritt auf dem Gebiet der Krebsbehandlung wird größtenteils vor der Öffentlichkeit geheim gehalten. Ärzte sprechen nicht gern über ihre Misserfolge und die Pharmaindustrie jubelt immer nur das neueste Medikament hoch. Dadurch kann der falsche Eindruck entstehen, es habe Fortschritte gegeben. Doch zu erkennen, dass der Kampf gegen den Krebs bislang größtenteils enttäuschend verlief, heißt nicht, dass Sie die Hoffnung aufgeben müssen. Es kann Ihnen helfen, Ihre Aufmerksamkeit darauf zu richten, wo es einen festen Boden für Hoffnung gibt – auf die Vorsorge.

Wenn wir mit der Krebsvorsorge Ernst machen wollen, können wir von den älteren Menschen auf Okinawa viel lernen. Warum? Wenn es um Krebs geht, sind die medizinischen Daten dieser glücklichen Menschen geradezu erstaunlich. Obwohl sie ein so extrem hohes Alter erreichen, liegen ihre Krebsraten im Vergleich zu denen der Nordamerikaner um Klassen niedriger. *Die Wahrscheinlichkeit, an Krebs zu sterben, ist für einen alten Menschen auf Okinawa geringer als für jemanden in den Vereinigten Staaten: bei Brustkrebs um 85 Prozent, bei Prostatakrebs um 88 Prozent, bei Eierstockkrebs um 70 Prozent und bei Darmkrebs ebenfalls um 70 Prozent.*

Dies sind beeindruckende Zahlen. Und hinter ihnen steht die unerbittliche Realität, dass viele Menschen im Westen unnötig leiden und sterben.

Während Prostatakrebs die häufigste Krebsart bei Männern in

Nordamerika und Europa ist und Platz zwei bei den häufigsten Todesursachen von Männern in den modernen Industriestaaten einnimmt, ist er auf Okinawa extrem selten. Als Forscher der Abteilung für Urologie an der Universität von Ryukyus eine Studie über Prostatakrebs auf Okinawa durchführten, fanden sie so wenige Fälle, dass sie sich gar nicht erst die Mühe machten, sie zu veröffentlichen.[123] Die meisten Männer dort haben noch nicht einmal von dieser Krankheit gehört.

Wie sieht es mit Brustkrebs aus?

An Brustkrebs sterben in den Vereinigten Staaten jedes Jahr 46.000 Frauen, in Deutschland gibt es jährlich 57.000 Neuerkrankungen und 17.500 Todesfälle. Durchschnittlich wird das Leben jeder dieser Frauen um zwanzig Jahre verkürzt. Doch die Zahlen sagen nichts über den persönlichen Kummer und das Leid, die enormen finanziellen Belastungen, die Kinder, die ihre Mütter verlieren, und die zerbrochenen Familien aus, die eine Folge davon sind.

Fast jeder Erwachsene in den westlichen Industriestaaten kennt jemanden, der an Brustkrebs leidet oder ihn bekommen wird. Er ist so häufig, dass wahrscheinlich eine Ihrer Töchter oder Cousinen daran erkranken wird, wenn eine Ihrer Schwestern ihn nicht bekommen hat. Im Gegensatz dazu berichtet das Forscherteam von Okinawa:

> *Als Frau aus Okinawa haben Sie die Chance, dass niemand, den Sie kennen, Brustkrebs hat oder ihn je bekommen wird. Sie haben vielleicht davon gehört, aber nie jemanden gesehen – er ist so selten. ... Sie müssen schon 100.000 Frauen aus Okinawa in einem Raum versammeln, um sechs zu finden, die daran sterben werden.*[124]

Das ist ein überwältigendes Ergebnis für eine voll industrialisierte Gesellschaft. Wenn es solche niedrigen Brustkrebsraten irgendwo gibt, dann, könnte man sich vorstellen, an solch ursprünglichen Orten wie Hunza oder Vilcabamba, wo die Bewohner den krebserregenden Chemikalien, die sich heute in unserer Umwelt ausbreiten, nicht ausgesetzt sind. Oder vielleicht in einer Gesellschaft, in der Menschen nicht lang genug leben, um an Krebs zu erkranken.

Doch diese äußerst niedrige Rate unter den Älteren auf Okinawa kann nicht durch einen Mangel an Chemikalien oder Verschmutzung und auch nicht durch eine verkürzte Lebenszeit erklärt werden. Drei der Flüsse auf Okinawa gehören heute zu den fünf am stärksten verschmutzten Flüssen Japans.[125] Und die Lebenszeit der Frauen von Okinawa ist die längste, je für eine Nation oder Region vollständig dokumentierte in der Geschichte.

Und mit Osteoporose?

Eine weitere Heimsuchung, die viel Leid unter den älteren Menschen in den Vereinigten Staaten verursacht, insbesondere bei Frauen nach der Menopause, ist die Osteoporose. Sie ahnen schon, was jetzt kommt: Ja, die Menschen in Okinawa sind auch hier begünstigt. Sie haben viel stärkere Knochen und nicht halb so viele Hüftfrakturen wie die Nordamerikaner.[126]

Im Westen hat man Frauen nach den Wechseljahren oft erzählt, sie sollten sich zum Schutz der Knochen und des Herzens und zur Reduzierung der Wechseljahressymptome einer Östrogenersatz-Therapie unterziehen. Man erzählt ihnen, dass ihr Risiko, am Herzen und an Osteoporose zu erkranken, sprunghaft ansteige, wenn sie keine Östrogene einnähmen. Jahrelang war *Premarin** das am meisten verkaufte Pharmapräparat in den Vereinigten Staaten – obwohl wir heute wissen, dass es die beklagenswerte Nebenwirkung hatte, die Brustkrebsrate zu erhöhen.

Auf Okinawa suchen die alternden Frauen keine Hilfe bei der Pharmaindustrie. Für sie ist das Alter typischerweise eine Zeit der Vitalität, des Friedens und der Chancen. Während sich Millionen von Frauen

---

* Bei uns unter dem Namen Presomen im Handel. Anm. d. Übers.

im Westen einer Östrogenersatz-Therapie unterzogen, kam das bei den älteren Frauen von Okinawa praktisch nie vor.

Einer der Gründe dafür ist, dass man nicht zu ersetzen braucht, was man nicht verloren hat. Laut der Hundertjährigen-Studie von Okinawa hat die durchschnittliche hundertjährige Frau dort etwa denselben Östrogenspiegel wie die durchschnittliche Frau mit dreißig Jahren oder darunter in den Vereinigten Staaten.[127] Das ist ein bemerkenswerter Befund, da der weibliche Östrogenspiegel mit zunehmendem Alter natürlicherweise absinkt und ein sehr niedriger Wert oft ein Kennzeichen fortgeschrittenen Alters ist. Und das trägt zur Erklärung bei, warum Frauen auf Okinawa in und nach der Menopause – ohne Medikamente – weitaus weniger Hitzewallungen, nicht halb so viele Hüftfrakturen und 80 Prozent weniger Herzkrankheiten haben als Frauen in den Vereinigten Staaten.

Zum Thema „Testosteron"

Dem Östrogenrückgang bei Frauen nach den Wechseljahren widmete die Presse viel Aufmerksamkeit, doch auch bei Männern gibt es ein entsprechendes Problem. In den Vereinigten Staaten und anderen modernen westlichen Ländern ist der Testosteronspiegel bei den meisten Männern in den Dreißigern am höchsten und fällt danach mit um 1 bis 2 Prozent pro Jahr ab. Man erkennt zunehmend, dass dies bei älteren Männern vor allem in schweren Fällen ernsten gesundheitliche Auswirkungen haben kann.[128] Zu den klassischen Zeichen eines Testosteronmangels gehören schütter werdendes Haar, Abnahme der Libido, Zunahme des Körperfetts, Schwinden der Muskelmasse, Probleme mit der Merkfähigkeit, Abnahme der Vitalität und vermehrtes Auftreten von Depressionen.

Die Studie über das Altern von Männern in Massachusetts ist eine von vielen, die bestätigen, dass ein guter Gesundheitszustand bei älteren Männern mit einem höheren Testosteronspiegel korreliert. Diese und andere Studien haben gezeigt, dass ein höherer Spiegel des bioverfügbaren Testosterons mit einer höheren Knochendichte, einem geringeren Risiko von Hüftfrakturen, zunehmender Muskelkraft und einer besseren Herzgesundheit einhergeht.

Männer, deren höherer Testosteronspiegel mit zunehmendem Alter erhalten bleibt, haben deutlich weniger Herzkrankheiten und zeigen weniger Symptome von Senilität im Vergleich zu Männern mit einem niedrigen Spiegel.[129] Auch eine verbesserte Erektionsfähigkeit korreliert mit einem höheren Testosteronspiegel. Es überrascht nicht, dass eine ständig wachsende Anzahl älterer Männer im Westen mit Testosteronprodukten experimentiert und auf die Vorteile hofft, die in jüngeren Jahren durch die höheren Spiegel bestanden. Auf Okinawa ist das jedoch nicht nötig.

Die Hundertjährigen-Studie in Okinawa ergab, dass ältere Männer dort einen Testosteronspiegel aufweisen, der fast mit dem von dreißigjährigen und jüngeren amerikanischen Männern identisch ist.[130] Deshalb die folgende Geschichte:

Ein sehr alter Herr auf Okinawa saß in einem ziemlich vollen Bus, die Menschen standen bereits im Gang. Der alte Herr bemerkte eine hübsche junge Frau vor sich. Galant bot er ihr seinen Platz an. „Ich weiß, ich bin ein alter Mann, aber es würde mich freuen, wenn Sie meinen Platz einnähmen."

„Danke", sagte sie mit einem Lächeln, „aber es macht mir nichts aus zu stehen."

Der Bus setzte seinen holprigen Weg fort, bis er unvermittelt hielt und die Stehenden herumwarf. Die junge Frau landete auf dem alten Herrn. Als sie sich auseinandersortiert hatten, wiederholte der Mann sein Angebot. „Es ist nicht gut, wie Sie herumgeschleudert werden. Wenn Sie schon nicht meinen Platz haben wollen, dann setzen Sie sich doch auf meinen Schoß, da ist es auch nicht so eng."

Sie lächelte und ließ sich auf seinen Schoß nieder. Rumpelnd setzte der Bus seinen Weg fort.

Nach etwa einer Minute tippte der alte Herr aus Okinawa der jungen Dame auf die Schulter. „Junge Frau", sagte er, „ich glaube, Sie sollten lieber wieder aufstehen, denn ich bin doch noch nicht so alt wie ich dachte."

Wie machen sie das?

Wodurch wären die vielen wunderbaren Vorteile zu erklären, die die alten Menschen auf Okinawa genießen? Wie in Abchasien, Vilcabamba und Hunza herrscht auch in der Kultur von Okinawa ein enormer Respekt vor den Älteren und in allen Lebensphasen ein tiefes Gespür für den gegenseitigen Austausch und die gegenseitige Fürsorge. Und wie es auch in den anderen Gesellschaften der Fall ist, sind die Menschen auf Okinawa bei den täglichen Aktivitäten immer viel in Bewegung. Ein Unterschied ist jedoch, dass sie nicht auf großer Höhe in dünner, reiner Luft leben und viel bergauf und bergab gehen müssen, sondern meist (fast) auf Meereshöhe leben.

Fragt man die Menschen aus Okinawa selbst nach dem Schlüssel zu ihrer legendären Gesundheit und Langlebigkeit, verweisen sie sehr oft auf ihre einfachen, nahrhaften und vollwertigen Lebensmittel.

Wir im Westen betrachten Essen häufig als Unterhaltung, Ablenkung und Kompensation für emotionale und sinnliche Entbehrungen in anderen Bereichen unseres Lebens. Doch auf Okinawa denken die Menschen völlig anders über das Essen. Viele ihrer traditionellen Sprichwörter darüber klingen wie Sätze, die man an der Wand eines westlichen Naturkostladens finden könnte. Eines dieser Sprichwörter lautet übersetzt: „Essen sollte das Leben nähren – das ist die beste Medizin." Und ein anderes heißt: „Wer vollwertig isst, ist stark und gesund."

Was sagt die moderne Wissenschaft dazu? Nach den Forschern, die die Hundertjährigen-Studie von Okinawa durchführten, spielte die Ernährung der älteren Menschen für ihre Gesundheit in der Tat eine bedeutende Rolle. Dank der akribischen Arbeit dieser Forscher haben wir ein außerordentlich detailliertes Bild von dem, was die alten Menschen aßen. Und wir können feststellen, dass die Ernährungsweise der außergewöhnlich gesunden und langlebigen Völker der Erde sehr viele Gemeinsamkeiten aufweist:

- Sie ist bei allen (nach westlichem Maßstab) insgesamt sehr kalorienarm.

- Sie ist bei allen reich an guten Kohlenhydraten und umfasst viel Vollkorngetreide, Gemüse und Obst.
- Sie ist bei allen eine „Vollwert"-Ernährung mit wenig (wenn überhaupt) verarbeiteten oder raffinierten Nahrungsmitteln, Zucker, Maissirup, Konservierungsstoffen, künstlichen Aromen oder anderen chemischen Zusätzen.
- Sie beruht bei allen auf frischen Nahrungsmitteln: In erster Linie wird gegessen, was Saison hat und in der Region wächst, man setzt nicht auf Dosennahrung oder Esswaren, die über weite Entfernungen transportiert wurde.
- Sie ist bei allen fettarm (wenn auch nicht in extremem Maße), und Fette aus natürlichen Quellen, darunter Samen, Nüsse und in manchen Fällen Fisch, werden gegenüber von Öl in Flaschen, Margarine oder gesättigtem tierischem Fett bevorzugt.
- Alle nehmen hauptsächlich pflanzliches Eiweiß zu sich, unter anderem aus Bohnen, Erbsen, Vollkorngetreide, Samen und Nüssen.

Weniger essen – länger leben

Einer der aufschlussreichsten aller Unterschiede zwischen den traditionellen Ernährungsweisen in Abchasien, Vilcabamba, Hunza und Okinawa und der des modernen Westens ist, dass sie alle insgesamt viel kalorienärmer sind. Trotz der sehr aktiven Lebensweise nimmt der durchschnittliche Mann in diesen Regionen täglich nur etwa 1900 Kalorien auf. In den Vereinigten Staaten dagegen mit einer in viel stärkerem Maße sitzenden Lebensweise kommt der durchschnittliche Mann auf täglich 2650 Kalorien.

Und bei vielen Amerikanern sind es noch weitaus mehr. In seiner Dokumentation *Super Size Me* nahm der Filmemacher Morgan Spurlock einen Monat lang alle seine Mahlzeiten bei der bekannten Fast-Food-Kette McDonald's ein und kam damit leicht auf mehr als 5000 Kalorien täglich. Doch daran allein liegt es noch nicht. Eine einzige Portion Pommes frites und ein besonders üppig belegter Burger (Thickburger) bei Hardee's, einer anderen Restaurantkette, kommen zusammen auf über 2000 Kalorien. An der Nachtisch-Front sieht es auch nicht besser aus: Ein einziges Stück Möhrenkuchen von Cheesecake Factory hat mehr als 1560 Kalorien. Und Amerikaner essen für gewöhnlich riesige Portionen Nachtisch *nach* fetten, kalorienreichen Mahlzeiten.

Die Menschen der langlebigsten Kulturen selbst meinen nicht, dass sie sich „kalorienarm" ernähren. Aus ihrer Sicht ist *unsere* Nahrung *kalorienreich*. Und es ist etwas dran, wenn sie unsere durchschnittliche Kalorienaufnahme übertrieben finden, nicht ihre beschränkt. Während wir eifrig fetthaltige Burger, Zucker, Weißmehl und andere kalorienreiche, nährstoffarme Nahrungsmittel zu uns nehmen, erreichen diese Gesellschaften eine außerordentliche Gesundheit und Langlebigkeit mit einer Ernährungsweise, die bei geringerer Gesamtkalorienzahl wesentlich mehr wichtige Nährstoffe enthält als die amerikanische Kost.

Die Menschen auf Okinawa essen fast niemals zu viel, denn sie möchten am Ende jeder Mahlzeit gern noch etwas Platz im Magen lassen. Sie mögen das Gefühl nicht, „vollgestopft" zu sein. Das ist wegen einer interessanten Eigenart in der Physiologie des Menschen sogar ziemlich sinnvoll. Sicher haben Sie schon bemerkt, dass Sie sich manchmal etwa 20 Minuten nach dem Essen satter fühlen als während des Essens. Das kommt daher, dass die Dehnungsrezeptoren im Magen etwa 20 Minuten brauchen, um dem Gehirn über das Hormon Cholezystokinin zu signalisieren, wie satt Sie wirklich sind. Wenn Sie essen, bis Sie selbst feststellen, dass Sie hundertprozentig satt sind, nehmen Sie mit jeder Mahlzeit in Wirklichkeit etwa 20 Prozent zu viel zu sich. Und wenn Sie das regelmäßig tun, dehnt sich Ihr Magen jedes Mal ein bisschen, um das zusätzliche Essen unterzubringen. Sie müssen dann das nächste Mal noch mehr essen, um dasselbe Sättigungsgefühl zu bekommen.[131]

Auch aus diesem Grund ist es zufriedenstellender und gesünder, langsam zu essen. Wenn Sie nicht hasten, hat Ihr Magen Zeit, dem Hungerzentrum im Gehirn zu signalisieren, dass Nahrung angekommen ist, und Sie empfinden mehr Genuss und Zufriedenheit.

Die älteren Menschen auf Okinawa sagen, sie hörten auf zu essen, wenn sie zu 80 Prozent satt sind. Sie sagen, sie „essen weniger, um länger zu leben". Für sie ist das einfach gesunder Menschenverstand, es gehört zu ihrer Tradition. Doch alles, was wir aus der neuesten medizinischen Forschung über erfolgreiches Altern lernen, bestätigt die Weisheit ihrer Grundsätze.

Als Dr. Richard Weindruch und Dr. Rajinder Sohal, die weltweit führend bei Studien über eine kalorienarme Ernährungsweise sind, 1997 in *The New England Journal of Medicine* über die Menschen auf Okinawa schrieben, wiesen sie auf die (nach amerikanischem Maßstab) geringe Kalorienaufnahme der älteren Menschen dort hin und betrachteten sie als Schlüssel zu ihrer hervorragenden Gesundheit und Lebenserwartung.[132] Ganz ähnlich schreibt Professor Yasuo Kagawa von der medizinischen Fakultät von Jichi, der die Menschen von Okinawa studierte, deren Langlebigkeit und Gesundheit in erster Linie der relativ geringen Gesamtkalorienaufnahme zu.[133]

Die Denkweise dieser Forscher ist wohlbegründet. Eine der bemerkenswertesten Erkenntnisse der modernen wissenschaftlichen Forschung ist die, dass sich keine Intervention – einschließlich der, mit dem Rauchen aufzuhören – für die Erhöhung der Lebenserwartung als so wichtig erwies wie die Einschränkung der Kalorienaufnahme bei gleichzeitiger Maximierung des Nährstoffanteils der Nahrung.

Viele Forscher waren an der Entwicklung dieser Auffassung beteiligt, doch nur wenige in höherem Maße als Dr. Roy Walford, der international lang als einer der führenden Experten auf dem Gebiet der Gerontologie galt. Seine Forschungsarbeit an der Universität von Kalifornien in Los Angeles (UCLA) wurde mehr als 35 Jahre lang von den Nationalen Instituten für Gesundheit finanziert. Er veröffentlichte über 350 Artikel über Altern und Gesundheit in medizinischen Fachzeitschriften. Er schreibt:

Mit an Sicherheit grenzender Wahrscheinlichkeit können wir die maximale Lebensdauer des Menschen durch eine kalorienreduzierte, optimale Ernährungsweise erhöhen. ... Es gibt jetzt mehr als genug stich-

haltige Nachweise – nicht etwa Anerkennungsschreiben oder klinische Anekdoten, nicht auf überzeugenden Argumenten beruhende und nicht einmal Korrelationsnachweise, obwohl es dies alles auch zur Genüge gibt, sondern belastbare, gut kontrollierte und zweifelsfrei bestätigte experimentelle Beweise – für die positiven Wirkungen einer kalorienarmen Ernährung bei gleichzeitiger optimaler Nährstoffversorgung. So wird die durchschnittliche und die maximale Lebenszeit erhöht, der Beginn der meisten „Alterskrankheiten" verzögert und ihre Häufigkeit verringert, die Biomarker werden auf einem Niveau gehalten, das unter dem des chronologischen Alters liegt, die sexuelle Potenz, die allgemeine Vitalität und Fähigkeit, Sport zu treiben, bleiben bis ins hohe Alter erhalten, der Abbau des Gehirns verzögert sich.[134]

Natürlich ist die Lebenserwartung in vielen Entwicklungsländern mit insgesamt niedriger Kalorienaufnahme betrüblich kurz. Doch diese unterernährten Völker sind auch fehlernährt. Sie ernähren sich nicht nur kalorienarm, es mangelt ihnen auch an vielen Vitaminen, Mineralien, Proteinen und anderen wichtigen Nährstoffen.

Ebenso wenig ist die *Anorexia nervosa* von medizinischem Nutzen, eine psychische Störung, bei Menschen (meist jungen Frauen), die auf das Abnehmen fixiert sind und daher zwanghaft wenig oder gar nichts essen. Sie hungern sich buchstäblich herunter, manchmal bis zum Tode, wie zum Beispiel die bekannte Sängerin Karen Carpenter Ende 1982.

Es geht nicht darum, dass jede kalorienarme Ernährung hilfreich ist. Es geht darum, dass eine kalorienarme Ernährung, die gleichzeitig eine optimale Nährstoffversorgung gewährleistet, für die Gesundheit und ein langes Leben von Vorteil ist. Keinen Vorteil bietet es – und darin liegt eine echte Gefahr –, die Kalorienaufnahme so massiv zu reduzieren, dass sie unterhalb dessen liegt, was der Körper unbedingt braucht. Das gilt vor allem für Kinder und schwangere Frauen, deren Kalorienbedarf besonders hoch ist. Doch der Nachweis ist überwältigend deutlich, dass die beste Ernährung für den Menschen in jeder

Lebensphase diejenige ist, bei der er mit jeder Kalorie eine geballte Menge Nährstoffe zu sich nimmt.

Vor 2006 wurden die meisten Studien zur Kalorienreduktion an Ratten und anderen Kleintieren durchgeführt. Werden die Tiere spartanisch, aber mit Futter von optimalem Nährwert versorgt, haben sie in der Regel eine um mindestens 30 Prozent längere Lebenszeit als üppig gefütterte Tiere aus demselben Wurf und viel seltener Herzkrankheiten und Krebs. Doch solche Studien waren an Menschen unmöglich. Im Jahre 2006 veröffentlichten Forscher jedoch eine bemerkenswerte Studie im *Journal of the American College of Cardiology*.[135] Sie wurde an 25 Mitgliedern der Gesellschaft für eine kalorienreduzierte Ernährung (Calorie Restriction Society) durchgeführt, einer Gruppe von Menschen, die sich nach den Vorstellungen Dr. Walfords nährstoffreich, aber kalorienarm ernähren. Die Studie ergab, dass Menschen, die sich in diesem Sinne gesund und ausgewogen ernähren, außergewöhnlich herzgesund sind und jugendliche Frische viele Jahre über die Zeit hinaus zeigen, in der man Anzeichen des Alterns erwarten würde.

Diese 25 Teilnehmer nahmen über einen Zeitraum zwischen drei und fünfzehn Jahren freiwillig eine von den Nährstoffen her ausgewogene Kost zu sich, die mindestens 100 Prozent der empfohlenen Tagesmenge jedes Nährstoffs, aber durchschnittlich nur 1671 Kalorien täglich enthielt. (Menschen, die sich typisch westlich ernähren, nehmen zwischen 2000 und 3000 Kalorien täglich auf.)

Dr. Luigi Fontana von der Washington-Universität in St. Louis, der Projektleiter der Studie, sagte, die Herzen der Mitglieder der Calorie Restriction Society schienen fünfzehn Jahre jünger zu sein als erwartet. Sie hätten einen erheblich niedrigeren Blutdruck, weniger Entzündungen und weniger Myokardialfibrosen.* Ihre Herzen konnten sich zwischen den einzelnen Schlägen ähnlich wie bei viel jüngeren Menschen entspannen. Sie hatten wesentlich niedrigere Entzündungsmarker wie C-reaktives Protein, Tumornekrosefaktor alpha und den transformierenden Wachstumsfaktor beta1. Und die Probanden der kalorienreduzierten Gruppe hatten im Vergleich zur Kontrollgruppe deutlich elastischere Herzkammern und eine bessere diastolische Funktion. „Die diastolische Funktion vermindert sich bei den meisten Menschen im Laufe des Alterns", erklärte Fontana. „Aber in dieser Studie fanden wir, dass sie bei den Teilnehmern mit kalorienreduzierter Ernährung derjenigen von Menschen glich, die etwa um fünfzehn Jahre jünger waren."

Und Fontana wies noch auf etwas anderes hin. Die Probanden praktizierten zu Beginn der Studie erst seit durchschnittlich sechs Jahren eine kalorienreduzierte Ernährungsweise mit optimaler Nährstoffzufuhr, doch ihre Herzen schienen fünfzehn Jahre jünger zu sein. Das könnte bedeuten, dass die Ernährungsweise das Altern rückgängig macht.

Nach Dr. John O. Holloszy, einem Koautor der Studie, ist es „vollkommen klar, dass die Reduzierung der Kalorien eine starke Schutzwirkung gegen altersbedingte Krankheiten hat. Wir wissen zwar nicht, wie lang jeder Mensch im Endeffekt lebt, aber sie [die Probanden] haben sicher eine längere Lebenserwartung als der Durchschnitt, denn sie werden höchstwahrscheinlich nicht an einem Herzinfarkt, einem Schlaganfall oder Diabetes sterben. Und wenn [wie die Studie andeutet] ihre Herzen tatsächlich langsamer altern, ist es vorstellbar, dass sie sehr lang leben werden."[136]

Während dies die erste Studie war, die bei den sich über Jahre bewusst kalorienarm und nährstoffreich ernährenden Menschen medizinisch in die Tiefe ging, zeigten viele andere Studien, dass Ernährungsweisen, die eine optimale Nährstoffzufuhr bei geringer Kalorienaufnahme bieten, den Blutzuckerspiegel verbessern, für einen jünger aussehenden und schlankeren Körper sorgen und die geistige Frische erhöhen. Es stellte sich ebenfalls heraus, das eine nährstoffreiche Kost von exzellent hoher Qualität mit relativ wenig Kalorien den Grundtakt des Alterns beim Menschen verzögert, den Zeitraum des Jungseins und des mittleren Alters erheblich ausweitet, das Risiko von Krankheiten des hohen Alters, wie Herzerkrankungen, Diabetes

---

* Vermehrung des zwischenzelligen Bindegewebes im Herzmuskel infolge eines länger andauernden Sauerstoffmangels durch Mangeldurchblutung oder eine abgelaufene Myokarditis im Zwischenzellraum. Anm. d. Übers.

und Krebs, deutlich mindert und sogar die gesamte Krankheitsanfälligkeit in jedem Alter senkt.

Ich liebe Essen und bezweifle, dass ich mich je freiwillig so ernähre wie die Mitglieder der Gesellschaft für eine kalorienbeschränkte Ernährung. Aber ich finde es wichtig, dass dies einer der Schlüssel zu einem langen und gesunden Leben ist: verarbeitete Nahrungsmittel und leere Kalorien zu meiden und stattdessen kalorienarm und nährstoffreich zu essen. Ihre Empfänglichkeit für Krebs, Herzkrankheiten, Schlaganfälle, Diabetes, Autoimmunerkrankungen und viele andere Leiden beträgt nur einen winzigen Bruchteil des Risikos, das Sie sonst hätten. Und durch eine solche Ernährungsweise werden Sie laut Dr. Walford (der zu seinem 58. Geburtstag per Autostopp und Boot quer durch Mittelamerika tourte),

in jedem Alter besser sehen und hören, einen schärferen, wacheren Verstand haben, der Probleme lösen kann, sich zunehmend wohler fühlen, eine gesteigerte Sexualität und – als Mann – Fruchtbarkeit in fortgeschrittenerem Alter erleben.[137]

Roy Walfords Beschreibung dieser Art von Gesundheit, die normalerweise aus einer kalorienarmen und nährstoffreichen Ernährungsweise folgt, klingt zu schön, um wahr zu sein, insbesondere wenn man ständig die Beispiele ungesund Alternder vor Augen hat, von denen es in der modernen westlichen Welt nur so wimmelt. Doch er schwelgt nicht in Wunschdenken; er befasst sich mit scharfsichtiger und objektiver wissenschaftlicher Beobachtung und Analyse. Seine Beschreibung bildet exakt das gesunde Altern der Menschen in Okinawa, Abchasien, Vilcabamba und Hunza ab, alles Völker, deren Ernährungsweise in der Tat (nach westlichen Standards) insgesamt sehr kalorienarm, doch nährstoffreich ist. Die hervorragende Gesundheit, die Walford für diejenigen voraussagt, die sich auf eine solche Ernährungsweise einlassen, ist kein Hirngespinst. Sie hat sich bei den gesündesten und langlebigsten Völkern der Erde nachhaltig als Realität erwiesen.

Teil 2

Unsere Nahrung bestimmt unser Leben

5
Gut essen, lang leben

*Man kann nicht einfach nur die genetischen Karten ausspielen,
die man erhält. Wir haben die Kraft, unser eigenes Leben zu
formen. Die Realität ist ein viel optimistischeres Szenario, als
dass es nur darum ginge, sich die richtigen Eltern auszusuchen.*
Dr. John Rowe[*]

Die Frage der optimalen Ernährung des Menschen ist in den letzten Jahren endlos diskutiert worden. Bücher, die alle erdenklichen Methoden anpreisen, verkauften sich millionenfach. Manche Autoren, darunter Dr. Dean Ornish, meinen, der richtige Weg seien wenig Fett und viele Kohlenhydrate; andere, wie Dr. Robert Atkins, raten zu viel Fett und Eiweiß und sehr wenig Kohlenhydraten. Befürworter dieser und anderer Methoden können und werden sich zweifellos noch in den nächsten Jahren streiten. Aber was, so frage ich, können wir von unseren alten Menschen lernen? Was können wir von solchen Kulturen lernen, deren Menschen tatsächlich unglaublich lang und gesund leben?

Laut den Autoren der Hundertjährigen-Studie von Okinawa essen die dortigen älteren Menschen, deren Gesundheits- und Langlebigkeitsstatistiken die fantastischsten sind, die je vollkommen dokumentiert wurden, durchschnittlich sieben Portionen Gemüse, sieben Portionen Vollgetreide sowie zwei Portionen Sojaprodukte täglich.

---

[*] Professor für Geriatrie an der medizinischen Fakultät der Universität von Harvard und Vorsitzender des Netzwerks Forschung erfolgreiches Altern der MacArthur-Stiftung (Mac Arthur Foundation Research Network on Successful Aging)

> **DIE ERNÄHRUNG DER AMERIKANER IM VERGLEICH ZUR ERNÄHRUNG DER ÄLTEREN MENSCHEN IN OKINAWA**[138]
>
> | | Amerikaner | Ältere Menschen in Okinawa |
> |---|---|---|
> | Fleisch/Geflügel/Eier | 29 % | 3 % |
> | Milchprodukte | 23 % | 2 % |
> | Obst | 20 % | 6 % |
> | Gemüse | 16 % | 34 % |
> | Getreide | 11 % | 32 % |
> | Sojaprodukte | 0,5 % | 12 % |
> | Fisch | 0,5 % | 11 % |
>
> Bei den Prozentangaben handelt es sich um Gewichtsprozente. Zum besseren Vergleich vernachlässigen wir für den Augenblick die enormen Mengen an Zucker, Maissirup und zusätzlichen Fetten, die die Amerikaner zu sich nehmen und die von den älteren Menschen auf Okinawa fast vollständig gemieden werden.

Zwei- oder dreimal pro Woche essen sie Fisch. Milchprodukte und Fleisch essen sie so gut wie gar nicht. Und sie nehmen sehr wenig Zucker und zusätzliche Fette zu sich.[139]

In der obigen Tabelle werden Ihnen bestimmte Dinge sofort auffallen. Sie werden feststellen, dass die älteren Menschen auf Okinawa sehr viel weniger Fleisch, Geflügel, Eier, Milchprodukte und Obst essen als die Amerikaner. Und dass sie weit mehr Gemüse, Getreide, Sojaprodukte und Fisch zu sich nehmen. (Die Älteren dort haben vermutlich den höchsten Sojaverbrauch auf der ganzen Welt.)

Es gibt jedoch einige Dinge, die in der Tabelle nicht dargestellt werden, die aber ebenfalls sehr wichtig sind. Zum einen essen die Älteren auf Okinawa keine Margarine oder andere gehärtete Öle oder Nahrungsmittel, die trans-Fettsäuren enthalten. Und obwohl aus der Tabelle hervorgeht, dass dort mehr Getreide gegessen wird, gibt es zwischen den verschiedenen Getreidearten wesentliche Unterschiede.

Auf Okinawa wird vorwiegend unraffiniertes Vollgetreide verzehrt. Im Westen jedoch haben die meisten von uns einen anderen Weg eingeschlagen.

Je heller das Brot, desto schneller der Tod

Weißmehl ist das, was übrig bleibt, wenn man die faserreiche Kleie und die nährstoffreiche Keimschicht des Weizens entfernt und nur die nährstoffarme Stärke übrig lässt. Weizen ist das Hauptgetreide in der modernen westlichen Welt und wird meist in Form von Weißmehl verzehrt – *in den USA sind das heute 98 Prozent.*

Ursprünglich hat man Getreide raffiniert und zu Weißmehl verarbeitet, um die Haltbarkeit zu verlängern. Das hatte Vorteile für den Handel, aber sehr schmerzliche Folgen für die menschliche Gesundheit. Die folgende Tabelle zeigt den Prozentsatz an Nährstoffverlusten durch die Raffinierung von Vollkornmehl zu Weißmehl:

Protein:	25 % Verlust	Zink:	76 % Verlust
Faserstoffe:	95 % Verlust	Vitamin B_1:	73 % Verlust
Kalzium:	56 % Verlust	Vitamin B_2:	81 % Verlust
Kupfer:	62 % Verlust	Vitamin B_3:	80 % Verlust
Eisen:	84 % Verlust	Vitamin B_5:	56 % Verlust
Mangan:	82 % Verlust	Vitamin B_6:	87 % Verlust
Phosphor:	69 % Verlust	Folsäure:	59 % Verlust
Kalium:	74 % Verlust	Vitamin E:	95 % Verlust
Selen:	52 % Verlust		

Viele Menschen glauben, die „Anreicherung" von Weißmehl mit Vitaminen stelle den Nährwert wieder her. Aber das entbehrt jeder Grundlage. Von den 25 Nährstoffen, die beim Mahlvorgang zu Weißmehl aus dem Vollkornweizen entfernt werden, werden bei einer Anreicherung nur fünf chemisch ersetzt.

Wie wichtig das Vollkorngetreide bei der Krebsvorsorge ist, schildert ein 2001 im *Journal of the American Dietetic Association* veröffentlichter Bericht anschaulich.[140] Für eine Meta-Analyse durchforsteten die Autoren die gesamte verfügbare wissenschaftliche Literatur zum Thema Vollkorngetreide und Krebsrisiko. Das Ergebnis: Von 45 Studien über Vollkorngetreide und Krebs ergaben 43, dass die Vollkornernährung einen deutlichen Schutz vor einigen Krebsarten bietet. In verschiedenen Studien wurde eine Schutzfunktion festgestellt, und zwar im Besonderen bei neun von zehn Studien über Darmkrebs und Polypen, in allen sieben über Magenkrebs, in allen sechs über Krebs in anderen Bereichen des Verdauungstrakts, in allen sieben über hormonbedingten Krebs (Brust, Prostata, Eierstöcke und Gebärmutter), in allen vier über Bauchspeicheldrüsenkrebs und in zehn von elf über andere Krebsarten.

Vollkorngetreide schützt ganz eindeutig vor Krebs. Aber das ist bei Weitem noch nicht alles. In einem Bericht des *American Journal of Public Health* über eine Studie aus Iowa zur Frauengesundheit fanden Forscher heraus, dass Frauen, die mindestens einmal täglich Vollkorngetreide(-produkte) aßen, „ein deutlich geringeres Risiko aufwiesen, an bestimmten Krankheiten zu sterben, unter anderem an Krebs, kardiovaskulären Erkrankungen und an anderen Ursachen", als diejenigen, die weniger davon aßen.[141] Und das nur durch den Verzehr von Vollkorngetreide einmal am Tag. Es ist bedauerlich, dass die Amerikaner nicht einmal das schaffen. Vollkorngetreide macht weniger als ein Prozent der täglichen Nahrung des durchschnittlichen Amerikaners aus.

Vollkorn- und raffinierte Getreide, die beide reich an Kohlenhydraten sind, wirken im Körper nicht auf die gleiche Weise. Wie Sie sich erinnern, enthält Vollgetreide alle Bestandteile des Korns, einschließlich der faserreichen Kleie und der nährstoffreichen Keimschicht. Bei raffinierten Getreiden wurden diese Nährstoffkomponenten während des Mahlvorgangs entfernt. Weißmehl, weißer Reis und andere raffinierte Getreideprodukte werden rasch ins Blut aufgenommen und verursachen starke Schwankungen des Blutzuckerspiegels. Die Fasern in Vollkornprodukten verlangsamen diese Schwankungen, senken den Cholesterinspiegel, halten den Verdauungstrakt gesund

und bieten viele weitere Vorteile. Zusätzlich liefert Vollkorn auch wichtige Nährstoffe, unter anderem B-Vitamine, Vitamin E und viele andere gesundheitsfördernde Substanzen.

Süße Zeiten

Die Ernährung, die es den langlebigsten Völkern der Welt ermöglicht, so gesund zu bleiben, enthält sehr viel Vollkorn und andere gesunde Kohlenhydrate. In dieser Hinsicht könnten Sie sich kaum stärker von der kohlenhydratarmen, der sogenannten Low-carb-Ernährung, unterscheiden, die Dr. Robert Atkins und ähnliche Autoren befürworten. Doch es gibt ein wirkliches Problem, das die Low-carb-Ernährung zu korrigieren versucht. Tatsächlich gehören zur westlichen Ernährungsweise viel zu viele raffinierte Kohlenhydrate. Die älteren Menschen auf Okinawa und andere, zu den gesündesten Völkern der Welt gehörende Menschen, essen solche Produkte, wenn überhaupt, sehr selten.

Wenn es um ungesunde Kohlenhydrate geht, dann schießen die Amerikaner wirklich den Vogel ab. Es ist unglaublich, wie es ihnen gelingt, jedes Jahr so viele verschiedene Donuts und andere Gebäcksorten zu verschlingen. Es sind zig Milliarden. Nahezu ein Drittel aller Kalorien der durchschnittlichen amerikanischen Ernährung stammt heute aus raffiniertem Zucker und Maissirup.

Nahrungsmittelhersteller versetzen ihre Produkte aus einem einfachen Grund mit solch riesigen Mengen an raffinierten Zuckern: Sie regen den Appetit an. Wer mehr Appetit hat, der isst mehr. Das ist gut fürs Geschäft, aber daran liegt es auch, dass der exzessive Zuckerkonsum eng mit Fettleibigkeit verbunden ist. Wer stark raffinierte und verarbeitete Nahrungsmittel isst, nimmt typischerweise 25 Prozent mehr Kalorien zu sich als jemand, der sich natürlicher ernährt.

Mir war bekannt, dass die Menge, die Kinder und Erwachsene heute in den westlichen Industrienationen konsumieren, praktisch unbegrenzt ist. Aber es war mir nicht klar, wie schlimm es geworden ist. Ein durchschnittlicher Amerikaner nimmt täglich schwindelerregende

53 Teelöffel Zucker zu sich. Das sind bei jedem Mann, jeder Frau und jedem Kind rund 2,3 Kilogramm alle 10 Tage.*

Dank der rund vier Milliarden Dollar an Regierungssubventionen für die Maisbauern in den Vereinigten Staaten ist der fruktosereiche Maissirup so billig, dass er nun in fast jedem verarbeiteten Nahrungsmittel zu finden ist, selbst in Suppen und Salatdressings, die sonst nicht gesüßt wurden. Einige Studien weisen darauf hin, dass Maissirup sogar schlimmer ist als Rohrzucker. Obwohl dieser Punkt noch geklärt werden muss, stehen einige Dinge außer Zweifel. Eine 340-Gramm-Dose Limonade enthält etwa 13 Teelöffel Zucker in Form fruktosereichen Maissirups. Der durchschnittliche Amerikaner trinkt etwa 208 Liter Limonade im Jahr.[142] 10 bis 15 Prozent aller Kalorien, die Amerikas Mädchen im Teenageralter zu sich nehmen, stammen aus Softdrinks.[143] Viele amerikanische Schulen haben heute mehr Softdrink-Automaten als Trinkwasserspender.

Was ist so schlecht am Zucker und Maissirup? Eine ganze Menge, wenn man zu viel davon zu sich nimmt. Der übermäßige Zuckerkonsum ist nicht nur mit Fettleibigkeit verbunden, sondern auch mit Nierensteinen, Osteoporose, Herzkrankheiten und Zahnlöchern. Zucker und Maissirup machen auch süchtig – je mehr man isst, desto mehr möchte man haben. Und je mehr Zucker und andere leeren Kalorien man isst, desto mehr andere Kalorien muss man zu sich nehmen, um den minimalen Tagesbedarf an Vitaminen und anderen Nährstoffen zu decken.

Das Ergebnis ist nicht schön. Wir haben eine Menge überfütterter und übergewichtiger Menschen, die immer hungrig und sogar unterernährt sind. Trotz der übermäßig vielen Kalorien, die sie aufnehmen, erhalten ihre Zellen nicht die Nährstoffe, die sie benötigen.

Außerdem enthält Zucker (wie Weißmehl) wenig Faserstoffe. Man führt sich also, da solche Kohlenhydrate schnell ins Blut aufgenom-

---

* Laut Wikipedia (2012) liegt Deutschland mit seinem Zuckerverbrauch im europäischen Durchschnitt; er ist seit langer Zeit stabil und beträgt pro Kopf etwa 35 Kilogramm im Jahr. Das sind rund 100 Gramm am Tag. Anm. d. Übers.

werden, nicht nur eine Menge Kalorien zu, die nahezu keine Nährstoffe liefern, sondern es kommt auch noch zu einer plötzlichen Erhöhung des Blutzuckerspiegels und einer Ausschüttung von Insulin, die für die Gewichtszunahme verantwortlich sind.

Und dann geht es auch noch um die Zähne. Die natürlich im Mund vorkommenden Bakterien ernähren sich von Zucker. Innerhalb weniger Minuten nach einem stark zuckerhaltigen Essen produzieren die Bakterien in Ihrem Mund Abfallprodukte, die Ihre Zähne mit Säure umspülen, den Zahnschmelz angreifen und zu Löchern und Zahnverfall führen.

Wenn Sie also grundsätzlich Wert auf Fehlernährung, Fettleibigkeit und ein künstliches Gebiss legen, dann halten Sie sich an stark zuckerhaltige Nahrungsmittel und Maissirup.

Zwar bin ich kein großer Freund der Low-carb-Ernährung, aber durch die Reduzierung der aufgenommenen Menge an raffinierten Kohlehydraten bewirkt sie Gutes. Infolge der breiten Popularität dieser Ernährungsweise musste die größte Bäckereikette Amerikas, die Interstate Bakeries, im Jahre 2004 Insolvenz anmelden und Gläubigerschutz beantragen.[144] Ihre hauptsächlichen Produkte: Twinkies, kleine Kuchen mit Cremefüllung und Weißbrot.

Der Mann, der alles hatte

Manchmal erkennen wir nicht, wie wertvoll unsere Gesundheit ist, bis wir sie verloren haben. Dies wurde mir vor ein paar Jahren klar, als ich Marvin Davis, einen Nachbarn meiner Eltern, traf. Als ich zusammen mit meinem Vater einer Einladung von Marvin zum Abendessen nachkam, erwähnte mein Vater, dass Marvin einer der reichsten Männer der Welt sei. Später fand ich heraus, dass das Magazin *Forbes* sein Vermögen auf 5,8 Milliarden Dollar schätzte. Der Ölmagnat war bekannt dafür, dass er mit Sachwerten wie dem Twentieth-Century-Fox-Studio, dem Pebble-Beach-Golfplatz und dem Beverly-Hills-Hotel handelte.

Er lebte wie erwartet in einem luxuriösen Haus. Zu den ersten Dingen, die mir auffielen, gehörte, dass alle Türen, selbst die der

Badezimmer, doppelt breit waren. Ich fragte mich warum ... bis ich unseren Gastgeber kennenlernte. Der arme Mann – offenbar gesundheitlich, nicht finanziell arm – muss 180 Kilogramm gewogen haben. Er hatte einen solchen Umfang, dass er anscheinend nicht durch eine normale Tür passte, nicht einmal durch eine mit Übergröße. Die Absurdität seiner Situation gab mir zu denken. Der Mann war so reich, dass er sich praktisch alles kaufen konnte, was es auf der Welt für Geld gab, und doch so immens übergewichtig, dass er ohne Hilfe mehrerer Bediensteter nicht einmal sein Bad benutzen konnte.

Ich glaube nicht, dass ich meine Gefühle an diesem Abend richtig beschreiben kann, als ich Marvin mehrere Portionen Steak, Hummer und Kaviar essen sah. Als ich mit ihm sprach und ihn im Umgang mit anderen beobachtete, wirkte er zerstreut, belastet und unglücklich. Manche beneideten ihn wohl um seinen immensen finanziellen Reichtum, doch mir tat er leid. Ich erinnerte mich an etwas, das der Kinderbuchautor Maurice Sendac sagte: „Es muss mehr im Leben geben, als alles zu haben."

Der dramatische Gegensatz zu den Menschen von Abchasien, Vilcabamba, Hunza und Okinawa war schwer zu übersehen. Schlank, leichtgewichtig und glücklich laufen sie mit federnden Schritten und sprechen mit einem singenden Tonfall. Sie essen langsam, bedanken sich für das, was sie haben, überessen sich nie und sind bemerkenswert zufrieden. Sie lachen und scherzen viel und ihre Augen glitzern vor Freude und Frieden. Obwohl sie materiell wenig besitzen, horten sie selten mehr, als sie brauchen. Stattdessen teilen sie bereitwillig mit anderen, was sie haben. In ihren Kulturen wird der Mensch nicht geschätzt, weil er Reichtümer ansammelt. Für sie zählt die Liebe in den Herzen der Menschen und die Weisheit in ihrem Leben. Es spielt keine Rolle, was sie haben, sondern was sie von sich für andere einbringen. Nein, ich beneidete Marvin Davis nicht. Vielleicht war ich ihm gegenüber nicht fair, doch er schien für etwas zu stehen, was in der modernen Gesellschaft schrecklich schiefgegangen ist. Wenn wir uns etwas leisten können, kaufen wir es; wenn etwas gut schmeckt, essen wir es. Im Konsumieren sind wir ganz groß.

Darin steckt ein großes Problem. Wenn wir weiterhin die kurzfristige Belohnung suchen, ohne uns um die langfristigen Konsequenzen zu kümmern, können die Ergebnisse nur verheerend sein. Unersättlich, nicht nachhaltig.

Als Marvin Davis im Jahre 2004 starb, brachte die *Los Angeles Times* auf der ersten Seite einen ausführlichen Artikel über sein Leben. Mehrere Jahrzehnte lang war er der reichste Mann Südkaliforniens.[145] Man beschrieb seinen Handel mit Fußball-, Basketball- und Baseball-Teams und berichtete darüber, was er sonst noch mit seinen Milliarden machte. Vielleicht kam aus Respekt das Wort „Fettleibigkeit" nicht vor.

Der Leibesumfang einer Nation

Es gibt Menschen in allen Formen und Größen, und diese Vielfalt ist ein Teil unserer Schönheit. Doch die moderne Gesellschaft kann sehr grausam mit Menschen umgehen, die dem Schönheitsideal ihrer Kultur nicht entsprechen. Ich möchte ganz sicher nicht dazu beitragen, das Leid zu vergrößern, dem korpulentere Menschen in der modernen Gesellschaft ohnehin ausgesetzt sind. Niemand sollte je wegen seines Gewichts ausgegrenzt oder herabgesetzt werden.

Doch wir müssen beginnen, über die schwerwiegenden gesundheitlichen Folgen der Fettleibigkeit zu sprechen. Die Zahl der Amerikaner, die jedes Jahr vorzeitig aufgrund ihres Übergewichts sterben, nähert sich jetzt rasant der Zahl jener, deren zu früher Tod durch Rauchen verursacht wird.[146] Inzwischen entstehen durch Fettleibigkeit mehr chronische Krankheiten und Kosten im Gesundheitswesen als durch Rauchen.[147] Das Rand-Institut setzt Fettleibigkeit mit dem vorzeitigen Altern um zwanzig Jahre gleich.[148]

Als Forscher am Fred-Hutchinson-Zentrum für Krebsforschung (Fred Hutchinson Cancer Research Center) in Seattle eine Studie mit 73.000 Erwachsenen im Alter zwischen 50 und 76 Jahren durchführten, fanden sie heraus, dass Fettleibigkeit mit 41 verschiedenen gesundheitsschädigenden Bedingungen korrelierte.[149] Einige davon sind lebensbedrohend, wie zum Beispiel Herzversagen. Andere, etwa Bluthochdruck, erhöhen das Risiko von ernsteren Krankheiten. Wieder andere, unter anderem Schlaflosigkeit und chronische Müdigkeit, vermindern die Lebensqualität.

Fettleibigkeit ist eine ernste Krankheit und steht im Begriff, sich in der modernen Gesellschaft zu einer Epidemie auszuwachsen. Zurzeit steht die Fettabsaugung in den Vereinigten Staaten mit fast einer halben Million Eingriffen jährlich an der Spitze der Schönheitsoperationen. Mehr als die Hälfte der amerikanischen Ärzte ist selbst übergewichtig.[150]

Als ich vor ein paar Wochen einen Freund zu einem Arzttermin begleitete, fand ich es unzumutbar, dass die Empfangssekretärin mindestens 140 Kilogramm wog. Als wir jedoch ins Sprechzimmer kamen, merkte ich, dass sie im Vergleich zu ihrem Chef schlank war.

Im Jahre 2001 erklärte der Leiter des US-Gesundheitsdienstes Fettleibigkeit zur Epidemie: Der Prozentsatz der übergewichtigen amerikanischen Kinder habe sich in den letzten 25 Jahren verdreifacht. Im Jahre 2006 verkündete das *Journal of Pediatric Obesity* (Fachzeitschrift für Fettleibigkeit im Kindesalter), dass bis 2010 die Hälfte aller amerikanischen Kinder fettleibig sein werde. Nach James Hill, Direktor des Zentrums für Ernährung in der Zentrale für Gesundheitswissenschaften der Universität von Colorado (Director of the Center for Human Nutrition at the University of Colorado Health Science Center), „wird in wenigen Generationen jeder Amerikaner übergewichtig sein, wenn sich diese Tendenz fortsetzt".[151]

Bereits jetzt sind schon fast zwei Drittel aller Amerikaner übergewichtig oder fettleibig.[152] Und dieses Problem beschränkt sich nicht auf Amerika. Die Fettleibigkeit ist heute in jedem Land der Welt auf dem Vormarsch.[153]

Sie nimmt bei den Eskimos in Alaska, bei den Evenken (Rentier-Hirten in Sibirien) und bei den Walpiri (australischen Ureinwohnern) zu. Mehr als 25 Prozent der Kinder in Ägypten, Chile, Peru, Deutschland und Mexiko und fast 20 Prozent der Vierjährigen in Sambia und Marokko sind heute fettleibig.[154] In Mexiko trinkt eine durchschnittliche fünfköpfige Familie 23 Liter Cola in der Woche und 85 Prozent der Bevölkerung sind übergewichtig oder fettleibig.[155]

Dr. Stephan Roessner, der Präsident der Vereinigung für Fettleibigkeitsforschung (Association for the Study of Obesity), ist alarmiert. „Es gibt kein Land, in dem die Fettleibigkeit nicht zunimmt. Selbst in [Entwicklungs-]Ländern, von denen wir dachten, dass sie dagegen gefeit seien, schreitet sie rasch voran."[156]

In England hat sich der Anteil der fettleibigen Kinder in den letzten zwanzig Jahren verdreifacht. Im Jahre 2004 lenkte ein parlamentarischer Ausschuss in Großbritannien, der die epidemische Ausbreitung der Fettleibigkeit untersuchte, die Aufmerksamkeit auf den Tod eines dreijährigen Mädchens an Herzversagen infolge von Übergewicht. Eine im Bericht des Gesundheitsausschusses des Unterhauses zitierte Expertin sprach von Kindern, die wegen Erkrankungen der Atemwege aufgrund ihrer Fettleibigkeit zu Hause die Unterstützung von Beatmungsgeräten benötigten. Die Kinder „erstickten an ihrem eigenen Fett", sagte Dr. Sheila McKenzie.[157]

Sind Atkins und die Südküsten-Diät die Lösung?

Die Bücher von Dr. Robert Atkins wurden mehr als 20 Millionen Mal in über zwanzig Sprachen verkauft. Als die Popularität der Atkins-Diät in den ersten sechs Monaten des Jahres 2002 auf ihrem Höhepunkt war, kamen in den Vereinigten Staaten 1864 neue Low-carb-Produkte auf den Markt, unter anderem Low-carb-Nudeln und Low-carb-Gummibärchen.[158] Jede Sparte der Nahrungsmittelindustrie, von Heinz Ketchup bis Michelob Bier (Michelob Ultra Light Beer), sprang auf diesen Zug auf. Kraft brachte Low-carb-Kekse (Oreo) heraus. Die Firma Round Table Pizza stellte einen Low-carb-Pizzaboden vor, und selbst ein Vertreiber von Saatgut klassifizierte seine Gemüsesamen nach dem Gehalt an Kohlenhydraten, damit der Verbraucher für den Anbau von „Low-carb"-Nahrungsmitteln im eigenen Garten die richtigen auswählen kann. Im Jahre 2004 ergab eine Umfrage, dass die halbe Bevölkerung der USA entweder eine Low-carb-Diät machte, eine solche Diät gemacht hatte oder plante, in Zukunft eine zu machen.[159]

Bei ihren verzweifelten Versuchen abzunehmen sehen viele Menschen in den Low-carb-Diäten die Möglichkeit, das heiß ersehnte Ergebnis zu erzielen. Wenn sie dabei tatsächlich abnehmen, so liegt es hauptsächlich daran, dass sie aufgrund des reduzierten Konsums ungesunder raffinierter Kohlenhydrate weniger Kalorien aufnehmen. Kurzfristig können diese Diäten bei gleicher Kalorienzahl tatsächlich zu einem höheren Gewichtsverlust führen als die meisten kalorienarmen Ernährungsweisen. Ihre Befürworter nennen das den „metabolischen Vorteil" der Low-carb-Diät. Bei einer streng kohlenhydratreduzierten Ernährungsweise muss der Körper Energie verbrauchen (Kalorien verbrennen), um Kohlenhydrate für Gewebe zu bilden, die unbedingt auf Glukose angewiesen sind, wie das Gehirn und die roten Blutkörperchen. So werden ohne sportliche Betätigung zusätzliche Kalorien verbraucht.

Leider hält der Gewichtsverlust auf diese Art meist nicht lang an, der „metabolische Vorteil" ist nur von kurzer Dauer. Im Jahre 2004 veröffentlichte die britische medizinische Fachzeitschrift *The Lancet* eine Studie, nach der jeder Vorteil der Gewichtsabnahme durch die Atkins-Diät und andere Low-carb-Diäten innerhalb eines Jahres wieder vorüber ist.[160] Zudem treten als Nebenwirkungen solcher kohlenhydratreduzierten Diäten unter anderem Verstopfung, Kopfschmerzen, Mundgeruch, Durchfall, Muskelschwäche und Krämpfe auf.

Das ist bei stark kohlenhydratreduzierten Diäten durchaus üblich. Bei einer anderen Studie, die Atkins selbst finanzierte, litten 70 Prozent der Probanden einer sechsmonatigen Atkins-Diät unter Verstopfung, 64 Prozent hatten Mundgeruch, 54 Prozent Kopfschmerzen und 10 Prozent Haarausfall.[161]

Doch die Diätschlacht ging weiter. Im Jahre 2005 veröffentlichte *The Journal of the American Medical Association*, das Fachorgan der Amerikanischen Medizinischen Gesellschaft, die Ergebnisse einer Vergleichsstudie von vier bekannten Diätformen, unter anderem von Atkins und Ornish.[162] Forscher der Tufts-Universität wiesen 160 übergewichtige Teilnehmer nach dem Zufallsprinzip einer der vier Diätgruppen zu, drückten ihnen eine Gebrauchsanweisung in die Hand, luden sie zu vier Informationsveranstaltungen ein und notierten ihr Gewicht über das folgende Jahr. Nach einem Jahr hatten diejenigen mit der Ornish-Diät am meisten, diejenigen mit der Atkins-Diät am wenigsten abgenommen. Zudem sank beim Ornish-Programm das LDL-Cholesterin (das „schlechte") am meisten, beim Atkins-Programm am wenigsten. Die Teilnehmer der beiden anderen Diätrichtungen, Weight Watchers und The Zone, lagen beim Gewichtsverlust und der LDL-Absenkung zwischen Atkins und Ornish. Von den Teilnehmern, die die Studie bis zum Schluss durchhielten, verloren diejenigen mit der Ornish-Diät durchschnittlich 6,6 Kilogramm und reduzierten ihr Cholesterin um 21,5 Milligramm pro Deziliter – sie erzielten von allen getesteten Diäten die besten Ergebnisse.

Im Gegensatz zu den anderen getesteten Diäten wurde für die fettarme, auf pflanzlicher Basis beruhende Ornish-Diät der wissenschaftliche Nachweis erbracht, dass sie Arteriosklerose rückgängig macht, *Angina Pectoris*-Anfälle (Brustschmerzen) vermindert, zu einem dauerhaften Gewichtsverlust (über fünf Jahre und länger) führt und Herzprobleme wie Herzinfarkte dramatisch reduziert. Studien mit diesen vorteilhaften Ergebnissen erschienen in den renommiertesten Fachzeitschriften, deren Artikel von Experten begutachtet werden. Diese Studien ergaben, dass selbst Menschen mit fortgeschrittenen Herzkrankheiten um eine Bypass-Operation und eine Angioplastie (Erweiterung eines verengten Gefäßes mittels eines ins Gefäßsystem eingeführten Katheters) herumkommen, wenn sie sich an die Ornish-Diät und die von seinem Programm verlangten Veränderungen des Lebensstils halten. Dagegen gibt es bedeutende Forschungen, die auf die Gefahren der Low-carb-Methode hinweisen. Zum Beispiel veröffentlichte *Angiology*, eine Zeitschrift für Gefäßheilkunde, im Jahre 2000 eine Studie, in der sich eine Verschlechterung der Durchblutung des Herzens nach der Atkins-Diät zeigte.[163]

Die Low-carb-Diäten beruhen auf dem zentralen Grundsatz, dass Kohlenhydrate den Insulinspiegel anheben, sodass der Körper mehr

Fett speichert. Ein Kapitel in Atkins' Buch hat die Überschrift „Insulin – Das Dickmacher-Hormon".

2003 legten die Forscher, die die Vergleichsstudie zu den vier Diätarten (Atkins, Zone, Weight Watchers und Ornish) durchführten, ihre Erkenntnisse dem Fachkongress der Amerikanischen Herzgesellschaft vor. Die Ornish-Diät war die einzige, die zu einer deutlichen Insulinsenkung führte, obwohl es genau das ist, wofür auch Atkins und Zone konzipiert sind.

Warum sind Low-carb-Diäten gefährlich?

Als die erste Auflage des Buches von Atkins erschien, spendete die Medizinergemeinde nicht gerade Beifall. Der Vorsitzende der Fakultät für Ernährungswissenschaften der Universität Harvard warnte die Ärzte, die Empfehlung der Atkins-Diät „grenzten an einen Kunstfehler".[164] Der Präsident der Akademie für Ernährungswissenschaften (College of Nutrition) meinte: „Von all den abenteuerlichen Diäten der letzten fünfzig Jahre ist diese, egal wie lang sie eingehalten wird, die gefährlichste."[165]

Der Leiter der Gesundheitsbehörde des Bundesstaates Maryland wurde gefragt: „Was ist an der Atkins-Diät nicht in Ordnung?" Er antwortete:

Was ist nicht in Ordnung daran, ... eine Überdosis Schlafmittel zu nehmen? Sie bringen Ihren Körper in Gefahr. ... Auch wenn Sie mit diesen ernährungsphysiologisch ungesunden Diäten abnehmen können, riskieren Sie dabei Ihre Gesundheit und sogar Ihr Leben.[166]

Als die amerikanische Gesellschaft für Diätetik (American Dietetic Association) die Atkins-Diät vor Kurzem als „Albtraum-Diät" bezeichnete, versuchte Robert Atkins diese Kritik als „Geschwätz unter Ernährungswissenschaftlern" abzutun.[167] „Mein englischer Schäferhund", schnaubte er, „versteht mehr von Ernährung als die Ernährungswissenschaftler."[168]

Dumm für Atkins und seinen Schäferhund, dass jedoch fast jede renommierte, mit Gesundheit befasste wissenschaftliche Organisation auf der Welt ernsthaft vor seiner Diät warnte. Dazu gehören die Amerikanische Herzgesellschaft, die Nationale Akademie der Wissenschaften, die Amerikanische Krebsgesellschaft, das Amerikanische Institut für Krebsforschung, die Amerikanische Nierenstiftung, die Amerikanische Akademie für Sportmedizin und die Nationalen Institute für Gesundheit.

Im Jahre 2002 warnte die Amerikanische Herzgesellschaft in der führenden medizinischen Fachzeitschrift *Circulation* die Öffentlichkeit vor den Gefahren solcher Diäten. „Die Menschen riskieren herzkrank zu werden, wir machen uns wirklich Sorgen", sagte Dr. Robert H. Eckel, der Hauptautor des Beitrags und Vorsitzender des Ausschusses für Ernährungsfragen der Amerikanischen Herzgesellschaft. „Durch diese Diäten steigt das ... schlechte Cholesterin und das Risiko kardiovaskulärer Erkrankungen, insbesondere von Herzinfarkten, erhöht sich."[169]

Eckel, Medizinprofessor am Zentrum für Gesundheitswissenschaften an der Universität von Colorado, äußerte sich speziell zu den Diäten von Atkins, Zone, Protein Power, Sugar Busters und Stillman (alles spezielle amerikanische Diäten).

Eckel bemerkte, dass die vorübergehende Gewichtsabnahme gleichzeitig und ebenfalls vorübergehend auch das Gesamtcholesterin absenkte. „Was ich jedoch sehe, nachdem die Leute durch eine solche Diät abgenommen haben, ist, dass sich ihr Gewicht zwar für ein paar Wochen oder Monate stabilisiert, aber das Cholesterin, insbesondere das schlechte Cholesterin, oft ansteigt. ... Das LDL [das schlechte Cholesterin] steigt bei vielen Menschen an, wenn sie bei der Diät bleiben."[170]

Ich war öfter Gast in Dr. Atkins' Hörfunksendung und habe mich mehrmals mit ihm unterhalten. Ganz sicher will er Menschen zu einem gesünderen Leben verhelfen. Auch die Menschen, die gegenwärtig die eine oder andere Low-carb-Diät empfehlen, glauben an das, was sie tun. Doch diese Diäten sind völlig fehlgeleitet, da sie allein die Kohlenhydrate für die epidemische Fettleibigkeit der westlichen Welt verantwortlich machen. Sie haben die Menschen dazu gebracht, weniger raffinierte Kohlenhydrate wie Zucker und Weißmehl zu essen, das ist ein positiver Schritt. Doch dessen ungeachtet haben sie bei manchen ihrer Anhänger leider beträchtlichen Schaden angerichtet.

Im Jahre 2004 strengte Jody Gorran, ein 53-jähriger Mann aus Delray Beach in Florida, einen Prozess gegen die Erben von Dr. Robert Atkins und die Gesellschaft an, die seine Diät bewirbt. Als er die Atkins-Diät machte, stieg sein Cholesterin von 146, was ein guter Wert innerhalb der Norm war, rapide auf den für gefährlich erachteten Wert von 230. Vor seiner Diät zeigten medizinische Tests, dass seine Arterien frei waren, doch innerhalb von zwei Jahren Atkins-Diät hatte er drei *Angina Pectoris*-Anfälle. Die Ärzte fanden heraus, dass eine Hauptarterie zu 99 Prozent verstopft war. Er musste sich einer Angioplastie unterziehen und bekam einen Stent, damit sie offen blieb.

Im Jahre 2003 wurde die neueste Low-carb-Diät, die sogenannte South Beach Diät, weithin populär. Wie die Atkins-Diät beginnt auch diese mit einer zweiwöchigen „Initialphase" mit einer drastischen Reduktion der Kohlenhydrate. Im weiteren Verlauf unterscheidet sie sich von der Atkins-Diät dadurch, dass sie die Aufnahme gesättigter Fette, wie Butter und Wurst, nicht fördert und mehr Faserstoffe und Vollkorngetreide zulässt. Obwohl in den ersten beiden Wochen weder Obst noch Vollkornprodukte erlaubt sind, dürfen später kleine Mengen davon gegessen werden.

South Beach stellt gegenüber Atkins sicher eine Verbesserung dar, doch ich kann mich nur schwer für eine Ernährungsweise begeistern, die natürliche Nahrungsmittel wie Äpfel, Aprikosen, Beeren, Rüben, Karotten und Vollkornbrot ablehnt. Ich kann in der Vorschrift, zum Frühstück Schinken und Eier zu essen und danach Cholesterinsenker zu nehmen, keine gesunde Vorgehensweise erkennen. Doch genau das ist der Ansatz des Autors der South-Beach-Diät, des Kardiologen Arthur Agatston, und genau das empfiehlt er auch.[171]

Während seiner Zeit als US-Präsident beriet sich Bill Clinton im Weißen Haus mit Dr. Dean Ornish, der ihm riet, auf sehr fetthaltige tierische Produkte zu verzichten. Der Präsident hatte jedoch eine Vorliebe für Burger und entschied sich stattdessen für die South-Beach-Diät. Nachdem Clinton sich 2004 einer Notoperation hatte unterziehen müssen und vier Bypässe zur Entlastung der verstopften Arterien bekommen hatte, bedauerte er diese Steaks und Cheeseburger. Er hätte sich stattdessen besser an den Rat von Dr. Dean Ornish gehalten.

Das stimmt wohl. Die gesunden und langlebigen Menschen von Okinawa, Abchasien, Vilcabamba und Hunza ernähren sich praktisch nach Dr. Ornishs Empfehlungen, mit wenig Fett, Vollkornprodukten und auf pflanzlicher Basis mit ausschließlich natürlichen Nahrungsmitteln und reich an komplexen Kohlenhydraten. Und sie gehören zu den schlanksten Menschen der Welt.

Der Low-carb-Irrsinn beginnt abzuflauen

Der Low-carb-Irrsinn erreichte 2004 seinen Höhepunkt. In den darauffolgenden Jahren richteten sich immer weniger Menschen nach Diäten wie der von Atkins oder South Beach. Am 1. August 2005 meldete Atkins' Firma Atkins Nutritional Inc., die mit ihrer Werbung für eine Low-carb-Ernährung zu einem internationalen Diät-Wahnsinn geführt hatte, Insolvenz mit Gläubigerschutz an. Die Gesellschaft war bei 300 Millionen Dollar Schulden zahlungsunfähig.[172]

Zwar war das für sie und die Menschen, die von ihr abhingen, ein schlimmer Tag, aber eine gute Nachricht für die öffentliche Gesundheit. Die Menschen begannen zu begreifen, dass man gesunde Kohlenhydrate nicht meiden muss, wenn man abnehmen will. Richtet man sich nach dem Beispiel der am längsten lebenden Kulturen der Welt, heißt das nicht, dass man generell keine Kohlenhydrate mehr zu sich nimmt, sondern dass man völlig auf raffinierte Kohlenhydrate verzichtet und sich stattdessen an gesündere, nicht verarbeitete Kohlenhydrate wie Vollkorn, Gemüse und Obst zusammen mit Samen, Nüssen und Hülsenfrüchten als Grundbausteine der Ernährung hält.

Die Indizien bleiben gleich. Menschen, die sich von pflanzlicher Kost, vor allem von Vollkorn, Gemüse, Nüssen, Samen und Hülsenfrüchten ernähren, sind tendenziell erheblich schlanker als die, deren

Ernährung erhebliche Mengen tierischer Produkte enthält. Im Jahre 2004 ergab zum Beispiel eine aufwendige Vier-Nationen-Studie mit mehr als 4000 Männern und Frauen im Alter zwischen 40 und 59 Jahren, dass die schlanksten Menschen die gesündesten Kohlenhydrate zu sich nahmen. Die führende Autorin der Studie, Dr. Linda Van Horn, Professorin für Präventivmedizin an der Nordwest-Universität, stellte ihre Ergebnisse bei der 44. Jahrestagung der Amerikanischen Herzgesellschaft vor. „Ausnahmslos ist eine Ernährung mit hochkomplexen Kohlenhydraten ... mit einer geringen Körpermasse verbunden", sagte sie. „Wünschenswert sind komplexe, faserreiche Kohlenhydrate: Vollkorn, Obst und Gemüse."[173]

Was halten die medizinischen Forscher, die die Hundertjährigen-Studie auf Okinawa durchgeführt haben, von Low-carb-Diäten? Diese Forscher, die die Ernährungsweise und Gesundheit des am längsten lebenden Volkes der Welt gewissenhaft analysierten, schreiben:

Niemals zuvor gab es in der Geschichte der Ernährungsforschung klarere und nachhaltigere Beweise: Eine an [unraffinierten] Kohlenhydraten reiche, kalorienarme, auf pflanzlicher Kost beruhende Ernährungsweise ist die beste für eine langfristige Gesundheit. Darüber gibt es keine Zweifel mehr, trotz allem, was Sie in Büchern gelesen haben, die eine kohlenhydratarme, proteinreiche Ernährung empfehlen.[174]

Bescheidene Freuden

Der Lebensstil der älteren Menschen von Okinawa wirkt, wie der von Abchasien, Vilcabamba und Hunza, verglichen mit unserer modernen Welt spartanisch, wo wir so viel Zucker und andere schmackhafte, kalorienreiche, nährstoffarme Nahrungsmittel zu uns nehmen. Doch diese langlebigen Menschen verweigern sich dem Leben ganz bestimmt nicht. Sie sind sinnenfreudig und zeichnen sich dadurch aus, dass sie es sich gut gehen lassen. Diese lebensbejahenden Menschen genießen bescheidene Vergnügungen und Freuden. Selten essen sie Süßigkeiten, Chips, Eiscreme oder Hotdogs, aber sie schwelgen in ihrem Leben. Sie lächeln viel. Sie lachen laut. Sie singen und tanzen. Ganz ehrlich: Wenn ich mir unsere überarbeitete, unter Schlafmangel leidende moderne Fast-Food-Welt anschaue, dann glaube ich, dass wir an einem Mangel an Sinnlichkeit leiden. Sie sind die wahren Genießer.

Nehmen Sie zum Beispiel den Alkohol. Sicher wissen Sie, wie viel Schaden der exzessive Alkoholgenuss in der modernen Welt verursacht. Die Menschen in jeder der langlebigen Kulturen genießen alkoholische Getränke. Doch anstatt ihnen bis zum Exzess zu frönen, geben sie sich ihrem Genuss hin, trinken nur mäßig und kennen keinen Alkoholismus. Sie genießen das Leben in der Tat viel zu sehr, als dass sie sich ihm durch Betrinken entziehen möchten.

Im Genuss mäßiger Mengen Alkohol stimmen diese Kulturen vollkommen mit der modernen Forschung überein, die herausgefunden hat, dass moderate Mengen Rotwein wesentliche Vorteile, unter anderem für das Herz, bieten. (Es erübrigt sich zu erwähnen, dass diese Vorteile wegfallen, wenn Menschen exzessiv trinken.)

Und was ist mit unseren Genen?

Manche Menschen glauben, dass die Gesundheit durch die Essgewohnheiten, den Lebensstil oder die Art, ob und wie man sein Leben genießt, nicht wesentlich beeinflusst wird. Sie glauben, nur entsprechend vorteilhafte Gene garantierten ein langes und gesundes Leben. Stimmt das?

Dr. John W. Rowe, der Präsident der Medizinischen Fakultät von Mount Sinai und des Mount-Sinai-Krankenhauses in New York, ist einer der führenden Experten auf dem Gebiet der Auswirkung von Lebensstil und Genetik. Er hält das für falsch. Seit ihrer Gründung ist er der Vorsitzende des Forschungsnetzwerks ‚Erfolgreiches Altern' der MacArthur-Stiftung, die eine große Studie mit getrennt aufgewachsenen eineiigen und zweieiigen Zwillingen durchführte. Dr. Rowe erklärt:

> *Die Quintessenz ist sehr eindeutig: Mit seltenen Ausnahmen können die Gene höchstens für 30 Prozent des körperlichen Alterns verantwortlich gemacht werden ... und mit zunehmendem Alter wird die*

Genetik immer unwichtiger. ... Diese Erkenntnisse zerstören den Mythos, dass unsere Richtung im Alter vorbestimmt ist. Die MacArthur-Forschung liefert sehr starke Hinweise, dass wir unser eigenes Alter großenteils selbst verantworten.[175]

Es gibt natürlich manche Krankheiten (wie Hämophilie, zystische Fibrose, Ichthyose, Sichelzellenanämie, Hämochromatose, die Tay-Sachs-Krankheit und Huntington-Chorea), die in hohem Maße oder zur Gänze genetisch bedingt sind. Es ist wichtig, dass wir uns so viel Wissen wie möglich über den Einfluss der Gene auf die Gesundheit aneignen, und ich möchte ihn nicht schmälern. Doch wir wissen schon jetzt, dass selbst bei einer genetischen Veranlagung für Krebs, Herzerkrankungen, Bluthochdruck, rheumatoide Arthritis und viele andere Leiden das Auftreten der Krankheit durch gesunde Ernährung und regelmäßige Bewegung zumindest verzögert und noch öfter sogar völlig verhindert werden kann.

Die Studie über die Entwicklung von Erwachsenen der Universität Harvard ist die wohl weltweit längste über das Altern. Es ist eine prospektive Studie, das heißt, sie war nicht abhängig vom Langzeitgedächtnis der Menschen, ob sie sich also daran erinnerten, was in der Vergangenheit geschah. Stattdessen wurden fast tausend Menschen mehr als sechzig Jahre lang von Forschern begleitet. Sie hat auch insofern medizinischen Seltenheitswert, da sie das Leben von Gesunden, nicht nur von Kranken, untersuchte.

In einer Rückschau auf das, was in mehr als sechs Jahrzehnten erforscht wurde, schlussfolgerte Dr. George E. Vaillant, der Leiter der Studie, 2002, dass die Gene im Gegensatz zum allgemeinen Glauben in den meisten Fällen nicht der Hauptfaktor sind:

Für viele Menschen wirken Herzinfarkt und Krebs wie Heimsuchungen von bösartigen Göttern oder als bestimmten ein unbarmherziges Schicksal oder zumindest unbarmherzige Gene viele Schmerzen des Alters. Man hat manchmal das Gefühl, als sei der gesamte Alterungsprozess unserer Kontrolle völlig entglitten. Doch da wir glücklicherweise über prospektiv gesammelte Daten verfügen, war ich erstaunt, inwieweit ... das gesunde Altern oder dass es nicht dazu kommt, von Faktoren bestimmt wird ... die mehr oder weniger kontrollierbar sind.[176]

Wie ist das bei den Menschen auf Okinawa? Könnte die Ursache ihrer fabelhaften Gesundheit und Langlebigkeit eine besondere genetische Veranlagung sein? Sind sie mit günstigen Genen gesegnet, die es ihnen ermöglichen, gesund zu bleiben, wenn andere krank werden?

Diesen Fragen wurde sorgfältig nachgegangen. Migrationsstudien ergaben, dass Auswanderer aus Okinawa, die sich der Ernährungsweise ihrer neuen Umgebung anpassen, dieselben Krankheiten in derselben Häufigkeit bekommen und im selben Alter sterben wie die Menschen, deren Gewohnheiten sie sich zu eigen machen. Die Lebenserwartung für Menschen aus Okinawa, die nach Brasilien ziehen, sinkt zum Beispiel auf 70 Jahre.[177]

Die Nationalen Institute für Gesundheit der USA finanzierten eine Studie mit dem Titel „Genetics of Exceptional Longevity in Okinawian Centinarians" (Die Genetik der außergewöhnlichen Langlebigkeit von Hundertjährigen auf Okinawa). Sie ergab, dass die meisten Vorteile der dortigen Menschen kein Resultat der Gene waren, sondern des Lebensstils und der Ernährung.

Der bei Weitem dramatischste Beweis, dass die Erbanlagen nicht der Hauptgrund für die gute Gesundheit der Menschen von Okinawa sind, ergibt sich aus der heutigen Lebensweise und gesundheitlichen Verfassung der jüngeren Bewohner Okinawas, die natürlich die Gene ihrer Vorfahren geerbt haben. Es ist eine traurige und ernüchternde Realität, dass sich die jüngeren Generationen heute nicht mehr an die gesundheitlichen Gepflogenheiten und die Lebensweise halten, die den Älteren über eine so lange Zeit so hervorragende Ergebnisse beschert haben.[178]

Wie kam es dazu? Am Ende des Zweiten Weltkriegs okkupierte das amerikanische Militär, ohne die Menschen von Okinawa zu fragen, große Flächen, um zahlreiche Militärstützpunkte und Wohnungen für die Familien der Militärangehörigen zu errichten. Weder beschlagnahmten die Amerikaner das Land, noch bezahlten sie es, sie nahmen es sich einfach, oft mit vorgehaltenem Gewehr. Dann walzten sie die Häuser darauf mit Bulldozern nieder, um das Land nach Belieben zu nutzen.

Im Jahre 1951 ging Okinawa legal in den Besitz der Vereinigten Staaten über, die Besatzungszeit des amerikanischen Militärs dauerte bis 1972, zwanzig Jahre länger als die Besetzung der Hauptinseln Japans durch die Alliierten. Selbst als Okinawa 1972 an Japan zurückgegeben wurde, blieben die Vereinigten Staaten auf Okinawa weiterhin in beträchtlicher Größe militärisch präsent.

Noch heute gibt es auf Okinawa mehr als 50.000 Angehörige des US-Militärs und 39 US-amerikanische Militärstützpunkte, die ungefähr ein Sechstel der Fläche der Präfektur einnehmen. Diese massive Präsenz hatte eine gewaltige Auswirkung auf Kultur und Lebensart. Mit den Soldaten kamen die bekannten amerikanischen Fast-Food-Restaurants. Auf Okinawa gibt es jetzt mehr Hamburger-Restaurants als anderswo in Japan.

Zudem wurde die japanische Regierung in den 1960er Jahren darauf aufmerksam, dass die jungen Menschen auf Okinawa weniger wogen und weniger Kalorien zu sich nahmen als die jungen Menschen im übrigen Japan. Da die Regierung das fälschlicherweise für ein Problem hielt, erklärte sie die jungen Menschen auf Okinawa für untergewichtig und begann mit der Einrichtung eines Mittagstisches in den Schulen, der das „Problem" beseitigen sollte. Vollfette Milch und Weißbrot ersetzten die kalorienarme, auf pflanzlicher Basis beruhende Ernährung, die hauptsächlich aus Gemüse, Vollkorn, Sojaprodukten und Fisch bestand.

Infolge dieser Einflüsse ernähren sich die jungen Leute auf Okinawa heute viel westlicher, als die Älteren es je taten. Sie nehmen weit mehr Kalorien, weit mehr Fett, weit stärker verarbeitete Nahrungsmittel, weit mehr Fleisch, Zucker und Maissirup zu sich. Da sie viel mehr auf Fertignahrung setzen und viele ihrer Mahlzeiten in amerikanischen Fast-Food-Restaurants essen, lässt ihre körperliche Aktivität zunehmend nach und sie engagieren sich weniger für das Gemeinwohl.

Der Gegensatz könnte nicht auffallender sein. Die Älteren ernähren sich immer noch traditionell mit vielen Süßkartoffeln, frischen Gemüsen und Tofu. Aber die Jüngeren, die von den Tausenden dort stationierten US-Truppenmitgliedern stark beeinflusst werden, geben jetzt pro Kopf dreimal so viel Geld für verarbeitetes Fleisch und fast fünfmal mehr für Dosennahrung aus als die Einwohner jeder anderen japanischen Präfektur.

Die älteren Menschen von Okinawa, deren Gesundheit und Langlebigkeit so sorgfältig dokumentiert wurde, halten sich nach wie vor an ihre Ernährungsweise, die – wie die in Abchasien, Vilcabamba und Hunza – auf pflanzlicher Basis beruht und kalorienarm ist sowie sehr wenig Zucker und verarbeitete Nahrungsmittel enthält. Wenn jedoch die Angehörigen der jüngeren Generation in Lebensmittelmärkten einkaufen, sind ihre Einkaufswagen voll mit Schinken, Biskuitrollen mit Marmelade, Wurst und Limonade. Die jüngeren Menschen auf Okinawa gehören heute tatsächlich zu den weltgrößten Pro-Kopf-Konsumenten von Frühstücksfleisch in Dosen (Spam) und anderem Dosenfleisch.[179]

Wie man erwarten konnte, hatte die Abkehr vom Weg der Ahnen auf Okinawa gesundheitliche Konsequenzen. Sie sind leider sehr ernst. Unter den jüngeren Menschen auf Okinawa gibt es heute die meisten Fettleibigen von Japan, das schlechteste Risikoprofil für kardiovaskuläre Erkrankungen, das höchste Risiko koronarer Herzerkrankungen sowie das höchste Risiko eines vorzeitigen Todes. Was für ein krasser und schmerzlicher Gegensatz zu den Älteren, die die gesündesten und langlebigsten Menschen sind, die jemals von der modernen Wissenschaft gewissenhaft untersucht wurden.

Heute sind die Menschen auf Okinawa mit vierzig oder fünfzig Jahren zunehmend übergewichtig und sterben mit größerer Wahrscheinlichkeit an Herzinfarkten und Krebs als die Älteren, die über neunzig Jahre und älter sind. Die Zeitungen veröffentlichen immer mehr Todesanzeigen von Menschen, die in einem Alter starben, das die Mitte ihres Lebens hätte sein können. Die meisten Todesfälle ereignen sich aufgrund von Diabetes, Krebs, Schlaganfällen und Herzerkrankungen – ernährungsbedingte Krankheiten, die bei den älteren Generationen kaum vorkommen. Zu den traurigsten Ereignissen in deren Leben gehört heute, wie oft sie am Grab ihrer Enkelkinder stehen müssen.

Die rasche und nahezu vollkommene Veränderung der Ernährungsgewohnheiten zwischen den Generationen auf Okinawa ist eine Quelle tiefer Sorge für alle, die diese Katastrophe betrachten. Es ist tragisch mitanzusehen, wie der gesunde Weg für einen gefährlichen aufgegeben wird. Und dennoch, zur gleichen Zeit, in der wir Verlorenes beklagen, können wir auch erkennen, dass sie uns eine wichtige Lektion erteilten. Im heutigen Okinawa können wir ein ultimatives Beispiel für gesundes Leben und zugleich das Gegenteil davon sehen – beides innerhalb desselben Genpools und beides zu einer Zeit, in der es durch Wissenschaftler sorgfältig untersucht werden kann.

Die Forscher haben ihre Arbeit getan. Sie haben erklärt, welche Faktoren zu den großen gesundheitlichen Unterschieden in den Generationen auf Okinawa geführt haben. Es liegt an uns, was wir aus dem Gelernten machen.

6
Ernährung und die Gesundheit der Menschen

Man ist erst alt, wenn das Bedauern die Träume ersetzt.
Unbekannt

Der erschütternde Gegensatz zwischen Essgewohnheiten und Gesundheit bei den älteren und jüngeren Bewohnern von Okinawa ist die traurige Wiederholung eines Musters, das sich in vielen indigenen Kulturen abspielte, als sie unter den Einfluss des Westens und industriell verarbeiteter Lebensmittel gerieten. Diese Entwicklung, die im 19. Jahrhundert begann und im 20. Jahrhundert fast nicht mehr aufzuhalten war, hat die kulturellen Traditionen von Eingeborenen nahezu überall völlig zerstört. Und in den 1930er Jahren wurde damit begonnen, dies sorgfältig zu dokumentieren.

Die 1930er Jahre waren eine interessante Zeit in der Entwicklungsgeschichte der modernen Zivilisation. Fotoausrüstungen wurden gerade preisgünstig und transportabel und weltweit gab es noch viele Kulturen und Völkerstämme, die dem Einfluss der westlichen Kultur nicht ausgesetzt waren. In dieser Zeit brach der amerikanische Zahnarzt Weston A. Price mit der Kamera in der Hand auf und bereiste nahezu jeden Winkel der Welt, um die Beziehung zwischen Ernährung und Gesundheit der Menschen zu verstehen.

Auf seinem Weg um den Globus suchte Price bevorzugt Menschen, die sich noch traditionell nach Art der Eingeborenen ernährten. Er befragte sie zu ihren Essgewohnheiten, dann untersuchte er sie und fotografierte ihre Zähne. Gleichzeitig betrieb er mit Menschen derselben Kulturen, die bereits mit der westlichen Ernährung in Berührung gekommen waren und begonnen hatten, einige ihrer Nahrungsmittel durch Weißmehl, weißen Zucker, Marmelade und Dosenprodukte zu ersetzen, ähnliche Studien und fotografierte sie.

Die Unterschiede, die auf vielen der Bilder in Prices Buch *Nutrition and Physical Degeneration* (Ernährung und körperliche Degeneration) von 1939 zu sehen sind, verblüffen.[180] Immer wieder fand Price, dass jene, die sich noch immer ursprünglich ernährten, wenn überhaupt, kaum Zahnkaries hatten und sich ausgezeichneter Gesundheit erfreuten, während jene, die sich nun von raffinierten und industriell verarbeiteten Lebensmitteln des Westens ernährten, massiven Zahnverfall und Defekte der Zahnbögen zeigten sowie an einer ständig wachsenden Zahl von Krankheiten und Störungen litten. Price schloss daraus, dass der Zahnverfall in erster Linie durch Mangelernährung verursacht war, die auch andere Krankheiten im Körper hervorrief. Fast zehn Jahre lang reisten Price und seine Frau Monica jeden Sommer in verschiedene Teile der Welt. Ihre Forschungen führten sie in abgeschiedene Schweizer Dörfer und auf eine Insel vor der schottischen Küste. Sie studierten die Aborigines in Australien, die Maori in Neuseeland, die ursprünglichen Eskimo in Alaska, die Eingeborenenstämme in Kanada und die Ureinwohner in den Everglades von Florida, in Peru und am Amazonas, die Südseeinsulaner sowie die Stammesangehörigen in Afrika.

Insgesamt fand Price vierzehn verschiedene ethnische Gruppen, deren Ernährungsweisen sich zwar radikal voneinander unterschieden, sie jedoch nicht nur von Zahnverfall zu verschonen schienen, sondern sie auch gegen Krankheiten widerstandsfähig machte. Und er fand heraus, dass immer dann, wenn Angehörige dieser Stämme zu essen begannen, was Price „die verdrängenden Nahrungsmittel des modernen Kommerzes" nannte, sich das katastrophal auswirkte. Blieben sie bei ihrer ursprünglichen Ernährung, erfreuten sie sich einer kräftigen, blendenden Gesundheit und waren fast nie krank; sobald sie jedoch begannen, importierte Lebensmittel wie Weißmehl, Marmeladen, Gelees, Kekse und Kondensmilch, Gemüse in Dosen, Margarine, Pflanzenöle, Eingemachtes und andere raffinierte Nahrungsmittel zu sich zu nehmen, verschlechterte sich ihre Gesundheit rapide.

Price war Zahnarzt, sein Hauptinteresse galt den Zähnen und den Zahnbögen der Menschen. Er fand heraus, dass die Menschen keinen Zahnengstand, Überbiss oder Unterbiss sowie Zahnverfall zu befürchten hatten, solange sie sich an ihre ursprünglichen Nahrungsmittel hielten, da sich Mund und Kiefer entsprechend entwickelten. Kamen die Weisheitszähne, fanden sie immer genug Platz. Seine Fotos zeigen jedoch eindringlich, dass die Ergebnisse ruinös waren, sobald sie sich von ihrer klugen ursprünglichen Ernährungsweise zugunsten „zivilisierter" Nahrung abkehrten. Nun tauchten alle möglichen bisher unbekannten Zahnprobleme auf.

Es waren nicht nur Zahnprobleme: Price stellte fest, dass mit dem Wechsel zu raffinierten Nahrungsmitteln angeborene Schäden zunahmen und die Menschen für Infektionen und chronische Krankheiten empfänglicher wurden. Mit zunehmendem Konsum raffinierter und „toter" Nahrungsmittel büßten sie und ihr Nachwuchs immer mehr an Widerstandskraft ein und wurden für viele Krankheiten anfällig.

Verarbeitete Nahrungsmittel schaden

Bevor sie solche Nahrungsmittel zu sich nahmen, so Price, erfreuten sich diese Völker einer ausgezeichneten Gesundheit und waren in hervorragender körperlicher Verfassung. Voller Bewunderung schrieb er über ihr Sehvermögen und hob hervor, dass sie viele Sterne erkennen konnten, die für uns in der modernen Welt nur mithilfe von Teleskopen sichtbar sind. Die Maori von Neuseeland, sagte er, konnten die Jupitermonde mit bloßen Augen erkennen. Als Beweis dafür beschrieben sie die Monde jemandem, der sie durch ein Teleskop beobachtete, und ihre Beschreibungen waren richtig.

Er schrieb über die Aborigines von Australien, die erkennen konnten, wie Tiere sich in mehr als einundhalb Kilometern Entfernung bewegten, so unheimlich gut Fährten lasen, als hätten sie einen sechsten Sinn.[181] Immer wieder traf er auf Ureinwohner, deren Körper über zahllose Generationen hinweg hervorragende Funktionen ausgebildet hatten, die sie bei ausgezeichneter Gesundheit hielten, solange sie sich ausschließlich traditionell ernährten.

Doch schwante Price, dass die Eingeborenen rapide abbauen würden, sobald die modernen westlichen Nahrungsmittel erst einmal zur Ernährung der Eingeborenen gehörten. Er schrieb:

> *[Eingeborene wie] die Aborigines von Australien haben sich über Generationen hinweg viele Jahrhunderte lang fortgepflanzt – ohne dass sich bemerkenswerte Unregelmäßigkeiten in der Entwicklung der Zahnbögen ergaben. Als diese Menschen jedoch die Ernährungsgewohnheiten der Weißen annahmen, kam es in der darauffolgenden Generation bei einem großen Prozentsatz von Kindern zu solchen Unregelmäßigkeiten mit augenfälligen Deformierungen des Gesichts.*[182]

Immer wieder warnte Price vor der Gefahr durch verarbeitete Nahrungsmittel. Er betrachtete ihre Aufnahme in die Ernährung als fatale Bedrohung der Gesundheit des Menschen und seiner Lebensqualität. „Wenn es einen Maßstab von einem Kilometer Länge gäbe", sagte er,

> *und die Jahrzehnte in Zentimetern gemessen würden, dann gäbe es auf den letzten paar Zentimetern allem Anschein nach mehr Degeneration als auf dem ganzen vorhergehenden Kilometer. Dies vermittelt einen Eindruck von der Bösartigkeit der Zerstörung, zu der unsere moderne Zivilisation beiträgt. ...*[183] *Es sollte nicht nur Besorgnis, sondern Alarm auslösen, dass die Menschen durch eine bestimmte Ernährungsweise, insbesondere die der modernen Zivilisation, körperlich so rasch abbauen können.*[184]

Price befürchtete diese Tragödie bei allen indigenen Völkern, die er besuchte. Diejenigen, mit denen er sich beschäftigte, waren alle anders. Sie gehörten unterschiedlichen Kulturen und Ethnien an und lebten in verschiedenen Höhenlagen, auf verschiedenen Breitengraden und in verschiedenen Klimazonen. Doch in seinen Beschreibungen jeder dieser

Kulturen spricht Price von ihrer blendenden Gesundheit, bevor sie verarbeitete und raffinierte Nahrungsmittel kennenlernten, und von dem unvermeidlichen Verfall, der folgte, als sie Teil ihrer Ernährung wurden. Es ist nicht nur die Kraft der Worte, die hinter Prices Botschaft steckt. Einige seiner Fotos zeigen auf anregende Weise, wie gesund Eingeborene überall auf der Welt waren, wenn sie die für ihre Umwelt natürliche Ernährung beibehielten. Andere sind anschauliche und tief bewegende Illustrationen dessen, was geschah, als diese angestammten Wege zugunsten einer „zivilisierten Ernährung" verlassen wurden.

Für Price war die Schlussfolgerung offensichtlich: Der Konsum von Zucker, Produkten aus raffiniertem Mehl, Gesüßtem, Nahrungsmitteln in Dosen, poliertem (weißem) Reis und anderen verarbeiteten Nahrungsmitteln brachte der eingeborenen Bevölkerung die Krankheiten des weißen Mannes. Wenn die Menschen gesund bleiben sollten, mussten sie sich ohne Zweifel der Vereinnahmung durch den Westen widersetzen und zu ihrer angestammten Lebenserfahrung und der ursprünglichen Ernährungsweise zurückkehren.

Die ungeheure Vielfalt der traditionellen Ernährung einheimischer Völker

Bemerkenswerterweise fiel es Price auf, dass sich diese ursprünglichen Ernährungsweisen, mit denen die Einheimischen lange gut gefahren waren, sehr voneinander unterschieden. Sie waren in der Tat so unterschiedlich wie die Umgebung, in der sie lebten. Bei Stämmen, die an Flüssen, Seen oder dem Meer heimisch waren, bildeten Fisch und andere Meeresfrüchte die Nahrungsgrundlage; bei denen, die in den kalten nördlichen Klimazonen lebten, wo es nur spärlichen Pflanzenwuchs gab, handelte es sich tendenziell um Wild. Wieder andere in den gemäßigteren Klimazonen waren meist Vegetarier und aßen vorwiegend Vollkorngetreide, Obst und Gemüse, wie die Abchasen, die Hunza sowie die Menschen in Vilcabamba und auf Okinawa (die Price nicht besuchte oder studierte). Manche waren *im Wesentlichen* Lacto-Vegetarier, da sie sich hauptsächlich pflanzlich ernährten und Samen,

Nüsse, Vollkorngetreide, Gemüse und Obst, aber auch ab und zu Milchprodukte zu sich nahmen. Eine Reihe anderer hatten eine Ernährungsweise, die man am besten als „pesco-vegan" bezeichnet, da sie keine wesentlichen Mengen Fleisch, Milchprodukte oder Eier, aber eine große Vielfalt von pflanzlicher Nahrung und Fisch umfasste. Manche, etwa die afrikanischen Massai, ernährten sich vorwiegend vom Blut, der Milch und dem Fleisch ihres Viehs. Andere, wie der Stamm der Kikuyu, die direkt nordwestlich der Massai leben, aßen in erster Linie Süßkartoffeln, Mais, Hirse, Bohnen und Bananen.

Die Vielfalt war endlos. In manchen Kulturen wurde die Nahrung vorwiegend gekocht. In anderen wurde ein großer Anteil roh gegessen. Manche Kulturen verzehrten Erzeugnisse aus der Milch ihres Weideviehs, der Kühe, Ziegen oder Kamele, in großen Mengen, während andere so „unglaublich abgeschieden [lebten], dass [sie] Milch nie in größeren Mengen als tropfenweise gesehen hatten"[185]. Einige der Urvölker lebten in so unwirtlichen Ökosystemen, dass sie nur wenige Pflanzen zur Auswahl hatten, während anderen eine große Vielfalt an Obst, Gemüse, Getreide und Hülsenfrüchten zur Verfügung stand. Bei manchen Stämmen war Vollkorngetreide das Grundnahrungsmittel und galt als geheiligtes Gut, bei anderen spielte Getreide eine geringe oder gar keine Rolle. Sie betrachteten andere Nahrungsmittel, unter anderem die Leber bestimmter Wildtiere, als heilig.

So unterschiedlich diese Ernährungsweisen waren, sie hatten nach Meinung von Price auch einiges gemein. Es ist sehr bemerkenswert, dass keine raffinierten oder „toten" Nahrungsmittel wie Weißmehl, Zucker, Dosennahrung, pasteurisierte oder entrahmte Milch oder raffinierte oder gehärtete Pflanzenöle eine Rolle spielten. Und sie waren (im Vergleich zu modernen Ernährungsweisen) alle tendenziell kalorienarm. Es fiel Price auch auf, dass alle zumindest geringe Mengen tierischer Nahrung enthielten, wenn auch nur Insekten, Fisch oder Milch. Interessant, dass die gemeinsamen Merkmale der Ernährung, die er bei allen von ihm untersuchten gesunden Völkerstämmen feststellte, auch für die Ernährung der älteren Menschen von Okinawa, Abchasien, Vilcabamba und Hunza gelten.

Seiner Zeit voraus

In einer Zeit, als Eingeborene von vielen Menschen im Westen als Wilde betrachtet wurden, die einer Zivilisierung durch die westliche Kultur bedurften, sah Weston Price die Ignoranz, die Arroganz und die Destruktivität dieser Haltung. In einer Zeit, als indigene Kulturen überall durch Verwestlichung zerstört wurden, schrieb er mit enormem Respekt über die angestammte Lebensweisheit ihrer Stämme. Ich bin sicher, hätte seine Stimme Beachtung gefunden, hätten mehrere von ihnen kulturell und gesundheitlich überlebt.

Außerdem erhob Price als einer der Ersten und am unverblümtesten seine Stimme gegen die zunehmende Flut der raffinierten und verarbeiteten Nahrungsmittel. Insofern war er so etwas wie der Großvater der heutigen Naturkost-Bewegung. Wie viel Leiden und Krankheit wäre verhindert worden, hätte man diese Botschaft gehört und den Wechsel zu immer stärker verarbeiteten und raffinierten Nahrungsmitteln abgewendet.

Doch von dem, was er in den 1930ern schrieb, überdauerte vieles die Zeiten und ist von den nachfolgenden Forschungen bestätigt worden. Er war einer der Ersten, die beobachteten, dass viele der in unserer Kultur üblichen Krankheiten - darunter Krebs, Herzerkrankungen, Diabetes, Asthma, Arthritis, Zahnverfall und Fettleibigkeit - bei den indigenen Völkern auf der ganzen Welt, deren Ernährung in natürlichen, frischen, unverarbeiteten, aus der Umgebung stammenden Nahrungsmitteln bestand, selten vorkamen. Und er erkannte, dass sie sprunghaft häufiger auftraten, wenn diese Völker begannen, denaturierte und „tote" Nahrungsmittel zu essen, wenn weißer Zucker und Weißmehl sich ihren Weg in Mund und Magen bahnten. Er übertrieb nicht, als er berichtete, dass viele der traditionellen Völker, die oft von der Hand in den Mund lebten, strahlend gesund blieben, lange lebten und sich einer jugendlichen Vitalität erfreuten. Es ist eine Tatsache, dass in manchen Kulturen die meisten modernen Krankheiten unbekannt waren, Frauen ihre Kinder schnell und relativ schmerzlos zur Welt brachten und Männer den ganzen

Tag umherlaufen konnten, ohne zu ermüden. All das wissen wir nicht nur durch Price, sondern auch durch viele andere Forscher, die es bestätigten.

Der Krebsspezialist Ralph Moss beschrieb, was sich Mitte des 19. Jahrhunderts ereignete, als kompetente medizinische Fachkräfte begannen, zu den indigenen Stämmen zu reisen und sogar unter ihnen zu leben.[186] Sie brachten verblüffende Neuigkeiten zurück. Diese Völker, von denen viele im materiellen Sinn wenig begütert waren, waren im Allgemeinen viel gesünder als ihre westlichen Mitmenschen. Es stimmt, dass es bei manchen eine hohe Kindersterblichkeit gab und dass Infektionskrankheiten, die sie bis dahin nicht kannten, etwa Masern, Pocken und Tuberkulose, für sie oft tödlich ausgingen. Aber sie hatten viel seltener Asthma, Allergien, Verdauungsprobleme, Herzkrankheiten und Krebs.

Ganz besonders erstaunlich war das fast völlige Fehlen von Krebs, da genau zu dieser Zeit die Krebsraten im Westen sprunghaft anzusteigen begannen. Das veranlasste den französischen Chirurgen Dr. Stanislas Tanchou zur Formulierung seiner als „Tanchou-Doktrin" bekannt gewordenen Theorie, dass die Auftretenshäufigkeit von Krebs direkt proportional zur „Zivilisation" eines Volkes zunimmt.[187] Diese Doktrin machte sich Dr. John Le Conte zu eigen, ein einflussreicher Arzt, der der erste Präsident der Universität von Kalifornien wurde.[188] Le Contes Begeisterung führte dazu, dass sich eine große Zahl von Missionsärzten, Anthropologen und anderen Berufsgruppen auf die Naturvölker der Welt stürzten und unter ihnen eifrig nach Krebs fahndeten. Das Ergebnis war jedoch immer dasselbe. Über einen Zeitraum von 75 Jahren wurde kein einziger Krebsfall unter den vielen Tausenden von kompetenten Medizinern untersuchten Eingeborenen dokumentiert. Der in Harvard ausgebildete Anthropologe Vilhjalmur Steffansson lebte zum Beispiel elf Jahre lang bei den Eskimos und sah keinen einzigen Fall. Später schrieb er ein Buch mit dem Titel *Cancer: A Disease of Civilization?* (Krebs: Eine Zivilisationskrankheit?).[189]

Leider begann der wie immer geartete Schutz, den diese Naturvölker gegen den Krebs hatten, zu bröckeln, als viele von ihnen in den

1920ern die westliche Lebensart für sich entdeckten. Nun nahmen die Krebsraten unter den Eingeborenen ständig zu und erreichten schließlich nahezu das Niveau der weißen Bevölkerung.

Das ganze Bild

Weston Price hatte ganz klar etwas äußerst Wichtiges entdeckt. Es besteht kein Zweifel, dass die moderne westliche Zivilisation auch toxisch, krankmachend und kanzerogen sein kann. Insgesamt leistete er hervorragende Arbeit, insbesondere, da die Ernährungswissenschaft zu seiner Zeit noch in den Kinderschuhen steckte. Seine Arbeit begann lange bevor Casimir Funk den Begriff „Vitamin" prägte.

Man muss jedoch auch die Begrenztheit seiner Ansichten erkennen. In den meisten Fällen verbrachte er nur wenig Zeit in jeder der Kulturen, die er fotografierte und über die er schrieb. Er reiste hauptsächlich im Sommer, was ihm nur ein Teilbild der Völker und Länder vermittelte, die er besuchte. Meist sah er weder die Härten des Winters noch die Krankheiten und anderen Schwierigkeiten, die mit der Kälte einhergingen. Bedenkt man, wie stark sein Interesse an der Gesundheit der Menschen war, ist es bedauerlich, dass wir in seinen Schriften kaum Bemerkungen zur Kindersterblichkeit finden.

Er beherrschte die Sprache seiner Gastgeber nicht und verbrachte typischerweise nur ein paar Tage, allenfalls wenige Wochen bei ihnen – kaum genug Zeit, um zu einem tiefen Verständnis einer Kultur zu kommen, die so verschieden von der eigenen ist. Wenn die Völker, die er besuchte, seinen westlichen Augen etwas hätten vorenthalten wollen, so wäre das ohne große Schwierigkeiten möglich gewesen.

Price hatte keine Ausbildung als Kulturanthropologe und sich auch nie bemüht, die eigenen kulturellen Präferenzen zu erkennen und sich von ihnen zu lösen. Tatsache ist, dass Price, wo immer er hinkam, dasselbe Muster erblickte und als Beweis dafür interpretierte, dass er ein Gesetz von großer Bedeutung entdeckt hatte. Er nahm bestimmte Vorlieben überallhin mit sich, die beeinflussten, was er sah und was nicht.

Wenn man überall dasselbe sieht, sagt das vielleicht genauso viel über die Augen aus, mit denen man es betrachtet, wie über die Orte, die man besucht.

Price schrieb ausführlich und bewegend über den gesundheitlichen Niedergang der indigenen Völker. Er sah die Ursachen immer in Weißmehl, Zucker, Marmelade, Gelee, Keksen, Kondensmilch, Dosengemüse, Margarine, Pflanzenölen, Pralinen und anderen raffinierten Nahrungsmitteln, die sie in ihre Ernährung aufnahmen, sobald sie mit der westlichen Lebensweise in Berührung kamen. Ich bin zwar sicher, dass der Verzehr großer Mengen solcher Nahrungsmittel diesen Völkern großen Schaden zufügte, und danke Price dafür, dass er diese Wahrheit ans Licht brachte; man muss jedoch auch bedenken, dass zur gleichen Zeit andere Entwicklungen stattfanden, die bei den von ihm so anschaulich katalogisierten und fotografierten Eingeborenen ebenfalls zur Verschlechterung der Gesundheit beitrugen. Beispielsweise erwähnt er die Rolle der ungewohnten Krankheitserreger kaum, gegen die die indigenen Völker nicht immun waren, die gesundheitlichen Folgen des Zusammenbruchs der sozialen Netze und Verwandtschaftsgruppen, die gesundheitlichen Folgen des Übergangs zu einer eher sitzenden Lebensweise und den Missbrauch des Alkohols, der diesen Völkern oft auf denselben Wegen wie die verarbeiteten Nahrungsmittel zugänglich gemacht wurde.

Naturvölker nicht verklären

In seinem Eifer zu zeigen, welchen Schaden verarbeitete Nahrungsmittel anrichteten, schilderte Weston Price alle indigenen Völker leider als vor dem Kontakt grundsätzlich mustergültig. In seinem mehr als 500 Seiten umfassenden Buch gibt es beispielsweise keinerlei negativen Verweis auf Lebensstil oder Stellenwert der Gesundheit derjenigen Völker, die sich noch traditionell ernährten.

Naturvölker gibt es wie alle Menschen in allen Varianten: Einige von ihnen sind sehr lebensklug und mitfühlend, andere nicht. Die meisten haben Möglichkeiten der Lebensgestaltung entwickelt, die die

Zeiten überdauerten, Lebensstile und Bräuche anderer sind dagegen nicht nachahmenswert. Bei einigen gibt es rituelle Menschenopfer, Sklaverei und die brutale Unterdrückung der Frau.

Zwar sind manche heutige Gesellschaften von Jägern und Sammlern wie die Pygmäen und Buschmänner in Afrika, die großen Respekt von dem Leben haben, ausnehmend hilfsbereit und gewaltfrei, doch andere haben weniger lebensbejahende Gewohnheiten entwickelt. Das kleine, im Regenwald im Osten von Paraguay lebende Volk der Aché wurde zum Beispiel zwischen 1978 und 1995 von den Anthropologen Kim Hill und Magdalena Hurtado von der Universität von Neumexiko und ihren Kollegen untersucht.[190] Die Aché sind Jäger und Sammler und waren bis in die 1970er Jahre relativ unbeeinflusst von der Außenwelt. Das starke und lebhafte Volk ernährte sich bis vor ganz kurzer Zeit nur traditionell. Price war nie bei ihnen, aber er hätte sie großartig und eindrucksvoll gefunden.

Von den weiblichen Neugeborenen der Aché überleben jedoch 40 Prozent das erste Jahr nicht. Und es ist bei diesem Stamm Brauch, Kinder zu töten, deren Eltern sterben, damit es keine Waisen gibt. Hill und Hurtado berichten von einem Gespräch mit einem Mann, der ein dreizehnjähriges schönes, gesundes und glückliches Mädchen tötete, nur weil seine Mutter gestorben war.

Um noch ein weiteres Beispiel der Höhen (und Tiefen) der Dekadenz zu geben, die manche dieser Völker erreichte, lange bevor sie mit raffinierten und verarbeiteten Nahrungsmitteln in Berührung kamen: Als der Spanier Hernán Cortés 1519 zum ersten Mal seinen Fuß in die Hauptstadt der Azteken in Mexiko setzte, fand er eine blühende Gesellschaft, in der von den Mitgliedern des Königshauses jedes Jahr 20.000 Menschen geopfert wurden. Die Gefangenen wurden auf die Pyramiden gebracht, wo man ihnen auf einem ebenen Opfertisch aus Stein das Herz herausschnitt. Dann wurden die Gliedmaßen abgetrennt, gekocht und von den Angehörigen des Königshauses verspeist.

Auch wenn wir über die Gesundheit und die positiven Möglichkeiten, die es in der menschlichen Kultur gibt, aus vielen traditionellen

Lebensweisen eine Menge lernen können, liegt in der Verklärung der Naturvölker eine reale Gefahr. Wir müssen sie erkennen.

Heute verzehren Weston Prices Anhänger viel Fleisch und Milchprodukte und drängen andere eifrig dazu, dasselbe zu tun, indem sie seine Bewunderung für die Gesundheit der Massai zitieren, deren Ernährung vorwiegend aus Blut, Milch und Fleisch ihres Viehs bestand.[191] Nach der Auffassung von Price bewies die Überlegenheit der Massai gegenüber ihren Nachbarn die Überlegenheit ihrer Ernährung. Er schrieb:

In jedem Fall waren diese Viehzüchter den umgebenden Stämmen überlegen. Sie zeichneten sich durch eine ausgezeichnete Körperentwicklung, großen Mut und geistige Klugheit aus, die ihnen diese Dominanz ermöglichte. ... Bis sie befriedet wurden, führten die Massai unbarmherzig Krieg, vorwiegend in Form von Überfällen, bei denen sie die Männer niedermetzelten und die Frauen und Kinder sowie die Rinder und die Ziegen verschleppten.[192]

Price betrachtete das kriegerische und aggressive Verhalten als Beweis der Stärke und Gesundheit, eine andere Interpretation wäre jedoch Blutrünstigkeit und Grausamkeit. In einer heute immer enger verbundenen Welt brauchen wir keine Ernährung, die uns dazu befähigt, unsere Nachbarn zu überfallen und zu unterjochen, sondern eine, die es uns ermöglicht, miteinander und mit dem Rest der Schöpfung gesund und harmonisch zu leben. Wir brauchen keine Ernährung, die uns noch aggressiver und kriegerischer macht, sondern eine, die uns gestattet, erfolgreich zu leben, ein starkes Gefühl des Wohlbefindens in uns zu finden und in Frieden mit anderen zu sein.

Mit seiner Verherrlichung der Naturvölker mahnte uns Weston Price, zurückzukehren in eine einfachere Zeit, in eine weniger technisierte Zeit, in eine Zeit, bevor die Moderne unser Leben und unsere Umwelt verschmutzte, zurück zur Ernährungsweise unserer Vorfahren.

Doch wir leben nicht mehr in der Welt unserer Vorfahren. Uns stehen andere Dinge zur Verfügung. So wie jedes der intakten Naturvölker, die Price in den 1930er Jahren besuchte, genau an die in seiner Umgebung wachsende Nahrung gewöhnt war und gelernt hatte, mit seiner Umwelt in Harmonie zu leben, müssen wir jetzt lernen, wie wir die in unserer Umwelt vorhandenen Nahrungsmittel nutzen können, um gesund zu leben und klug zu essen. Gewiss fesselt sein Werk jeden, der etwas über die Gefahren von Weißmehl, Zucker, Süßigkeiten, Dosennahrung und all den anderen verarbeiteten Nahrungsmitteln hören will, die bei diesen Menschen so viel Schaden anrichteten. Wir sollten uns das auf jeden Fall anhören, denn die Mehrzahl der abgepackten Nahrungsmittel, die uns aus den Regalen unserer Supermärkte anlachen, und die meisten in unseren Fast-Food-Ketten verkauften sind raffiniert, „tot" und verfälscht. Wir müssen ihm zuhören, denn 30 Prozent der Kalorien in der modernen westlichen Ernährung stammen aus Zucker und der Weizen wird zu 98 Prozent als Weißmehl verzehrt. Der Schaden, der aus der Abkehr von der natürlichen Vollwertkost entstanden ist, ist in der Tat irreparabel.

Doch nur wenige von uns können zur Ernährungsweise der Vorväter zurückkehren. Die Welt hat sich unwiederbringlich verändert. Es ist einfach unmöglich, in New York von Wildpflanzen und Rentieren zu leben. Wir können nicht alle auf den Fischkonsum ausweichen, wie das manche Naturvölker getan haben, denn die meisten Fischfanggebiete der Welt sind erschöpft oder der Bestand geht zurück, unsere Meere und Seen sind verschmutzt und ein Großteil der heutigen Fische mit Quecksilber und anderen Schwermetallen kontaminiert. Wir können uns auch nicht alle auf Wild verlassen, denn es gibt kaum noch genug. Viele Arten sind vom Aussterben bedroht. Wir können heute nicht alle Rindfleisch von Weidetieren essen, da es kaum genug Weideland gibt, um die ständig wachsende Zahl von Menschen zu ernähren. Und wenn wir uns heute von industriell produziertem Rindfleisch ernähren, tragen wir zur Zerstörung der Regenwälder und zum Aussterben der wenigen indigenen Völker bei, die noch intakt sind.

Ob es uns gefällt oder nicht: Wir können nicht zurück. Unsere Aufgabe ist es, unseren Verstand und unser Urteilsvermögen zu nutzen, um hier und jetzt für uns, unsere Familien und unsere Gesellschaft die optimale Lebensweise zu finden.

Unser Blick geht jetzt nicht zurück in eine Vergangenheit, die es nie mehr geben kann. Unser Blick geht nach vorn. Nach vorn, um landwirtschaftliche Systeme und Ernährungsweisen zu schaffen, die es uns erlauben, zusammen mit den anderen sieben Milliarden Menschen auf dem Planeten lang, dynamisch und gesund zu leben. Nach vorn, um unseren Verstand dafür einzusetzen, dass wir bessere Sachwalter unseres Planeten werden, leichter auf der Erde leben und weniger ökologische Spuren hinterlassen.

Unsere Aufgabe ist nicht die Rückkehr zu dem, was Price „die Herrlichkeit und die Kraft der Menschen, die in den vergangenen Jahrhunderten ein stolzes Leben führten", nannte.[193] Unsere Aufgabe ist es, die Vergangenheit zu würdigen, von ihr zu lernen und in eine gesunde und nachhaltige Zukunft zu gehen.

Wir sollten Traditionen schätzen, aber wir müssen auch Veränderung zulassen.

7
Die umfangreichste Ernährungsstudie aller Zeiten

*Dein Leben wird nicht an der Anzahl deiner Atemzüge gemessen,
sondern an den Augenblicken, die dir den Atem rauben.*
Unbekannt

Die Welt verändert sich mit erstaunlicher Geschwindigkeit. Wir erleben jetzt in einem Jahr vielleicht mehr Veränderungen als unsere fernen Vorfahren in einem Jahrtausend. Vielleicht liegt das daran, dass sich diese Veränderungen im bevölkerungsreichsten Land am ausgeprägtesten und am schnellsten vollziehen – in China. Es ist gerade einmal dreißig Jahre her, da verbot die chinesische Regierung zum Beispiel den privaten Autobesitz. Heute ist China der weltweit größte Autoimporteur, jeder größere Hersteller von Autos und Lastwagen eilt dorthin, um Produktionsstraßen zu bauen. Die Zahl der Autos in China hat sich zwischen 1980 und 2001 um das 130-Fache erhöht – atemberaubend.

Vor Kurzem wies China ein jährliches Pro-Kopf-Einkommen von nur etwa 200 Dollar auf, doch heute entsteht mit phänomenaler Geschwindigkeit eine Verbraucherwirtschaft. Im Jahre 1996 gab es in China sieben Millionen Mobiltelefone und in den Vereinigten Staaten 44 Millionen. Nur sieben Jahre später war die Anzahl auf 269 Millionen in China gegenüber 159 Millionen in den USA emporgeschnellt.

Das größte Einkaufszentrum der USA ist die viel gepriesene „Mall of America" in Bloomington im Bundesstaat Minnesota. Doch in den letzten Jahren wurden in China vier Einkaufszentren gebaut, die größer als die *Mall of America* sind, eines davon, das Zentrum in Dongguan im südchinesischen Bezirk Guangdong, ist dreimal so groß.[194]

China steht nicht allein. Viele Völker der Welt schlagen bereitwillig den Weg in die Moderne ein und wollen so schnell wie möglich zu Massenverbrauchern werden, doch China ist das Land, in dem sich das überhastete Streben nach Konsum am schnellsten vollzieht und wo man die Folgeerscheinungen für die Umwelt am intensivsten spüren kann. China hat nun eine massive und unkontrollierte Verschmutzung von Luft und Wasser zu bewältigen. Angefangen von der katastrophalen Qualität der Luft in seinen Städten bis zu den sich im Nordwesten immer weiter ausbreitenden Wüsten ist China ein Land mit riesigen Umweltproblemen.

Angesichts so umfangreicher und mit schwindelerregendem Tempo voranschreitenden Veränderungen auf unserer Welt vergessen manche von uns leicht, dass unser Körper heute im Wesentlichen genauso frische Luft, sauberes Wasser, sportliche Betätigung, eine gesunde Umwelt und gesunde natürliche Nahrung braucht wie vor Zehntausenden von Jahren. Bemerkenswerterweise wurde genau dann, als in der bevölkerungsreichsten Nation der Welt die jüngsten massiven Umwälzungen stattfanden, in China eine Studie durchgeführt, die ein Schlüssel zu unserem Verständnis sein könnte, wie wir möglichst lange und möglichst gesund leben können. Ich spiele auf die außergewöhnliche China-Studie an, die die *New York Times* die „umfangreichste Großstudie, die je über den Zusammenhang zwischen Ernährung und Krankheitsrisiko durchgeführt wurde" nannte.[195]

Wie konnte in einer Nation, die sich in einem derartig massiven wirtschaftlichen und sozialen Umbruch befindet, die Ernährung und die Gesundheit von so unglaublich vielen Menschen mit einer Gründlichkeit untersucht werden, die in der Welt der Medizin ihresgleichen sucht? Das ist eine faszinierende Geschichte.

Die China-Studie

Anfang der 1970er Jahre erkrankte Chinas Ministerpräsident Tschou En-lai unheilbar an Krebs. (Er starb 1976.) Dieser Umstand veranlasste ihn, eine landesweite Umfrage zu initiieren, um Informationen über die örtliche Verbreitung von Krebs in China zu sammeln. Das Ergebnis war das anspruchsvollste biomedizinische Forschungsprojekt, das je durchgeführt wurde und mit dem 650.000 Menschen beschäftigt waren. Die gewaltige Studie katalogisiert in mehr als 2400 chinesischen Bezirken die Sterblichkeitsziffern von zwölf verschiedenen Krebsarten und erfasste 880 Millionen Chinesen – 96 Prozent der Bevölkerung Chinas.[196]

Es zeigte sich, dass Krebs in manchen Teilen Chinas häufiger vorkam als in anderen. Dies war aus zwei Gründen zwangsläufig interessant: 1. Die Krebsraten unterschieden sich zwischen manchen chinesischen *Bezirken* in der Tat weitaus mehr als zwischen vielen *Staaten* auf der Welt, und 2. traten diese Unterschiede in einem Land auf, in dem 87 Prozent der Bevölkerung derselben ethnischen Gruppe (den Han-Chinesen) angehören und sich genetisch gleichen.

Der Unterschied in den Krebsraten zwischen den Bezirken war gigantisch. In einigen starben zum Beispiel zwanzigmal mehr Menschen an Darmkrebs als in anderen. Ähnliche Unterschiede gab es auch bei Brustkrebs, Lungenkrebs, Leberkrebs und vielen andern Krebsarten. Die Raten in den Bezirken, wo manche Krebsarten am häufigsten auftraten, waren mehr als hundertmal höher als diejenigen in den Bezirken, die die niedrigsten Raten der jeweiligen Krebsart aufwiesen.[197]

Diese Zahlen sind wirklich auffallend. Um sie ins rechte Licht zu rücken, muss man das große Interesse daran beachten, dass es auf Long Island vermehrt Brustkrebs gibt. Viele Millionen Dollar und unzählige Jahre menschlicher Arbeit wurden in die Untersuchung investiert, warum die Brustkrebsrate in zwei Bezirken auf Long Island um 10 bis 20 Prozent höher ist als der Durchschnitt im Staat New York. In China wurde durch Vergleiche im Rahmen der Studie festgestellt, dass manche Bezirke eine um das Zwanzigfache (2000 Prozent) höhere Brustkrebsrate haben als andere.

Die Ärzteschaft auf der ganzen Welt interessierte sich für China. Warum gab es solch gewaltige Unterschiede bei den Krebsraten in den verschiedenen chinesischen Bezirken? Womit könnte eine so große Abweichung bei genetisch ähnlichen Menschen erklärt werden?

Wodurch konnte die Tatsache begründet werden, dass Männer in einem Teil Chinas 435-mal häufiger an Speiseröhrenkrebs sterben als in einem anderen Teil? Und warum war Krebs in China insgesamt so viel seltener als in den Vereinigten Staaten und den anderen westlichen Nationen?

Die medizinischen Fachleute auf der ganzen Welt erkannten, dass die Antworten auf diese Fragen, sollte es sie geben, nicht nur für das chinesische Volk von großem Wert wären.

Im Jahre 1983, sieben Jahre nach dem Tod des Ministerpräsidenten Tschou En-lai an Leberkrebs, wurde als direkte Fortsetzung der von ihm initiierten landesweiten Erhebung von Krebsdaten mit der China-Studie begonnen. Sie sollte die ambitionierteste internationale wissenschaftliche Untersuchung über die Lebensweise und Gesundheit des Menschen werden, die es in der Medizingeschichte je gab.

In jeder Beziehung ein internationales Unterfangen, kam die China-Studie durch die umfassende Zusammenarbeit zwischen der Universität Cornell in den Vereinigten Staaten, der Chinesischen Akademie für Präventivmedizin, der Chinesischen Akademie für medizinische Wissenschaften und der Universität von Oxford in England zustande. Durchgeführt wurde sie gemeinschaftlich von Dr. Junshi Chen, stellvertretender Direktor des bedeutendsten staatlichen Forschungslabors Chinas für Ernährung und Gesundheit, Dr. Junyao Li, Mitautor des landesweiten chinesischen Krebsatlas und einem der führenden Wissenschaftler an der chinesischen Akademie der medizinischen Wissenschaften, Professor Sir Richard Peto von der Universität Oxford, der als einer der hervorragendsten Epidemiologen der Welt gilt, und Dr. T. Collin Campbell, Koautor des bahnbrechenden Berichts der Staatlichen Akademie der Wissenschaften der USA mit dem Titel *Diet, Nutrition and Cancer* (Ernährung, Nährstoffe und Krebs).

Dr. Campbell wurde zum Projektleiter gewählt. Seine Referenzen sind beeindruckend: Er ist nicht nur Koautor des besagten Berichtes, sondern hat mehr als 300 wissenschaftliche Arbeiten veröffentlicht und war leitender wissenschaftlicher Berater am Amerikanischen Krebsforschungsinstitut/Internationalen Forschungsfonds.

Die an dieser riesigen Unternehmung beteiligten Staaten teilten sich die Kosten. Anfänglich floss viel Geld vom Amerikanischen Krebsforschungsinstitut und den Nationalen Gesundheitsbehörden (National Institutes of Health, NIH). Das chinesische Gesundheitsministerium beteiligte sich durch die Übernahme der Gehälter für die mehr als 350 Beschäftigen, die sich mit Computern und Faxgeräten (bei dieser Gelegenheit kam 1985 das erste Faxgerät nach China) aufmachten, die umfassendste je über die verschiedenen Ursachen von Krankheit erstellte Datenbank zu generieren.

Eine erstaunliche Chance

Die Ärzteschaft auf der ganzen Welt erkannte, dass die China-Studie eine in der Geschichte der Menschheit einmalige Chance darstellte. In den achtziger Jahren des vergangenen Jahrhunderts war China ein weltweit einmaliges, perfektes „lebendes Laboratorium" zum Studium von Ernährungs- und Krankheitsmustern, da die Chinesen noch dazu neigten, ihr ganzes Leben in derselben Region zu verbringen.

China war vielleicht der letzte mögliche Ort auf der Welt, an dem man eine solche Studie durchführen konnte. Im mobilen Westen kommt unsere Nahrung von überall her. Doch das China der 1980er Jahre bot noch die Möglichkeit, große Menschenmengen zu untersuchen, die ihr ganzes Leben immer in derselben Region verbracht hatten. Damals lebten mehr als 90 Prozent der Erwachsenen in den untersuchten Bezirken noch dort, wo sie geboren wurden.

Zudem hatten diese Menschen lebenslang nur Nahrung aus derselben Region zu sich genommen. Und die Unterschiede in der Ernährung waren in China selbst zwischen benachbarten Regionen groß. Wenn Sie nur das chinesische Essen aus hiesigen chinesischen Restaurants kennen, haben Sie vielleicht keine Vorstellung davon, wie stark die Nahrung von einer Region zur nächsten variiert. Bewohner am bergigen Nordufer des Jangtse-Flusses waren zum Beispiel über viele Generationen hauptsächlich auf Dampfbrot (Mantou) und Süßkartoffeln angewiesen. Nur etwa 80 Kilometer entfernt, auf dem ergiebigen

Ackerland zum Süden hin, ernährten sich die Dorfbewohner vorwiegend von Reis.

Die China-Studie sollte klären, ob es eine Wechselbeziehung zwischen den unterschiedlichen Ernährungsweisen in den verschiedenen Teilen des Landes und den sehr unterschiedlichen Todesraten bei Krebs und anderen Krankheiten gab. Um dies zu klären, starteten Forscher die ausgedehnteste und größte je entwickelte internationale wissenschaftliche Studie.

Sie suchten 65 Bezirke in China auf, füllten Fragebögen zu Ernährung und Lebensweise aus und nahmen Urin- und Blutproben von vielen Tausend Menschen. Sie schrieben alles auf, was die Menschen in einem Zeitraum von drei Tagen aßen, und analysierten Nahrungsproben von den Märkten im Land.

Die untersuchten Bezirke erstreckten sich über das gesamte chinesische Festland, vom äußersten Nordwesten bis zur südlichen Küstenregion nach Taiwan. Forscher reisten tagelang durch unwirtliches Gebiet, um Nomaden an der damaligen sowjetischen Grenze und Dorfbewohner in einer Oase in der Nähe der Wüste Gobi aufzusuchen.

Insgesamt 24 Provinzen (der 27 von ganz China) wurden für die China-Studie ausgewählt. Sie repräsentierten eine große Bandbreite von Klimazonen und Landschaften. Manche lagen in den subtropischen Küstengebieten im Südosten Chinas, andere in den kalten Regionen im nordöstlichen Teil des Landes in der Nähe Sibiriens. Manche befanden sich in den unfruchtbaren Gebieten in der Nähe der nördlichen Steppen, wieder andere in den Hochgebirgsregionen des Himalaja.

Die ausgewählten Bezirke waren zudem unterschiedlich dicht besiedelt. In einem der abgelegensten Bezirke in der Nähe der Wüste Gobi lebten lediglich 20.000 Nomaden. Ein anderer Bezirk am Rande von Schanghai beherbergte 1,3 Millionen Menschen.

Die Anzahl der Arbeitsstunden, die von den an dieser Studie beteiligten qualifizierten Gesundheitsfachleuten geleistet wurde, war unermesslich. Der Versuch, etwas nur entfernt Ähnliches im Westen durchzuführen, wäre unerschwinglich.

Als die China-Studie schließlich beendet war, hatten die Forscher etwas von Qualität und Umfang her völlig Unvergleichliches geschaffen. Es war, wie die *New York Times* schrieb, „der Grand Prix der Epidemiologie"[198].

Armutskrankheiten/Wohlstandskrankheiten

Als eine der ersten Erkenntnisse aus den Daten der China-Studie folgte, dass bestimmte Krankheitsgruppen oft in einem ähnlichen ökonomischen Umfeld auftraten. Wissenschaftler sprachen lang von zwei Krankheitsklassen: den „Armutskrankheiten" und den „Wohlstandskrankheiten".

Zu den „Armutskrankheiten" gehören Infektionskrankheiten wie Lungenentzündung, Tuberkulose, Durchfallerkrankungen, Erkrankungen der Atemwege und Masern. Durchfallerkrankungen sind in den Industrieländern selten tödlich, aber sie fordern das Leben von Millionen Kindern in den Entwicklungsländern. Bei wohlgenährten Kindern verlaufen Masern selten tödlich, doch diese Krankheit tötet jedes Jahr ungefähr 800.000 Kinder, die fast alle bereits durch Hunger geschwächt sind. Atemwegserkrankungen sind in einer gesunden Bevölkerung meist ein kleineres Problem, doch sie fordern unter mangelernährten Menschen mit einem geschwächten Immunsystem einen hohen Tribut.

Die China-Studie machte klar, dass die den „Armutskrankheiten" zugrunde liegenden Ursachen im Grunde genommen unzulängliche Ernährung und schlechte sanitäre Verhältnisse waren. Da es in der Tat nicht die Armut selbst ist, die diese Krankheiten verursacht, sondern der Mangel an sauberem Wasser und angemessener Nahrung, sollte man sie präziser als „durch unzulängliche Ernährung und schlechte sanitäre Verhältnisse bedingte Krankheiten" bezeichnen.

In ähnlicher Weise veranschaulichte die China-Studie, dass die den meisten „Wohlstandskrankheiten" – wie zum Beispiel Diabetes, koronare Herzkrankheiten, Adipositas und viele Formen von Krebs – zugrunde liegenden Ursachen nicht der Wohlstand an sich ist, sondern das Übermaß an Nahrung, das typischerweise mit dem Wohlstand einhergeht. Die „Wohlstandskrankheiten" sind in den Daten der China-Studie tatsächlich so eng mit den Ernährungsgewohnheiten verknüpft, dass Dr. T. Colin Campbell, der Projektleiter, den Begriff „Wohlstandskrankheiten" durch den Begriff „durch Überernährung bedingte Krankheiten" ersetzen wollte.[199]

Als Campbell feststellte, dass die wohlhabenderen und in den Städten lebenden Chinesen mehr Fett und tierische Produkte konsumierten, erklärte er:

In Shanghai und Peking genießt der Konsum von Fleisch ein gewisses soziales Prestige. Leider ist die gastronomische Form des sozialen Aufstiegs genau die Ernährungsweise, die, wie wir jetzt wissen, so viele Krankheiten verursacht, an denen wir im Westen leiden – Krebs, Herzkrankheiten und Diabetes.[200]

Nach Untersuchung einer Vielzahl möglicher Faktoren stellten die Wissenschaftler der China-Studie fest, dass die durch Überernährung bedingten Krankheiten deutlich mit einem hohen Blutcholesterin-Spiegel zusammenhingen. *Sie werden vielleicht schon wissen, dass ein hoher Cholesterinspiegel ein weithin anerkannter Risikofaktor für Herzkrankheiten ist. Doch die China-Studie ergab, dass höhere Cholesterinspiegel regelmäßig mit Diabetes und vielen Krebsarten zusammenhingen.*

Diese dramatische Korrelation zwischen den höheren Cholesterinspiegeln und den als „Krankheiten des westlichen Lebensstils" bekannten Erscheinungen erwies sich als nachhaltig, obwohl die Cholesterinspiegel in China tendenziell niedriger sind als im Westen. In der Tat waren die wesentlich niedrigeren Cholesterinspiegel einer der Hauptgründe dafür, dass es zu Beginn der China-Studie bei den Chinesen siebzehnmal weniger Todesfälle durch Herzkrankheiten gab als im Westen. Die Studie ergab, dass in manchen Teilen Chinas, insbesondere in den südwestlichen Provinzen Sechuan und Guizhou, Herzkrankheiten praktisch unbekannt waren. Im Laufe einer dreijährigen Beobachtungszeit starb von den 246.000 Menschen in einem Bezirk von Guizhou und den 181.000 in einem Bezirk von Sechuan nicht ein Einziger vor dem 64. Lebensjahr an einer koronaren Herzkrankheit.[201] Laut Richard Peto von der Universität Oxford, einem der führenden Forscher der China-Studie, „zeigt die chinesische Erfahrung, dass sich die meisten westlichen Herzkrankheiten vermeiden lassen"[202].

Wir kennen heute die Nahrungsmittel, die hauptsächlich für den Anstieg des Blutcholesterin-Spiegels verantwortlich sind. Es sind die gesättigten Fette (meist in tierischen Produkten) und die gehärteten Fette (hauptsächlich in Gebäck, Keksen, Margarine und anderen verarbeiteten Nahrungsmitteln). Und in zunehmendem Maße wird, wie Dr. Campbell in seinem hervorragenden, 2005 erschienenen Buch *The China Study* (Die China-Studie) klarmacht, auch tierisches Eiweiß als eine Hauptursache für hohes Cholesterin betrachtet.[203]

Inzwischen kennt man viele den Cholesterinspiegel senkende Nahrungsmittel, darunter Sojaprodukte, Vollwertgetreide, Gemüse und Obst. Im Allgemeinen gilt: Je höher der Anteil an Ballaststoffen (die es in unverarbeiteter Pflanzennahrung, aber nicht in tierischen Produkten gibt) und Hülsenfrüchten (Erbsen und Bohnen) in der Ernährung ist, desto niedriger ist der Blutcholesterin-Spiegel.

Aufgrund der Fülle von Informationen, die die China-Studie zusammentrug, kam Dr. Campbell zu der Auffassung, dass nach den wissenschaftlichen Indizien eine Nahrung auf pflanzlicher Basis mit minimalen tierischen Anteilen als ideale Ernährungsform des Menschen gelten kann. Tatsächlich ist das Buch *The China Study* eines der stärksten wissenschaftlichen Argumente, die jemals für diese Ernährungsweise gesammelt wurden. Sie erinnern sich, dass man die China-Studie mit der Absicht ins Leben rief, den Grund für die sehr unterschiedlichen Krebsraten unter den chinesischen Bezirken zu verstehen. Laut Dr. Campbell bestand die wichtigste Antwort im unterschiedlich hohen Verzehr tierischer Nahrungsmittel:

Zu den dramatischsten Erkenntnissen des China-Projekts gehört die starke Verbindung zwischen Nahrungsmitteln tierischen Ursprungs und Krebs. ... Wir stellten fest, dass eines der stärksten Anzeichen für westliche Krankheiten das Blutcholesterin war. ... Ein niedriger Blutcholesterin-Spiegel bedeutete weniger Herzkrankheiten, Krebs und andere westliche Krankheiten. ... Mit dem Absinken des Cholesterinspiegels im Blut von 170 Milligramm pro Deziliter auf 90 Milligramm pro Deziliter gingen die Krebserkrankungen der Leber, des Rektums, des Dickdarms, der Lunge, der Brust, des Magens, der Speiseröhre, des Gehirns (bei Erwachsenen und Kindern) sowie Leukämie (bei Erwachsenen und Kindern) zurück. ... Es reicht nicht aus, einfach ein paar kleine Veränderungen in der Ernährung vorzunehmen, um Krebs zu verhindern. Ein wesentlicher Umschwung zu Nahrungsmitteln auf pflanzlicher Basis und die Abkehr von tierischen Produkten wird wahrscheinlich von größerem Nutzen sein.[204]

Krebs und tierische Nahrungsmittel

Wenn die Wechselbeziehung zwischen Krebs und dem Konsum tierischer Nahrungsmittel tatsächlich so gewaltig ist, wie die China-Studie ergab, würde man von anderen Studien dieselben Ergebnisse erwarten. Es zeigt sich, dass das bei vielen tatsächlich der Fall war. Eine Studie mit 122.000 amerikanischen Krankenschwestern ergab zum Beispiel, dass Frauen, die täglich Fleisch aßen, eine zweieinhalbfach höhere Wahrscheinlichkeit hatten, an Darmkrebs zu erkranken, als jene, die weniger als einmal im Monat Fleisch aßen. Im Jahre 2001 ergab eine von Harvard vorgenommene umfassende Überprüfung der Forschung über Milchprodukte und Prostatakrebs, dass die Männer, die im Laufe ihres Lebens die meisten Milchprodukte zu sich genommen hatten, doppelt so häufig an fortgeschrittenem und viermal so häufig an metastasierendem Prostatakrebs litten. Ein hoher Anteil Obst und Gemüse in der Ernährung war dagegen mit einem geringeren Risiko für fortgeschrittenen Prostatakrebs verbunden.[205]

Andere Studien, darunter die berühmte Physicians' Health Study*, bestätigten ebenfalls eine Verbindung zwischen dem Konsum von Milchprodukten und Prostatakrebs. Und eine Studie mit über 12.000

männlichen Mitgliedern der Kirche der Siebenten-Tags-Adventisten ergab, dass diejenigen, die regelmäßig Sojamilch statt Kuhmilch tranken, das Prostatakrebsrisiko um sage und schreibe 70 Prozent verringerten.[206]

Die männlichen Chinesen, die sich heute noch traditionell vollwertig auf pflanzlicher Basis ohne Milchprodukte ernähren, gehören zu denen mit den niedrigsten Raten an fortgeschrittenem Prostatakrebs weltweit. Und niemand kann sagen, dass diese niedrigen Raten auf einem genetischen Vorteil beruhen, da chinesischstämmige Männer, die in den Vereinigten Staaten leben und sich nach amerikanischem Standard ernähren, zehnmal so hohe Raten aufweisen wie ihre ehemaligen Landsleute in China, die sich traditionell ernähren.

Wie wichtig die Ernährung auf pflanzlicher Basis ist, um Krebs zu verhindern, bestätigte sich 1997, als das amerikanische Krebsforschungsinstitut einen wichtigen internationalen Bericht mit dem Titel *Food, Nutrition and the Prevention of Cancer: A Global Perspective* (Nahrung, Ernährung und die Krebsprävention: Ein globaler Ausblick) herausgab.[207] In diesem Bericht, an dessen Erstellung mehr als 120 Mitarbeiter und Gutachter, unter anderem Mitglieder der WHO, der Organisation für Ernährung und Landwirtschaft der Vereinten Nationen, der Internationalen Behörde für Krebsforschung und das Nationale Krebsinstitut der Vereinigten Staaten beteiligt waren, wurden mehr als 4500 Forschungsstudien zum Thema Ernährung und Krebs analysiert.

Der Bericht enthält die Studie einer Gruppe von fünfzehn der führenden Forscher der Welt auf dem Gebiet von Ernährung und Krebs, die mehr als 200 Fallkontrollstudien über die Verbindung zwischen Obst und Gemüse und Krebs überprüften. Erstaunliche 78 Prozent dieser Studien ergaben, dass Obst und Gemüse statistisch eine Schutzwirkung gegen eine oder mehrere Krebsarten aufweisen. Nur 22 Prozent zeigten keine wesentliche Verbindung.

---

* Eine prospektive Gesundheits-Studie an 15.000 Ärzten in den USA. Anm. d. Übers.

Keine der Studien wies eine Zunahme von Krebs durch den Konsum dieser Nahrungsmittel auf.
Welche Ernährungsempfehlungen gab der Bericht insgesamt?

Ernähren Sie sich vorwiegend pflanzlich mit viel Gemüse, Obst und Hülsenfrüchten und nur minimalen Mengen stärkehaltiger Grundnahrungsmittel.[208]

Als Projektleiter der China-Studie und leitender wissenschaftlicher Berater am Amerikanischen Krebsforschungsinstitut, das den bahnbrechenden internationalen Bericht ins Leben gerufen hatte, kennt Dr. T. Colin Campbell diese Ergebnisse sehr genau. Aufgrund seiner Erkenntnisse für die Verbindung von Ernährung und Krankheit wurde er sehr deutlich:

Die überwiegende Mehrheit aller Krebserkrankungen, Herzkrankheiten und anderer Formen degenerativer Leiden kann einfach durch die Umstellung auf eine rein pflanzliche Ernährung verhindert werden.

Es entbehrt nicht einer gewissen Ironie, dass Dr. Campbell zu einem der entschiedensten wissenschaftlichen Verfechter einer rein pflanzlichen Ernährung wurde. Er wuchs auf einem Milchbauernhof auf, wo große Mengen Fleisch und Eier auf den Tisch kamen. Er promovierte mit einer Arbeit über effizientere Produktionsmöglichkeiten für tierisches Eiweiß, sodass der Anteil der tierischen Nahrungsmittel erhöht werden könnte. Er schreibt jedoch in seinem Buch *The China Study*, dass ihn sein bemerkenswerter Berufsweg als Ernährungswissenschaftler, der auf höchstem Niveau forschte, überzeugte, dass eine Ernährung mit möglichst wenig tierischen Produkten die gesündeste sei. Er sei einfach nur den wissenschaftlichen Belegen gefolgt.

Jetzt ernährt er sich zu 99 Prozent vegetarisch. Gemeinsam mit seiner Frau Karen zog er fünf Kinder mit pflanzlicher Ernährung groß.

China heute

Die China-Studie fiel genau in die Zeit, in der sich China gerade aus der jahrhundertelangen drückenden Armut in einen neu entdeckten Wohlstand begab. Die Studie machte deutlich, dass diese Nation mit mehr als einer Milliarde Menschen erhebliche Vorteile davon hätte, wenn sie ihren neuen Reichtum zur Lösung ihrer Probleme mit Unterernährung und unzureichenden sanitären Anlagen einsetzte und zugleich ihren Respekt vor einer vollwertigen, natürlichen, pflanzlichen Ernährung beibehielte. Ein solcher Weg könnte viel dazu beitragen, die „Armutskrankheiten" zu beseitigen, ohne sie gegen die „Wohlstandskrankheiten" einzutauschen.

Das wäre am klügsten gewesen, doch leider kam es nicht so. Viele Chinesen – denen sich Nahrungsmittelrationierung, lange Warteschlangen und ein knurrender Magen ins Gedächtnis eingebrannt haben – verzichten heute für Kekse, Schokolade, Kartoffelchips, Zuckerwerk, Pudding, Brathühner und Burger, die sie mit einem westlichen Leben im Überfluss assoziieren, bereitwillig auf traditionelle Grundnahrungsmittel wie Vollkorn und frisches Gemüse. Da sie größtenteils erst vor Kurzem damit in Berührung kamen, sind sie leichte Beute der Werbestrategien und anderen Marketingtaktiken der meist aus den USA stammenden Hersteller von Fertigprodukten, die alles so modern und großartig aussehen lassen und natürlich nie auf die unvermeidlichen gesundheitlichen Folgen hinweisen.

Leider ziehen weder die chinesische Regierung noch die Bevölkerung eine Lehre aus der China-Studie. Die Nation, die die größte Studie der Weltgeschichte über Ernährung und Gesundheit ins Leben rief, kümmert sich nicht um ihre Erkenntnisse. Hunderte Millionen Chinesen geben die traditionelle Ernährung, die reich an Ballaststoffen und Vollkorn ist, zugunsten einer Kost auf, die weitaus mehr Zucker und tierisches Fett enthält. Die kleinen bäuerlichen Anwesen, die lange Zeit die Dorfmärkte belieferten, werden durch agrarwirtschaftliche Mischkonzerne ersetzt, die immer größere Supermärkte und Schnellrestaurants versorgen.

Die Menschen in China haben jetzt mehr Geld, mehr „Zeug" und mehr Probleme. Sie werden zunehmend von ihrer Atemluft, ihrem Trinkwasser – und ihrem Essen vergiftet.

China war traditionell eine vegetarische Kultur; Hamburger galten lange Zeit als prägendes Merkmal des amerikanischen Lebensstils. Noch 1974 wurde in den Vereinigten Staaten fast fünfzigmal mehr Fleisch gegessen als in China. Doch bis 2005 näherten sich die Chinesen der amerikanischen Standardernährung immer mehr an und aßen fast doppelt so viel Fleisch wie die Amerikaner. In den dreißig Jahren zwischen 1974 und 2004 erhöhte sich der Fleischkonsum in China um 12.700 Prozent.[209]

Im Jahre 1989 eröffnete *Kentucky Fried Chicken* (KFC) als erstes ausländisches Franchise-Unternehmen in China ein Schnellrestaurant. McDonald's und andere zogen rasch nach. Bis 2004 gab es mehr als 1200 KFC-Läden in China – das Unternehmen eröffnete fast täglich einen neuen – und der Chef und Eigentümer, Yum Brands, sagte dem Magazine *Fortune*, KFC verdiene „in China heute fast so viel Geld wie in den USA"[210].

Die Veränderungen im Ernährungsverhalten sind enorm. Während Werbespots im Fernsehen Millionen chinesischer Teenager durch Pop-Idole vom Pepsi-Genuss überzeugen, sind chinesische Kinder nun an Cheeseburger von McDonald's, Pizza von Pizza Hut und Brathühnchen von KFC gewöhnt.

Diese Veränderungen lassen nicht nur die Nettogewinne der multinationalen Konzerne anschwellen, sondern auch die Taillen der Chinesen: Noch im Jahre 1995 hatte nur einer von zehn Erwachsenen Übergewicht, heute ist laut einer Studie ein Drittel aller Chinesen davon betroffen.[211]

Es ist schon erstaunlich: Laut dieser Studie *bekamen in den letzten zehn Jahren mehr Chinesen Übergewicht, als die USA Einwohner haben.*

Inzwischen nimmt die Anzahl der stark übergewichtigen und auch der krankhaft übergewichtigen (adipösen) Menschen nicht nur unter Erwachsenen zu. Noch 1995 gab es Adipositas bei Kindern in China praktisch nicht. Doch eine im Jahre 2000 vom Institut für die Gesundheit von Kindern in Shanghai (Shanghai Childrens' Health Care Institute) durchgeführte Studie zeigte, dass fast 10 Prozent der chinesischen Kinder zwischen drei und sechs Jahren fettleibig waren.[212]

Neuere Untersuchungen belegen auch einen starken Anstieg des Blutcholesterins in ganz China und eine Zunahme von Bluthochdruck und Diabetes bei Kindern und Erwachsenen.[213] Insbesondere in städtischen Gegenden nehmen Herzerkrankungen und Krebs bereits dramatisch zu.

Es ist beunruhigend, was diese Veränderungen für die zukünftige Gesundheit der Chinesen bedeutet. Bereits jetzt führen kardiovaskuläre Krankheiten und Krebs bei chinesischen Erwachsenen die Liste der Todesursachen an. Wie alle Asiaten leiden Chinesen überaus leicht an Diabetes, und zwar schon bei einem wesentlich geringeren Gewicht als Menschen mit anderer genetischer Voraussetzung. Asiaten, insbesondere aus den fernöstlichen Ländern wie China, Korea und Japan, werden mit einer 60 Prozent höheren Wahrscheinlichkeit Diabetiker als Weiße mit demselben Gewicht.[214] Leider bekommen wir hier nur erste Eindrücke der mit ziemlicher Wahrscheinlichkeit eintretenden Langzeitschäden. Die gesundheitlichen Auswirkungen der Abkehr Chinas von der traditionellen Ernährungs- und Lebensweise haben erst begonnen, sich zu zeigen.

Es besteht eine bedauerliche und zugleich unheimliche Ähnlichkeit zwischen der heute in China zunehmend üblichen Ernährung und derjenigen der jüngeren Generation auf Okinawa. In beiden Fällen sind die Menschen darauf versessen, stark fett- und zuckerhaltige Nahrungsmittel zu sich zu nehmen, die auf der ganzen Welt durch amerikanische Konzerne wie McDonald's, Kentucky Fried Chicken und Coca-Cola symbolisiert werden. Und in beiden Fällen interessieren sie sich offenbar nicht für die gesundheitlichen Folgen, die die eingeschlagene Richtung zeitigt. Es ist eine Tragödie gewaltigen Ausmaßes, dass die in der China-Studie, der Hundertjährigen-Studie von Okinawa und vielen anderen Unternehmungen so sorgfältig gesammelten Erkenntnisse die Politik dieser Länder nicht prägen, nicht in das Bewusstsein ihrer Bevölkerung dringen und deren Lebensführung nicht beeinflussen.

Die Amerikaner glauben gerne, ihre Gesundheit sei vorbildlich, da sie für ihr Gesundheitswesen erheblich mehr ausgeben als jede andere Nation der Welt. Doch weit gefehlt. Tatsache ist, dass die neu in die Vereinigten Staaten eingewanderten Menschen weitaus gesünder sind als die Amerikaner selbst, obwohl sie keine Krankenversicherung und kaum Zugang zur Gesundheitsfürsorge haben, wie ein im Jahre 2006 veröffentlichter Bericht der Zentren für Gesundheitsüberwachung und Prävention (Centers for Disease Control and Prevention) zeigte. Die Studie ergab, dass die Einwanderer afrikanischer, asiatischer und hispanischer Abstammung zunehmend kränker werden, je länger sie im Land sind. Mit jedem Jahr steigt die Wahrscheinlichkeit, dass sie an Bluthochdruck, Adipositas und kardiovaskuläre Krankheiten erkranken. Und der Grund dafür? Der Ernährungs- und Lebensstil ist in den Vereinigten Staaten weitaus ungesünder als in vielen anderen Ländern.

Als Amerikaner finde ich es zutiefst verstörend, dass eine Ernährungsweise, die aus meinem Land kommt, so viele Probleme verursacht und sich so weit in der Welt ausbreitet. Da wir jedoch auf eine Veränderung in der Politik hinarbeiten, die eines Tages den Gesellschaften überall auf der Welt helfen wird, Nutzen aus den Entdeckungen der China-Studie und der Hundertjährigen-Studie von Okinawa zu ziehen, tröste ich mich damit, dass wir uns als einzelne Menschen diesen großen Informationsschatz bereits jetzt zunutze machen können.

Wenn Sie die Lehren aus diesen beiden Studien beherzigen und in die Fußstapfen der gesündesten und langlebigsten Völker der Erde treten, machen Sie einen großen Schritt in Richtung eines gesünderen und zufriedeneren Lebens. Doch Ihre Entscheidungen beeinflussen nicht nur Ihr Leben. Sie verbinden sich auch mit den Energien von Millionen anderer Menschen, die auf der Suche nach einer gesünderen Lebensweise sind und ein Gegengewicht schaffen, das den Lauf der Geschichte ändern kann und wird.

Die meisten von uns sehen sich natürlich nicht als Vermittler sozialer Veränderungen. Nur wenige von uns wagen es überhaupt, sich vorzustellen, dass unser Leben die Geschichte beeinflussen kann. Aber jeder von uns bewirkt durch seine Handlungen tatsächlich etwas, und die Summe aller Einzelaktionen schreibt die Geschichte unserer Zeit.

Jedes Mal, wenn jemand die Fast-Food-Kultur und den in unserer Welt Amok laufenden, konsumorientierten Materialismus herausfordert, kommt es zu einer kleinen Welle der Hoffnung. Wenn diese kleinen Wellen von einer Million verschiedener Orte aufeinandertreffen, bilden sie einen zunehmend kraftvolleren Strom. Wenn wir uns durch unsere Lebensweise erklären, geben wir ein Beispiel, das nach außen strahlt, ein Beispiel, das durch seine Authentizität andere inspiriert und hilft, die Welt neu zu ordnen.

Wenn Sie verlangen, dass Ihre Nahrung natürlich, nahrhaft und im Einklang mit ihrem körperlichen Wohlbefinden sowie der Ganzheit Ihres Geistes sei, gehen Sie einen wichtigen Schritt in Richtung eines langen und gesunden Lebens, doch Sie tun auch noch etwas mehr. Wenn Sie sich gegen die „McDonaldisierung" der Welt auflehnen, tragen Sie dazu bei, eine gesündere Zukunft für all die zu schaffen, die noch kommen werden.

8
Der Weg zu Gesundheit und Heilung

Und doch könnten Sie widersprechen: „Was ist aber mit dem Menschen, der säuft wie ein Loch, raucht wie ein Schlot, frisst wie ein Scheunendrescher und trotzdem 85 Jahre alt ist?" Das kann man damit vergleichen, dass Sie auch einmal mit 190 Kilometer in der Stunde von San Francisco nach Los Angeles fahren und dennoch ankommen können – aber wetten sollten Sie nicht darauf. Selbstmord funktioniert vielleicht nicht gleich beim ersten Mal, versuchen Sie's einfach wieder. Die Chancen werden besser.
Dr. Walter Bortz*

Eine hauptsächlich auf pflanzlicher Kost beruhende Ernährung hat faszinierende Vorteile. Mit dieser Schlussfolgerung hilft uns Dr. Colin Campbell, eine der Hauptursachen für die gute Gesundheit der langlebigsten Völker der Welt zu verstehen. Und nicht nur er allein: Denken Sie zum Beispiel an die außergewöhnlichen Leistungen von Dr. Dean Ornish.

Dieser war maßgeblich daran beteiligt, der Ernährung eine wichtige Rolle im medizinischen Denken zuzuweisen. Als Absolvent der medizinischen Fakultät an der Universität von Harvard erlebte er, dass seine Arbeit an prominenter Stelle in den gängigen Medien, einschließlich der Titelseiten von *Newsweek*, *Time* und *U.S. News & World Report*, veröffentlicht wurden. Dr. Ornish brachte mehr als vierzig Versicherungsträger dazu, sein Programm zur Behandlung von Herzkrankhei-

---

* Ehemaliger Vizevorsitzender des Arbeitskreises der Amerikanischen Medizinischen Gesellschaft und des Verbandes der Amerikanischen Krankenschwestern, ehemaliger Präsident der Amerikanischen Geriatrischen Gesellschaft und derzeit Vorsitzender der Diabetes-Forschung und Wellness-Stiftung sowie Leitender Berater für ein gesundes Silicon Valley

ten in ihren Leistungskatalog aufzunehmen, und seine zahlreichen Bestseller halfen Millionen von Menschen, ihre Gesundheit selbst in die Hand zu nehmen und ihre Lebensqualität zu verbessern.

Seine bekannteste Forschungsarbeit ist die Lifestyle-Heart-Studie über den Einfluss des Lebensstils auf das Herz, in der er Patienten mit Herzkrankheiten in fortgeschrittenem Stadium nicht medikamentös, sondern ausschließlich durch Veränderungen ihrer Lebensgewohnheiten behandelte.[215] Er setzte eine Patientengruppe ein Jahr lang auf pflanzliche Kost mit sehr wenig Fett, forderte sie auf, mit dem Rauchen aufzuhören, sich regelmäßig etwas sportlich zu betätigen, eine halbe Stunde am Tag mit Dehnübungen, Meditieren, Entspannen oder einer anderen Form von Stressabbau zu verbringen und an wöchentlichen psychologischen und sozialen Gruppenveranstaltungen teilzunehmen. Gleichzeitig wurde eine Kontrollgruppe mit der Standardtherapie der Amerikanischen Herzgesellschaft bei Herzkrankheiten behandelt, die eine beträchtliche Menge magerer tierischer Produkte und Cholesterin senkender Medikamente umfasst.

Die Ergebnisse revolutionierten die Behandlung von Herzkrankheiten weltweit. Die Patienten, die Dr. Ornishs Versuchsprogramm bis zum Schluss durchhielten, erzielten medizinisch bisher nicht gekannte Verbesserungen der Gesundheit und Vitalität. Durchschnittlich reduzierte sich ihr Gesamtcholesterin-Wert von 227 auf 172 Milligramm pro Deziliter, wobei das LDL (das „schlechte") Cholesterin noch drastischer absank – von 152 auf 95 mg/dl Milligramm pro Deziliter. Des Weiteren gingen Häufigkeit, Dauer und Schweregrad der Brustschmerzen stark zurück. Je genauer sich die Patienten an die Empfehlungen zur Lebensführung hielten, desto eher gesundete ihr Herz. Bei fast allen Teilnehmern an Dr. Ornishs Programm schritt die Herzkrankheit nicht nur nicht weiter fort, sondern besserte sich sogar deutlich. So etwas hatte es bis dahin in der Geschichte der Herztherapie nicht gegeben.

Und wie erging es der Kontrollgruppe, die das Therapieprogramm der Amerikanischen Herzgesellschaft absolvierte? Sie schnitt nicht annähernd so gut ab. Die Brustschmerzen traten häufiger und stärker auf und dauerten länger. Während sie in Ornishs Gruppe um 91 Prozent abnahmen, stiegen sie bei der Kontrollgruppe um 165 Prozent an. Zudem war der Spiegel ihres „schlechten" (LDL)-Cholesterins deutlich höher als in Ornishs Gruppe, selbst die Verstopfung der Gefäße nahm zu.

Mehr als 2000 Patienten haben das Ornish-Programm nun in Krankenhäusern in ganz Amerika abgeschlossen. Die meisten konnten durch eine Umstellung ihrer Lebensweise Bypass-Operationen und Angioplastie vermeiden und ersparten sich dadurch nicht nur viel Leid, sondern auch eine Menge Geld. Eine Krankenversicherung (Highmark Blue Cross/Blue Shield) hatte im ersten Jahr um die Hälfte weniger Kosten, eine andere (Mutual of Omaha) sparte im selben Zeitraum pro Patient 30.000 Dollar.

Ausschlaggebend für die vollständige oder teilweise Erstattung der Kosten für das Ornish-Programm durch mehr als vierzig Versicherungsgesellschaften in den USA ist, dass es durch die Therapierichtlinien der Amerikanischen Herzgesellschaft nur bei jedem sechsten Patienten zu einer erkennbaren Besserung seines Herzleidens kommt, während bei Ornish mit seiner ausgesprochen fettarmen und auf pflanzlicher Kost beruhenden Ernährung drei von vier Patienten solche lebensverändernden Ergebnisse erwarten dürfen.

Ein häufiger Irrtum ist, dass Ornish jedem eine sehr fettarme Ernährung empfehle. Faktisch ergaben seine Studien, dass eine vollwertige, extrem fettarme Ernährung auf pflanzlicher Basis (zusammen mit anderen Veränderungen der Lebensgewohnheiten) bei Herzerkrankungen (und Prostatakrebs) wahre Wunder wirkt. Wollen Sie hingegen einfach ein paar Kilo abnehmen oder ihren Cholesterinspiegel senken, müssen Sie ihren Fettkonsum weniger drastisch einschränken. Konzentrieren Sie sich allerdings nur darauf, wie viel Fett Sie zu sich nehmen, und versuchen, es so weit wie möglich einzuschränken, kann das durchaus der falsche Weg sein, denn die Art des Fettes ist ganz genauso wichtig wie die Menge.

Im Februar 2006 stürzten sich die Medien auf die Studienergebnisse der Initiative für die Gesundheit der Frau zur Ernährungsumstellung (Women's Health Initiative Dietary Modification Study). Die Schlagzeilen suggerierten die Unwirksamkeit einer fettarmen Ernährung. Beim Weiterlesen erfuhr man aber, dass es doch nicht so einfach war.

Zum einen unterschied die Studie nicht zwischen gesunden und schädlichen Fetten. Zum anderen reduzierten die Probandinnen, die sich „fettarm" ernährten, ihren Fettkonsum nicht sehr stark. Ihre Ernährung hatte einen Fettanteil von 29 Prozent, nicht 20 Prozent, wie die Studie vorsah. Und selbst diese Menge war vielleicht noch zu niedrig geschätzt, weil Menschen oft behaupten, dass sie sich gesünder ernähren, als sie es tatsächlich tun. Erstaunlicherweise reduzierte die Kontrollgruppe ihren Fettkonsum in ähnlicher Höhe.

Es war äußerst bedauerlich, dass viele Menschen durch die Schlagzeilen den Eindruck gewannen, Veränderungen der Ernährung und der Lebensgewohnheiten seien nicht so wichtig. Denn sie sind von enormer Bedeutung. Die bahnbrechende INTERHEART-Studie an 29.000 Männern und Frauen in 52 Ländern ergab neun mit Ernährung und Lebensstil zusammenhängende Faktoren für das Herzinfarktrisiko bei 94 Prozent der Frauen und 90 Prozent der Männer. Das galt für alle geografischen Regionen und bei jeder Ethnie weltweit.

Wie man sich gegen Herzkrankheiten wappnet

Weniger bekannt als Dr. Ornish, aber gleichermaßen von den gesundheitlichen Vorteilen einer pflanzlichen Ernährung überzeugt ist der Chirurg und Forscher Dr. Caldwell B. Esselstyn jun. von der Cleveland-Klinik. In der Amerikanischen Fachzeitschrift für Kardiologie, *The American Journal of Cardiology*, beschreibt Dr. Esselstyn seine zwölfjährige Studie, in deren Verlauf, wie er es ausdrückte, „Patienten sich geradezu gegen Herzkrankheiten wappneten", indem sie sich nahezu ohne tierische Produkte ernährten.[216]

Alle Patienten in Esselstyns Studie waren zu Beginn schwer herzkrank, doch nachdem sie zwölf Jahre an seinem Programm teilgenommen hatten, lebten 95 Prozent von ihnen noch, und es ging ihnen gut. Wie krank waren sie anfänglich? Bei Esselstyns 18 Probanden gab es in den acht Jahren vor ihrer Beteiligung an der Studie insgesamt 48 ernst zu nehmende kardiovaskuläre Ereignisse. Doch in den zwölf Jahren der Studie kam es bei den 17 Patienten, die bei seinen Ratschlägen blieben, zu keinem einzigen.

Ist eine Ernährungsweise mit sehr wenigen tierischen Produkten zu schwer einzuhalten? Esselstyn glaubt das nicht. Er schreibt:

Einige kritisieren die pflanzliche Ernährung als extrem oder drakonisch. Das Wörterbuch definiert „drakonisch" als „unmenschlich grausam". Bei genauerer Betrachtung zeigt sich jedoch, dass mit „extrem" oder „unmenschlich grausam" nicht die pflanzliche Ernährungsweise beschrieben wird, sondern die Folgen unserer heutigen westlichen Essgewohnheiten. Muss das Brustbein wegen einer Bypass-Operation aufgeschnitten werden oder macht ein Schlaganfall jemanden zu einem nicht mehr sprechfähigen Invaliden, kann man das als extrem interpretieren, und wenn zur Krebsbehandlung eine Brust, die Prostata, der Darm oder das Rektum entfernt werden muss, darf das sehr wohl als unmenschlich grausam gelten. Diese Krankheiten findet man jedoch selten bei Menschen, die sich pflanzlich ernähren.[217]

Ähnliche Überlegungen stellt Dr. Dean Ornish an:

Ich verstehe nicht, was drastisch daran ist, wenn man Menschen dazu auffordert, sich ausgewogen vegetarisch zu ernähren, während es medizinisch schonend sein soll, sie aufzuschneiden oder ihnen für den Rest ihres Lebens starke Cholesterinsenker zu verpassen.[218]

Im November 2005 veröffentlichte *National Geographic* eine Titelgeschichte, die die richtungweisenden Artikel der Zeitschrift aus den 1970er Jahren wiedergab. Unter dem Titel *The Secrets of Living Longer* (Die Geheimnisse eines längeren Lebens) wurde im Leitartikel über drei zeitgenössische Gruppen sehr alter Menschen aus Okinawa, Sardinien und Loma Linda (Kalifornien) berichtet, die sich alle pflanzlich ernährten. Zum Schluss zog *National Geographic* das Fazit: „Werden Sie Vegetarier!"[219]

In ähnlicher Weise raten die Forscher, die die seit 25 Jahren laufende Hundertjährigen-Studie auf Okinawa durchführten, eindringlich dazu: „Halten Sie den Verzehr tierischer Produkte gering."[220] Wie Dr. Ornish erklärt, sind „es hauptsächlich die tierischen Produkte, die uns umbringen. Wir können ohne sie eindeutig besser leben".

Mit ihrer Empfehlung, die auf tierischen Produkten beruhende Ernährung weitgehend durch pflanzliche Kost zu ersetzen, sind Ärzte wie T. Colin Campbell, Dean Ornish und Caldwell Esselstyn in der heutigen westlichen Gesellschaft eher Außenseiter, insbesondere, weil so viele Menschen von den kurzfristigen Versprechungen der Atkins-Diät und ihren kohlenhydratarmen Verwandten angelockt werden. Doch anders als Dr. Atkins stützt die medizinische Fachliteratur diese Ärzte und ihr Gedankengut und ihre Vorschläge haben sich langfristig als praktikabel erwiesen.

Ich habe den Vorzug, mit allen drei Ärzten befreundet zu sein, und weiß, dass sie schlank sind und dass es ihnen gut geht mit der pflanzlichen Vollwerternährung, deren Verfechter sie sind. Sie gleicht verblüffend derjenigen, mit der schon die Älteren aus Okinawa, Abchasien, Vilcabamba und Hunza lang erfolgreich waren. Ich weiß auch, dass jeder von ihnen zumindest gelegentlich kleine Mengen von Wildfisch (keinen Zuchtfisch) zu sich nimmt. Das stimmt mit der traditionellen Lebenserfahrung überein, denn es gibt meines Wissens keine Gesellschaft, die mit ausschließlich pflanzlicher Ernährung lange Bestand hatte. Es gab wohl einige traditionelle Kulturen, deren einzige tierische Produkte in Grashüpfern, Käfern, Raupen oder anderen Insekten bestanden, aber alle haben zumindest ganz geringe Mengen tierischer Kost zu sich genommen.

Bei den Hunza ist das gelegentlich Ziegen- oder Schafmilch und an seltenen Festtagen das Fleisch dieser Tiere. Bei den Menschen in Vilcabamba sind es Eier von frei laufenden Hühnern und ganz selten Wildfleisch. In Abchasien wird regelmäßig Matzoni, ein fermentiertes Milchprodukt, getrunken und gelegentlich Rindfleisch von Weidetieren gegessen. Und die älteren Menschen auf Okinawa essen regelmäßig Wildfisch.

So bekommen diese Kulturen, die sich ohne den Nutzen von Vitaminpillen oder anderen Nahrungsergänzungen entwickelt haben, Nährstoffe, die bei einer ausschließlich veganen Ernährung fehlen oder nur unzureichend vorhanden sein könnten, etwa Vitamin B_{12}. Und sie sorgen außerdem dafür, dass ihre Versorgung mit Omega-3-Fettsäuren sichergestellt ist, die wir alle für unsere Gesundheit brauchen.

Ein entscheidender Nährstoff

Die Vorteile einer angemessenen Versorgung mit Omega-3-Fettsäuren sind vielfältig und ungeheuer groß, will man in allen Lebensphasen körperlich und geistig optimal gesund sein. Sie unterstützen bei der Regeneration von Herzkrankheiten, kurbeln das Immunsystem an, bekämpfen degenerative Krankheiten, erhöhen die Fruchtbarkeit, verbessern die geistige Gesundheit und sorgen für eine gesunde Haut. Eine angemessene Versorgung macht weniger empfänglich für Entzündungs- und Autoimmunerkrankungen, senkt die Asthma-Wahrscheinlichkeit und reduziert die Gefahr vieler geistiger und emotionaler Störungen, unter anderem Depressionen und Alzheimer.

In früheren Zeiten nahmen die Menschen durch den Verzehr vieler Wildpflanzen und Wildtiere ausreichend Omega-3-Fettsäuren zu sich. Doch heute werden kaum noch Wildpflanzen gegessen, die modernen Fleischsorten, Milchprodukte und Eier enthalten sehr viel weniger davon. Infolgedessen haben die meisten Menschen in den modernen Industrieländern einen bedauerlichen Mangel an diesen wichtigen Nährstoffen. Die mit der Nahrung aufgenommenen Omega-3-Fettsäuren sind in den Vereinigten Staaten heute auf 20 Prozent der Menge abgesunken, die noch vor hundert Jahren in der Nahrung enthalten war.*

---

* Der Ergebnisbericht der Nationalen Verzehrstudie beklagt ebenfalls, dass in Deutschland zu wenig Fisch gegessen wird. 16 Prozent der Deutschen essen überhaupt keinen Fisch. Im Mittel wird nur die Hälfte der empfohlenen Menge von 200 Gramm pro Woche verzehrt. Anm. d. Übers.

Woher also kann man sie beziehen? Omega-3-Fettsäuren gibt es reichlich in Leinsamen und Leinöl und in fettem Seefisch, wie Lachs, Hering, Makrelen und Sardinen, sowie in geringeren Mengen in Walnüssen, Hanfsamen, grünen Blattgemüsen, Öl aus Doppel-Null-Raps und Sojaöl.

Leinsamen gehörte lange zu den Grundnahrungsmitteln bei den Hunza und den Abchasen und wird in weiten Teilen Europas gegessen. Als Quelle für Omega-3-Fettsäuren hat er gegenüber Fisch den eindeutigen Vorteil eines hohen Gehalts an Lignanen. Diese Nährstoffe senken den Cholesterinspiegel, vermindern das Risiko von Herzkrankheiten sowie von Brust-, Dickdarm- und Prostatakrebs. Dank des hohen Lignangehalts erwies sich Leinsamen auch als äußerst wertvoll zur Abmilderung des prämenstruellen Syndroms (PMS) sowie der unangenehmen Symptome der Wechseljahre. Als Forscher an der Universität von Toronto 68 verschiedene Nahrungsmittel auf ihren Lignangehalt untersuchten, stellten sie fest, dass Leinsamen zwischen 75- und 800-mal mehr Lignane enthält als jedes andere.[221]

Zudem enthält Leinsamen keinen der Schadstoffe und keine Schwermetalle wie Quecksilber, die leider heute im Fisch zunehmend häufiger vorkommen.[222]

Andererseits hat fetter Seefisch, wie Lachs, einige Vorteile gegenüber Leinsamen und Leinöl. Er ist vor allem eine weitaus ergiebigere Quelle für die langkettigen Omega-3-Fettsäuren DHA (Docosahexaensäure) und EPA (Eikosapentaensäure), die wichtig für eine gesunde Funktionsfähigkeit und Entwicklung sind. Sowohl DHA als auch EPA nutzen dem Herzen, wobei DHA besonders entscheidend für die Gehirnentwicklung von Ungeborenen und Neugeborenen ist.[223] 15 bis 20 Prozent der Hirnrinde und 30 bis 60 Prozent der Netzhaut bestehen aus DHA, damit ist sie für die gesunde Entwicklung auch von Kindern im Wachstumsalter wesentlich. Zusätzlich können Omega-3-Fettsäuren aus Seefisch die Prostatakrebs-Prävention unterstützen, was die pflanzlichen Omega-3-Fettsäuren offenbar nicht können. Die alten Menschen von Okinawa, die eine der niedrigsten Raten von Prostatakrebs haben, beziehen reichlich Omega-3-Fettsäuren aus Seefisch.

Mit Ausnahme von einzelligen Meerespflanzen und Seetang liefert keine Pflanze, Leinsamen eingeschlossen, wesentliche Mengen langkettiger Fettsäuren. Der menschliche Körper kann zwar die kürzerkettigen Omega-3-Fettsäuren des Leinsamens und Leinöls in DHA und EPA umwandeln, bezüglich der Effizienz, mit der er diese Umwandlung vornehmen kann, gibt es aber große Unterschiede.

Der im großen Stil beworbene Wert von Fisch als gesundem Nahrungsmittel ist hauptsächlich den extrem hohen Konzentrationen langkettiger Omega-3-Fettsäuren in Wildlachs und anderen Sorten von fettem Seefisch geschuldet. Kein Lachs oder irgendein anderer Fisch oder ein anderes Tier bildet übrigens die Omega-3-Fettsäuren selbst, doch der Wildlachs nimmt sie durch den Verzehr bestimmter, diese wichtigen Nährstoffe produzierender Algen auf. Sie konzentrieren sich im Körper des Lachses und werden in seinem Fett gespeichert. Wildlachs ist eine reiche Quelle für Omega-3-Fettsäuren, Zuchtlachs hingegen enthält weitaus weniger dieser essenziellen Nährstoffe.

Gezüchtet und gefährlich[224]

Lachs und anderer Fisch, den die Menschen heute essen, stammt zunehmend aus Fischzuchten. Waren es 1990 nur sechs Prozent des weltweiten Lachskonsums, belief sich die Menge lediglich acht Jahre später bereits auf die Hälfte, mit weiterhin steigender Tendenz.[225]

Heute kommt praktisch jeder in den USA verzehrte Wels, jede Regenbogenforelle, die meisten Shrimps und der Lachs aus Zuchtbetrieben. Alaska-Lachs ist immer wild, aber der Lachs aus dem Atlantik, den es zurzeit in Supermärkten oder Restaurants gibt, ist gezüchtet. Lachs in Dosen ist entweder Wildlachs oder Zuchtlachs (kommt er aus dem Atlantik, ist es Zuchtlachs). Fehlen entsprechende Angaben, handelt es sich meist um Zuchtlachs.

Gibt es Gründe dafür, Zuchtfisch zu meiden? Ja, die gibt es und sogar sehr gute. Der Wildlachs begeistert die Menschen schon lange, hauptsächlich, weil er einen Teil seines Lebens im Süßwasser und einen Teil im Salzwasser verbringt und mit seinem Geruchssinn, der tausendmal besser ist als der von Hunden, Tausende von Kilometer zum Laichen an die Stelle zurückkehrt, an der er geschlüpft ist. Die Geschichte des Zuchtlachses ist jedoch weitaus trostloser. Mit bis zu 50.000 Artgenossen pro Unterwasserkäfig zusammengepfercht, kippt das Wasser, durch das sie atmen und das sie aufnehmen, aufgrund ihrer Exkremente schnell um. Folglich erhalten sie routinemäßig eine Vielzahl von Medikamenten, Hormonen, Antibiotika und Impfstoffen, damit sie überhaupt am Leben bleiben.

Wildlachs erhält seine charakteristische rosa-orange Farbe durch den Verzehr von Krill (Kleinkrebse). Das Fleisch von Zuchtlachs ist dagegen von stumpfer, gräulicher Farbe, die für die Kunden unattraktiv wäre. Also wird seinem Futter für die gewünschte Farbe chemisch synthetisiertes Astaxanthin beigemischt.

Aus vielen Studien geht hervor, dass Zuchtfisch viel mehr toxische Chemikalien und andere Schadstoffe enthält als Wildfisch; diese beeinträchtigen das zentrale Nervensystem und das Immunsystem und können zu Krebs sowie zu angeborenen Fehlbildungen führen.[226] Die Fischzuchtindustrie behauptet beharrlich, diese Studien seien nicht aussagekräftig. Doch im Jahre 2004 erschien nach zwei Jahren Forschung eine fast zwei Millionen Dollar teure Studie, die den Zustand der Lachsbestände auf der ganzen Welt erschöpfend auswertete. Sie wurde von einigen der weltweit führenden Experten für industrielle Schadstoffe aus Cornell und anderswo durchgeführt und in der Zeitschrift *Science* veröffentlicht.[227]

Die Studie ergab so große Mengen an Polychlorierten Biphenylen (PCB), Dioxinen und verbotenen Pestiziden wie Toxaphen, dass Zuchtlachs nach den Richtlinien der amerikanischen Umweltschutzbehörde (US Environmental Protection Agency) höchstens einmal im Monat gegessen werden sollte. Die in den Supermärkten in Boston und San Francisco gekauften Zuchtfischfilets waren so stark belastet, dass selbst eine halbe Portion im Monat zu viel gewesen wäre. Da diese Empfehlungen nur in Bezug auf das Krebsrisiko gegeben wurden, sprachen sich die Forscher dafür aus, dass Frauen und Mädchen ihn noch seltener essen sollten, und wiesen darauf hin, dass schwangere

Frauen diese Schadstoffe an ihre ungeborenen Kinder weitergeben können und somit ihre geistige Entwicklung und das Immunsystem geschädigt werden.

Der Verband der Lachs- und Forellenzüchter bezeichnete die neue Studie als „gefährliche Panikmache und einen Schuss ins Blaue". George Lucier, ein ehemaliger Direktor des toxikologischen Untersuchungsprogramms im Gesundheitsministerium und Autor von mehr als 200 Studien über toxische Chemikalien, widersprach. Wie viele andere unabhängige amerikanische Fachleute nannte er die Ergebnisse „unbestreitbar".

Unheilvolles Quecksilber

Viele der heutigen Fischarten sind leider mit Methylquecksilber belastet.[228] Dies ist ein ernstes Problem, da Methylquecksilber das Gehirn und das gesamte Nervensystem schädigt und Verhaltensprobleme und Intelligenzverlust bei Kindern verursacht. Viele neuere Studien bringen Quecksilberbelastungen mit Schäden am Immun- und Fortpflanzungssystem sowie mit Herzkrankheiten in Verbindung. Eine chronische geringfügige Belastung im Mutterleib oder in den ersten Lebensjahren verzögert die Entwicklung und behindert die Leistungen bei Aufmerksamkeitstests, feinmotorischen Fähigkeiten, der Sprache, der visuellen und räumlichen Orientierung und beim Wortgedächtnis. In hohen Konzentrationen führt Quecksilber nicht nur zu Intelligenzminderung, sondern auch zu Zerebralparesen, Taubheit, Blindheit und zum Tod.

Menschen werden hauptsächlich durch den Verzehr von Fisch mit Methylquecksilber belastet. Dieses Problem ist heute bereits so weit verbreitet, dass in den USA jede sechste Frau im gebärfähigen Alter teratogene Konzentrationen im Blut hat. Das heißt, 630.000 der vier Millionen Babys, die jedes Jahr in den Vereinigten Staaten geboren werden, erleiden wahrscheinlich ein gewisses Maß an neurologischen Schäden, da sie im Mutterleib gefährlichen Mengen Quecksilber ausgesetzt waren.

Eine Studie mit wohlhabenden Bewohnern im Gebiet um die San

Francisco Bay aus dem Jahr 2002 ergab gefährliche Quecksilberkonzentrationen im Blut derjenigen, die Steaks vom Schwertfisch, Loup de mer, Heilbutt und Gelbflossen-Thunfisch aßen.[229] Die Studie war die erste über den Quecksilberspiegel bei Menschen mit mittlerem und höherem Einkommen, die aus gesundheitlichen Gründen Fisch aßen, und wurde von der Internistin Dr. Jane Hightower am California Pacific Medical Center in San Francisco durchgeführt. Dr. Hightower erklärte: „Wir fanden heraus, dass der Quecksilberspiegel steigt, wenn die Menschen Fisch essen. Lassen sie den Fisch weg, sinkt er wieder ab. So einfach ist das."[230]

Ein an der Studie teilnehmendes Kind hatte einen Quecksilber-Blutspiegel, der den von der EPA und der US-amerikanischen Akademie der Wissenschaften (U. S. American Academy of Sciences) festgesetzten Grenzwert um das Dreifache überschritt. Das Mädchen war teilnahmslos, verlor allmählich seine sprachliche Ausdrucksfähigkeit und konnte seine Schuhe nicht mehr selbst zubinden – es aß zwei Dosen Thunfisch pro Woche.

Dr. Hightower wies ihre kranken und hoch mit Quecksilber belasteten Patienten an, sechs Monate lang keinen Fisch oder nur solchen zu essen, der kein Quecksilber speichert, wie Wildlachs, Sardinen, Seezunge, Buntbarsch oder kleine Schalentiere. Befolgten sie ihren Rat, sanken die Quecksilberwerte sehr stark ab, obwohl es manchmal viele Monate dauerte, bis sich Besserungen zeigten.

Leider ist die Belastung von Fisch durch Quecksilber weiter verbreitet, als allgemein erkannt wird. Im Jahre 2005 gab die *Chicago Tribune* eine der umfassendsten Studien über Quecksilber in handelsüblichem Fisch in Auftrag, die je gemacht wurde, und erhielt beunruhigende Schlussfolgerungen. In einer Artikelserie, die den Pulitzer-Preis für investigativen Journalismus redlich verdient hätte, beschrieb die Zeitung, dass die US-Regierung den Verzehr von Meeresfrüchten mit zu hoher Quecksilberbelastung jahrzehntelang wissentlich geduldet hatte. Aufsichtsbehörden spielten die Gefahren herunter, unterließen grundlegende Maßnahmen zum Schutz der Volksgesundheit und täuschten die Verbraucher über die wahren Gefahren.[231]

Jahrelang hat die US-Regierung der Öffentlichkeit weisgemacht, dass fettarmer Thunfisch in Dosen bezüglich des Quecksilbergehalts eine gute Wahl sei. Doch die Studie der *Chicago Tribune* deckte auf, dass die amerikanische Thunfischindustrie oft hoch mit Quecksilber belastete Thunfischarten als fettarmen Thunfisch in Dosen verpacken und verkauft – ein Produkt, das die Regierung als wenig quecksilberhaltig empfiehlt. Die Folge ist, dass der Verzehr von Thunfisch in Dosen – der zu den beliebtesten Nahrungsmitteln der Nation gehört – weitaus gefährlicher ist, als Regierung und Industrie den Verbraucher glauben machten.[232]

Was können wir tun?

Fisch ist die reichste Nahrungsquelle für die wichtigen langkettigen Omega-3-Fettsäuren DHA und EPA, doch er ist neben Quecksilber und anderen Schwermetallen auch der größte Lieferant von PCB, DDT und Dioxin. Und wie verheerend sich das Überfischen auf die Bestände auswirkt, kann man kaum übertreiben. Wir haben unsere Meere, Seen und Flüsse so ausgeplündert, dass mehr als ein Drittel aller Fischarten bereits gefährdet oder unmittelbar vom Aussterben bedroht ist. In den vergangenen fünfzig Jahren sind die Populationen jeder einzelnen der großen Wildfischarten um 90 Prozent zurückgegangen.[233]

Wenn Sie wirklich Fisch essen, dann bitte in Maßen. In dieser Situation ist mehr nicht besser. Als Forscher fünf Jahre lang die Essgewohnheiten von über 23.000 Frauen nach den Wechseljahren und deren Auswirkungen auf ihre Gesundheit untersuchten, stellten sie fest, dass die, die den meisten Fisch aßen, ein um 50 Prozent höheres Brustkrebsrisiko hatten als die, die nur wenig oder gar keinen aßen. Als sie im November 2003 im *Journal of Nutrition* (Zeitschrift für Ernährung) ihre Ergebnisse veröffentlichten, fanden sie, dass das Brustkrebsrisiko durch hohen Fischkonsum auch nach der Eliminierung einer Vielzahl anderer Risikofaktoren, unter anderem Alkohol, Adipositas und Einnahme von Hormonen, weiterhin galt.[234] Eine weitere

Studie, die in *Circulation* (Kreislauf), einer Zeitschrift der Amerikanischen Herzgesellschaft, veröffentlicht wurde, ergab, dass die Hälfte der Menschen, die am meisten Fisch aßen, ein mehr als doppelt so hohes Risiko hatte, an einem Herzinfarkt zu sterben.[235]

Womit lassen sich die höheren Raten von Brustkrebs und Herzerkrankungen bei Fischessern erklären? Das Problem scheint auf die Schadstoffe zurückzugehen, insbesondere das Quecksilber. „Fisch ist nicht nur eine Quelle für Omega-3-Fettsäuren", warnte einer der Forscher, „sondern auch für Methylquecksilber."[236]

Eine Möglichkeit ist, Fischölkapseln einzunehmen. Laut Dr. Alexander Leaf, der in den letzten Jahren zu einem der weltweit führenden Experten auf dem Gebiet der Fischöle wurde, liefern drei Gramm Fischöl täglich ein Gramm DHA und EPA. Mehr brauchen Sie nicht. Mehr bedeutet nur zusätzliches Fett. Mehrere Marken* verwenden Öl von Fischen, die in den saubersten und kältesten Gewässern gefangen und deren Produkte einer molekularen Destillation (spezieller Reinigungs- und Trennungsprozess) unterzogen werden. Dadurch werden Quecksilber und alle anderen Schwermetalle, Dioxine, PCBs und andere Schadstoffe entfernt.

Wenn Sie auf Fisch in jeder Form verzichten, sollten Sie reichlich (einen oder zwei Esslöffel pro Tag) gemahlenen Leinsamen oder Leinöl einnehmen. Bei mir zu Hause wird alle paar Tage Leinsamen in einer speziell dafür vorgesehenen Kaffeemühle gemahlen, das Mahlgut im Kühlschrank aufbewahrt und über alle möglichen Gerichte gestreut.[237] Vielleicht möchten Sie auch DHA als Nahrungsergänzung einnehmen. Von Algen stammende DHA gibt es derzeit im Handel als *Omega-Zen-3* oder *Neuromins DHA*.**

Sie sollten auch darauf achten, dass Sie nicht zu viel Omega-6-Fettsäuren aufnehmen, da überschüssige Omega-6-Fettsäuren mit den in Leinsamen und anderen Nahrungsmitteln vorhandenen Omega-3-Fett-

---

* Auch im deutschsprachigen Raum gibt es verschiedene Sorten; bei der Auswahl sollte man auf hochwertige Bioqualität achten. Anm. d. Übers.

** Auch in Deutschland über das Internet beziehbar. Anm. d. Übers.

säuren konkurrieren und diese dadurch für den Körper weniger verfügbar sind. Das ideale Verhältnis von Omega-6- und Omega-3-Fettsäuren beträgt bei der Nahrung etwa 2:1, doch die typische Standardernährung in den USA führt zu einem Verhältnis von mehr als 15:1.*

Wie wird gewährleistet, dass Sie nicht zu viel Omega-6-Fettsäuren aufnehmen?

- Beziehen Sie Ihr Nahrungsfett hauptsächlich aus vollwertiger Pflanzennahrung wie Nüssen, Samen und Avocados.
- Verwenden Sie Olivenöl „extra vergine" oder Canolaöl anstelle von stark Omega-6-Fettsäuren-haltigen Ölen wie Sonnenblumenöl, Distelöl oder Maiskeimöl.
- Beschränken Sie den Konsum verarbeiteter und gebratener Nahrungsmittel und meiden Sie selbst teilweise Gehärtetes, da solche Produkte oft mit stark Omega-6-Fettsäure-haltigen Ölen hergestellt werden.

Die Wahrheit zurechtbiegen

Gibt es außer DHA und EPA noch andere Nährstoffe, über die sich die Menschen in den Industriestaaten, die sich mit gesunder Pflanzenkost ernähren, Sorgen machen müssen? Oh ja, die gibt es, unter anderem Vitamin B_{12} (das alle Veganer regelmäßig einnehmen sollten), Vitamin D, Jod und Carnosin**.

Wenn Sie nicht in einem südlichen Klima leben und sich einen

---

* Die Ernährung in Deutschland ist ebenfalls eher Omega-6-Fettsäuren-lastig. Anm. d. Übers.

** Carnosin besteht aus den Aminosäuren ß-Alanin und Histidin und kommt in erhöhter Konzentration beim Menschen im Gewebe des Muskels und im Gehirn vor. Für Menschen, die unter Autismus leiden, kann es auch wirksam als Nahrungsergänzungsmittel eingesetzt werden. In hohen Dosen eingenommen, kann es allerdings bewirken, dass der Corticosteronspiegel (Steroidhormon aus der Nebennierenrinde) steigt, was die in solchen Fällen zu beobachtende Hyperaktivität erklärt. Anm. d. Übers.

Großteil des Jahres im Freien aufhalten, müssen Sie wahrscheinlich entweder ergänzendes Vitamin D oder Nahrungsmittel zu sich nehmen, denen es zugesetzt wurde. Kuhmilch und viele Sojamilch-Marken werden heute in den Vereinigten Staaten und in Europa regelmäßig mit dem Vitamin angereichert.

Eine gute Idee ist auch, unraffiniertes Meersalz oder Algen zu verwenden.

Vegetarier profitieren von der ergänzenden Einnahme von Carnosin, das in einer hauptsächlich pflanzlichen Ernährungsweise tendenziell nur in geringen Mengen vorkommt und das die endogene Glykierung (Anhängen von Kohlenhydratgruppen an Proteine oder Lipide ohne Beteiligung von Enzymen) im menschlichen Körper verhindert. (Man hat erkannt, dass die Glykierung, auch als Maillard-Reaktion bekannt, wesentlich zur vorzeitigen Alterung beiträgt.)*

Die beste Ergänzung ist natürlich eine Ernährung, die viele verschiedene grüne Gemüse, Bohnen, Vollkorn, Nüsse und Samen enthält.

Viele Menschen glauben, dass sie Fleisch essen müssen, um mit genügend Eisen versorgt zu sein. Die entsprechende Industrie hat in der Werbung sicher diesen Eindruck vermittelt. Doch die Werbung ist irreführend.

---

* Hier gibt es die endogene und die exogene Glykierung. Letztere könnte nach neueren Forschungen an der Bildung von als krebserregend und Erbgut schädigend geltendem Acrylamid in Gebratenem oder Frittiertem beteiligt sein, das durch häufigen Verzehr Konzentrationen erreichen kann, die vom Körper im fortgeschrittenen Alter nicht mehr neutralisiert werden können. (Der Begriff „Acrylamid" ging im Zusammenhang mit Pommes frites und Bratkartoffeln durch die Presse.) Die endogene Glykierung, die gemeint ist, spielt sich im Körper ab. Ihr werden Beteiligung an unterschiedlichen Alterskrankheiten, wie zum Beispiel Diabetes Typ II und Herz-Kreislauf-Erkrankungen zugeschrieben. Die Maillard-Reaktion betrifft allerdings die exogene Glykierung, da hier Aminosäuren und reduzierende Zucker unter Hitzeeinwirkung in neue Verbindungen umgewandelt werden. Temperaturen über 120 °C begünstigen diese sogenannte nicht-enzymatische Bräunungsreaktion bei Gebratenem, Geröstetem und Gebackenem (z. B. bei Brot, gebräuntem Fleisch und eben Pommes frites.) Anm. d. Übers.

Eisen ist das Zentralatom im Hämoglobin, dem roten Blutfarbstoff der roten Blutkörperchen, die unter anderem den Sauerstofftransport zu die Körperzellen übernehmen. Wenn die Eisenspeicher kaum gefüllt oder leer sind, wird nicht genügend Sauerstoff zu den Zellen transportiert. Es kommt zu einer Eisenmangelanämie, und Sie fühlen sich (unter anderem) müde.

Entgegen den Unterstellungen der Fleischindustrie sind Vegetarier jedoch nicht anfälliger für Eisenmangel als Fleischesser. Die Eisenmangelanämie ist eine der häufigsten, durch Nährstoffmängel bedingte Mangelkrankheit, doch sie kommt meistens in den Entwicklungsländern, nicht in den wohlhabenden Ländern vor. Vermutlich sind Parasiten dafür verantwortlich, nicht die Ernährung.

Die in pflanzlicher Nahrung vorkommende Form des Eisens wird Nicht-Häm-Eisen genannt. Die im Fleisch (einschließlich Geflügel und Fisch) vorhandene Form des Eisens heißt Häm-Eisen. Häm-Eisen wird sehr viel leichter vom Körper resorbiert als Eisen aus Pflanzennahrung. Die Rindfleischindustrie versucht das zu einem scheinbaren Vorteil zu machen, doch in Wirklichkeit ist es ein Vorteil mit sehr realen Nachteilen.

Hämochromatose ist die häufigste bekannte genetische Störung beim Menschen; 24 Millionen Menschen weltweit haben das Risiko, daran zu erkranken.* Menschen, die an dieser Krankheit leiden, speichern zu viel Eisen in ihrem Körper, was mit erhöhten Raten von koronaren Herzkrankheiten und Leberkrebs in Verbindung gebracht wird. Die Tatsache, dass Häm-Eisen aus dem Fleisch so leicht resorbiert wird, stellt für Menschen mit Hämochromatose ein Risiko dar, doch überschüssiges Eisen birgt auch Gefahren für Menschen, die dieses genetische Problem nicht haben.

Antioxidantien werden zu Recht für ihre Rolle gewürdigt, die sie bei der Erhaltung der Gesundheit und der Verhütung von Krebs, Herzerkrankungen und anderen Formen chronischer Krankheiten spielen.

---

* In Deutschland gehen Schätzungen davon aus, dass mehr als 200.000 Menschen mit Hämochromatose leben. Anm. d. Übers.

Eisen ist jedoch das Gegenteil eines Antioxidans. Es ist ein potentes *Oxidans*. Überschüssiges Eisen im Körper führt zur Bildung freier Radikale, die ihrerseits die Zellen schädigen können und für viele Krankheiten und vorzeitiges Altern verantwortlich sind. Wenn zum Beispiel durch eine fleischreiche Kost davon ausgegangen werden kann, dass genügend Häm-Eisen vorhanden ist, wird Cholesterin zu einer Form oxidiert, die von den Arterien leichter aufgenommen wird. Dadurch kommt es verstärkt zu Herzkrankheiten.

Bei Nicht-Häm-Eisen – das in Pflanzen vorkommt – ist es ganz anders. Ihr Körper nimmt nur auf, was er braucht. Wenn Ihr Eisenbedarf größer ist, nimmt Ihr Körper mehr auf, wenn er geringer ist, entsprechend weniger. Und in diesem Fall hat die Weisheit des Körpers erhebliche Auswirkungen auf die Gesundheit und Langlebigkeit.

Es ist weithin anerkannt, dass Frauen fast überall auf der Welt länger leben als Männer. Viele der weltweit führenden Experten auf dem Gebiet der Langlebigkeit, darunter Dr. Thomas T. Pearls (Assistenzprofessor für Medizin an der Universität von Harvard und Gründer und Direktor der Hundertjährigen-Studie von Neuengland), glauben, dass das an der Menstruation liegt. Durch die monatliche Abstoßung der Gebärmutterschleimhaut ist der Eisenspiegel bei Frauen in den fruchtbaren Jahren deutlich geringer als bei Männern. Da Eisen zur Bildung freier Radikale führt, so Dr. Pearls, bedeutet eine geringere Eisenlast einen verlangsamten Alterungsprozess, weniger kardiovaskuläre Erkrankungen und eine verminderte Empfänglichkeit für andere altersbedingte Krankheiten, bei denen freie Radikale eine Rolle spielen.

Ärzte verschreiben Frauen mit „zu wenig Eisen im Blut" vor den Wechseljahren traditionell Eisenpräparate und sogar Infusionen. Doch Eisenersatz, so Dr. Pearls, könnte bei diesen Frauen sogar Schaden anrichten: „Es ist möglich, dass höhere Eisenspiegel, die vielleicht nur deshalb als ‚normal' angesehen wurden, weil sie bei Männern üblich waren, den Alterungsprozess beschleunigen."[238]

Viele Studien haben gezeigt, dass Männer, die häufig Blut spenden, einen niedrigeren Eisenspiegel und eine größere Abwehr gegen die Oxidation von LDL-Cholesterin haben, seltener an Atherosklerose und Herzkrankheiten leiden. Regelmäßiges Blutspenden von Männern und von Frauen nach den Wechseljahren scheint die Chancen auf ein längeres Leben bei beiden Geschlechtern zu erhöhen, da die Menge des Eisens im Körper verringert und somit Schaden durch Oxidation verringert wird.

Laut Dr. Pearls ist ein (natürlich nur bis zu einem gewissen Grad) niedrigerer Eisenspiegel von Vorteil:

> *Zwar ist Eisen in der Nahrung bei Kindern von großer Wichtigkeit, damit die Blutbildung richtig funktioniert, doch es kann durchaus sein, dass Erwachsene und vielleicht sogar Heranwachsende ihre biologische Uhr beschleunigen, wenn sie einen Eisenspiegel aufrechterhalten, der jetzt als „normal" gilt, aber eigentlich zu hoch sein könnte.*[239]

Ihr Körper resorbiert praktisch das gesamte Häm-Eisen (das im Fleisch vorkommt) aus der Nahrung, gleichgültig, ob es Ihrer Gesundheit auch nützt, Nicht-Häm-Eisen (das in Pflanzen vorkommt) jedoch nur in der Menge, die auch benötigt wird. Viele Forscher sind nun der Meinung, dies sei ein Grund dafür, dass Menschen, die sich vegetarisch ernähren oder eine andere Art von Nahrung auf pflanzlicher Basis zu sich nehmen, gesünder und länger leben als solche, die erhebliche Mengen Fleisch essen. Zu Pflanzennahrung, die reich an Nicht-Häm-Eisen ist, zählen Vollkornbrot und Vollgetreide, Hülsenfrüchte, Nüsse und Samen sowie dunkelgrünes Blattgemüse. Manche Trockenfrüchte sind ebenfalls gute Quellen, insbesondere Rosinen, Aprikosen und Datteln.

Eine kluge Wahl treffen

Die Diskussion darüber, wie hoch der Anteil tierischer Nahrung – wenn überhaupt – sein sollte, wird zweifellos noch eine ganze Zeit andauern. Die Tatsache, dass die meisten Menschen, die sich nach westlichem Standard ernähren, erhebliche Vorteile davon hätten, ein wenig mehr in die pflanzliche Richtung zu neigen, lässt sich jedoch schwer wegdiskutieren.

Wenn Sie sich wie die meisten Menschen im Westen ernährt haben, bringt also eine Verschiebung in Richtung auf mehr pflanzliche Anteile und eine natürlichere Ernährungsweise bei gleichzeitiger Reduzierung der tierischen Produkte vielfältigen und erheblichen Nutzen. Sie verlieren Gewicht, senken ihren Cholesterinspiegel und andere Serumlipide und mindern das Risiko vieler chronischer Krankheiten, einschließlich Krebs, Herzerkrankungen und Diabetes. Sie nehmen weniger Fett, weniger gesättigte Fette, weniger tierisches Eiweiß und mehr Obst und Gemüse zu sich – und das alles sind wichtige Schritte in die richtige Richtung. Sie konsumieren weniger Cholesterin und nehmen weniger Umweltgifte auf – auch das ist zu Ihrem Besten.

Solange Sie nicht zu viele verarbeitete und übermäßig raffinierte Nahrungsmittel wie Zucker, Weißmehl und gehärtete Fette essen, sind Sie bestens mit Eiweiß versorgt. Weil Sie wissen, dass Ihre Ernährung mit weniger Grausamkeiten verbunden ist, finden Sie inneren Frieden. Und Sie werden sehr wahrscheinlich gesünder sein, würdevoller altern und länger leben.

In der modernen westlichen Welt fürchten sich die Menschen vor einem Alterungsprozess, der, wie immer sie sich entscheiden, unausweichlich zu Verfall, Krankheit und Leiden führt. Nur wenige von uns erwarten, im Laufe der Jahre nicht nur weiser zu werden, sondern auch fröhlicher.

Ich wurde im Jahre 1947 geboren, bin also ein „Gründungsmitglied" der Generation der Babyboomer. Ich hörte das Lied *My Generation*, das in den sechziger Jahren weithin bekannt war und in dem die britische Popgruppe *The Who* immer wieder sang: „I hope I die before I get old" (Ich hoffe, dass ich sterbe, bevor ich alt werde). Wir waren die Generation, die alte Menschen mit Zweifel und Argwohn betrachteten. Unser Motto lautete: „Trau keinem über dreißig".

Manche von uns kamen gar nicht so weit. Keith Moon, der Drummer von *The Who*, starb 1978 an einer Überdosis Drogen. Er war erst 31 Jahre alt. Roger Daltrey, der Leadsänger der Gruppe, behauptete, er werde sich vor seinem dreißigsten Lebensjahr umbringen, weil er nicht alt werden wolle. 2004 sang er das Lied allerdings immer noch; er meinte nun, dass es darin eigentlich um eine psychische Einstellung, nicht um das physische Alter gehe.

Ich habe von den Alten in Abchasien, Vilcabamba, Hunza und Okinawa gelernt, dass *The Who* in den Sechzigern unbewusst ein schädliches kulturelles Klischee verstärkte. Ich habe gelernt, dass man alt sein kann und schön, dass man alt sein kann und immer noch leidenschaftlich lebendig, dass man alt sein kann und noch immer voll Neugier und Freude. Ich halte das Alter für eine Zeit des Wachstums und der Erneuerung, der Weisheit und des Wohlbefindens. Ich habe verstanden, dass das Leben älterer Erwachsener genauso vielversprechend und voller Möglichkeiten ist wie das Leben der Jüngeren und dass die unterschiedlichen Generationen in Würde und mit Respekt miteinander umgehen können.

Es gibt Kontinuität im menschlichen Leben. Die heutigen Älteren sind die Kinder von gestern, und die heutigen Kinder die Älteren von morgen. Ihre Gesundheit und Ihre Chancen in Ihren späteren Jahren hängen ganz wesentlich davon ab, welches Leben Sie sich zwischen jetzt und dann aussuchen. Die gute Nachricht ist, dass Sie nicht zwischen Wegen wählen müssen, die alle zu Krankheit und Schmerz führen. Sie können Schritte in eine vielversprechendere und hoffnungsvollere Richtung gehen.

Seine Ernährung klug zu wählen ist ein solcher Schritt – und ein äußerst wichtiger dazu. Doch was wäre, wenn Sie noch mehr für ein längeres, gesünderes und erfüllenderes Leben tun könnten? Was wäre, wenn es noch ein Geheimnis zu entdecken gäbe, das zu einem Alter voller Kraft, und Gesundheit, Schönheit und Freude führte? Was wäre, wenn es etwas gäbe, das Ihren Körper dazu veranlasst, Ihnen jeden Tag für Rest den Ihres Lebens zu danken?

Dieses „Geheimnis" war lange Zeit die zweite Natur der Alten von Abchasien, Vilcabamba, Hunza und Okinawa. Wir werden es uns in Teil 3 ansehen.

DAS KÖNNEN SIE TUN

Eine bessere Ernährung kann enorme Auswirkungen haben, selbst wenn Sie Ihre Ernährung jahrelang vernachlässigt haben. Ein Grund dafür ist, dass sich das Gewebe tatsächlich in einem ständigen Erneuerungsprozess befindet, auch wenn Sie den Körper vielleicht als etwas Statisches betrachten. Die Magenschleimhaut wird zum Beispiel alle fünf Jahre erneuert, die roten Blutkörperchen haben eine Lebensdauer von etwa vier Monaten. Die Leberzellen eines Erwachsenen erneuern sich alle 300 bis 500 Tage. Selbst die Knochen bleiben nicht, wie sie sind; das gesamte menschliche Skelett bildet sich ungefähr alle zehn Jahre neu. Fast alle Körperzellen regenerieren sich fortlaufend, sodass das, was Sie heute essen, buchstäblich morgen Teil Ihres Körpers wird.

- Werden Sie sich Ihrer Nahrungsmittel bewusst. Hinterfragen Sie, ob sie natürlich, vollwertig und auf Ihre körperliche und geistige Gesundheit ausgerichtet sind.
- Verunreinigen Sie Ihren Körper nicht. Essen Sie kein Junkfood. Räumen Sie alle Nahrungsmittel aus Ihrem Küchenschrank, die Ihrer strahlenden Gesundheit und Fitness nicht mehr dienlich sind.
- Sie müssen keine Kalorien mehr zählen, wenn Sie dafür sorgen, dass jede Kalorie zählt.
- Essen Sie langsam, kauen Sie gründlich, verdauen Sie gut. Essen Sie, bis Sie satt sind, aber kein Völlegefühl empfinden. Denken Sie daran, dass Ihr Magen ungefähr 20 Minuten braucht, um festzustellen, wie voll er ist – lassen Sie ihm also Zeit.
- Wann immer möglich, kaufen Sie auf Bauernmärkten am Ort oder beim Direktvermarkter oder in den Naturkostläden oder -märkten in Ihrer Umgebung ein. Lesen Sie immer die Angaben des Händlers, damit Sie die Nahrungsmittel mit den meisten Nährstoffen auswählen können.

- Kaufen oder essen Sie nichts, was teilweise gehärtete Öle enthält. Lernen Sie, ranzigen Geruch zu erkennen, und essen Sie keine Nüsse, Samen oder Körnerprodukte, die verräterisch riechen.
- Verzichten Sie auf Maissirup mit hohem Fruchtzuckergehalt. Ersetzen Sie den handelsüblichen Ketchup durch biologische, mit Obstsaft gesüßte Marken. Suchen Sie nach Marmeladen, die nur aus der Süße der Früchte (ohne Zuckerzusatz) bestehen. Sie können Früchte auch pürieren und roh oder leicht gedünstet in Eiswürfelbehältern einfrieren. Die jeweils benötigte Menge können Sie über Wasserdampf auftauen.
- Lassen Sie die Finger von Lebensmittelfarben. (Die entsprechenden E-Nummern finden Sie im Internet).
- Trinken Sie Sojamilch statt Kuhmilch. Wechseln Sie von Mayonnaise zu einer gesünderen Art aus Soja oder Canola. Essen Sie vollwertige Sojaprodukte wie Tofu und Tempeh statt Fleisch.
- Essen Sie weniger oder gar kein Fleisch. Proteinquellen sind Sojaprodukte, andere Bohnen, Erbsen, Vollgetreide und Nüsse.
- Essen Sie Fleisch, dann vergewissern Sie sich, dass es von Weidetieren oder frei laufendem Geflügel aus biologischer Aufzucht stammt.
- Wenn Sie Fisch essen, vergewissern Sie sich, dass es Wildfisch mit geringer Quecksilberbelastung und kein Zuchtfisch ist. Fragen Sie bei der Verbraucherzentrale Ihres Bundeslandes nach, welche Fischarten am geringsten belastet sind. Wer gut Englisch kann, kann sich auch im Internet unter *www.gotmercury.org* informieren.
- Nehmen Sie frisches Obst und Gemüse statt tiefgekühltes oder Dosenware, wann immer das möglich ist. Wenn sie keine frischen Produkte bekommen, sind die tiefgekühlten (ohne Salz- oder Zuckerzusatz) den Dosenprodukten vorzuziehen.

- Lernen Sie die erstaunliche Vielfalt von Gemüse kennen, die es außer Pommes frites und Eisbergsalat noch gibt. Genießen Sie das reichhaltige Sortiment, insbesondere sehr, sehr viel dunkelgrünes Blattgemüse (Grünkohl, Blattkohl, Blattsenf, Spinat, Mangold, Brokkoli usw.)
- Essen Sie reichlich frisches rohes Gemüse und Obst.
- Wann immer möglich, essen Sie das, was Saison hat und in der Region wächst.
- Essen Sie weniger Produkte aus Weißmehl (Brot, Cracker, Chips, Backwaren) und mehr Vollkorn, Bohnen, Süßkartoffeln und Gemüse.
- Wenn Sie Schokolade essen oder Kaffee trinken, kaufen Sie fair gehandelte Produkte aus biologischem Anbau, wann immer das möglich ist. Und nehmen Sie die dunkle Schokolade, denn je mehr Kakao sie enthält, desto größer ist der gesundheitliche Nutzen.
- Kaufen und essen Sie biologische Nahrungsmittel.
- Wenn möglich, bauen Sie sie selbst biologisch an. Pflanzen Sie im Spätsommer Grünkohl und Blattkohl (oder im Frühsommer in Gegenden, die eine kurze Vegetationszeit haben), damit Sie den ganzen Winter über frisches Grüngemüse haben.
- Stimmen Sie auch dafür, dass gentechnisch veränderte Nahrungsmittel gekennzeichnet werden müssen.
- Bereiten Sie sich ihr Mittagessen selbst zu. Wenn Sie für jemand anders kochen, schreiben Sie einen lieben Gruß und legen Sie ihn dazu.
- Backen Sie zusammen mit Ihren Kindern. Beteiligen Sie sie an der Herstellung vollwertiger Nahrungsmittel. Backen Sie köstliche Vollkorn-Muffins mit Blaubeeren, Bananen oder anderem Obst, das sie mögen.
- Stellen Sie Ihren Kindern einen grünen Blattsalat hin, während sie auf das Essen warten – Sie werden erstaunt sein, was der „Hunger" alles „hineintreibt". Wählen Sie Romana

und andere Blattsalate statt Eisbergsalat (sie enthalten mehr Vitamine). Geben Sie geschnittene Karotten und anderes Gemüse dazu.

- Kaufen Sie gesunde Nachspeisen oder stellen Sie sie selbst her und bereiten Sie gesunde Hausmannskost zu.
- Verwahren Sie vollwertige Snacks wie Samen, Nüsse und Gemüse mit Hummus (mit Sesamsoße, Knoblauch, Zitronensaft und Salz zubereitetes Kichererbsenpüree) gut sichtbar und zugänglich im Kühlschrank.
- Essen Sie „farbenfroh". Die natürliche Farbe der Nahrung ist nicht nur eine Augenweide, sondern auch ein Zeichen für wichtige Nährstoffe wie Antioxidantien.
- Wenn Sie unbedingt etwas Knuspriges brauchen, versuchen Sie es mit rohem Gemüse oder Nüssen anstatt gesalzenen Chips.
- Mahlen Sie alle paar Tage biologischen Leinsamen in einer eigens nur dafür verwendeten Kaffeemühle. Bewahren Sie sie im Kühlschrank auf und streuen Sie sie täglich auf Ihre Mahlzeiten, zum Beispiel auf Müsli und Salate, Sandwiches und Eintöpfe.
- Essen Sie täglich viel frisches Gemüse. Bereiten Sie einen großen Topf Gemüsesuppe zu, bewahren Sie diese in einem großen Gefäß im Kühlschrank auf und erhitzen Sie im Laufe der Woche immer nur die Menge, die Sie essen.
- Essen Sie viel Vollkorn, kein raffiniertes Getreide. Essen Sie Ofenkartoffeln mit der Schale, keine Pommes frites. Essen Sie Ihre hausgemachten Gemüsesuppen, nicht die in den Geschäften erhältlichen stark gesalzenen. Bevorzugen Sie Marken, die als „natriumarm" oder mit dem Bio-Siegel gekennzeichnet sind.
- Trinken Sie zwischen den Mahlzeiten viel reines Wasser. Meiden Sie Erfrischungsgetränke und Diätlimonaden. Kräutertees können angenehm und gesund sein, insbesondere an kalten Tagen.

- Verwenden Sie zum Kochen vorwiegend einfach ungesättigte Öle wie Olivenöl und Canolaöl. Erhitzen Sie Öle nicht bis zum Rauchpunkt. Ihren Fettbedarf decken Walnüsse, Mandeln, Haselnüsse, Sonnenblumenkerne, Avocados und andere Nüsse und Samen.
- Meiden Sie gesättigte Fette, indem Sie auf Milchprodukte und fettes Fleisch verzichten.
- Reduzieren Sie die Verwendung von Omega-6-Fettsäure-reichen Ölen, einschließlich Maisöl, Sonnenblumenöl, Sojaöl und Baumwollkernöl, auf ein Minimum.
- Meiden Sie trans-Fettsäuren, Margarine, pflanzliches Backfett, handelsübliche Backwaren, Frittiertes und die meisten Fertig-Snacks und industriell gefertigte halb fertige Nahrungsmittel (sogenanntes *Convenience Food*).
- Anstatt auswärts zu essen, laden Sie Freunde zum Essen ein. Und laden Sie sich selbst bei Freunden mit dem Angebot ein, dass Sie eine schmackhafte Vollwertmahlzeit mitbringen.
- Gehen Sie nur in Restaurants, die von Haus aus gesundes Essen haben oder sich zumindest nach Ihren Vorlieben richten können.
- Anstelle von Erfrischungsgetränken kaufen Sie Ihren Kindern biologische Frucht-Smoothies (cremige Getränke aus Obst).
- Wenn Sie mit Menschen zu tun haben, die anders essen als Sie, schämen Sie sich nie für das, was Sie Ihrer Gesundheit zuliebe tun. Stecken Sie andere Menschen mit Ihrer Begeisterung und Ihrer Lebenslust an.

Teil 3

Die Verbindung von Körper und Geist

9
Ins Leben treten

Wenn du nicht fliegen kannst, renne. Wenn du nicht
rennen kannst, laufe. Wenn du nicht laufen kannst, krabble.
Was auch immer du tust, bleibe in Bewegung.
Dr. Martin Luther King jun.

Wie wäre es, wenn es eine Pille gäbe, die Sie im Alter fit und schlank erhält und gleichzeitig Herz und Knochen schützt? Wie wäre es, wenn sie für das Gehirn genauso gut wäre wie für den Körper, wenn sie Sie stärker, selbstbewusster, weniger anfällig für Depressionen machte? Wie wäre es, wenn Sie damit besser schlafen könnten, bessere Laune und ein besseres Gedächtnis hätten und wenn sie zudem noch Ihr Krebsrisiko verminderte und Ihrem Leben mehr Jahre sowie Ihren Jahren mehr Leben gäbe?

Viele Studien haben ergeben, dass Bewegung alle diese Vorteile und noch mehr bieten kann, selbst den Menschen, die erst spät damit beginnen.[240] Wir erfahren, dass der körperliche Verfall bei älteren Menschen großenteils nicht durch das Alter, sondern durch schlichte Inaktivität hervorgerufen wird. Wenn wir jahraus, jahrein den ganzen Tag nur sitzen, bilden sich unsere Knochen, Muskeln und Organsysteme zurück und unser Selbstvertrauen schwindet. Doch es ist inzwischen erwiesen, dass Bewegung uns neu beleben und stärken kann.

Sicherlich liegt ein Teil des Geheimnisses, dass die Menschen in Abchasien, Vilcabamba, Hunza und Okinawa so ausnehmend gesund altern, darin, dass ungewöhnlich viel Bewegung den Alltag prägt. In jeder dieser Kulturen ist ein hohes Maß an körperlicher Fitness gefordert. Es ergibt sich aus der Art und Weise, wie diese Menschen leben und arbeiten.

Niemand sitzt viel. Alle sind in jedem Alter ständig körperlich aktiv.

Die Älteren hacken Holz und holen Wasser, und selbst die Ältesten der Alten arbeiten noch auf den Obstplantagen und in den Gärten.

Das enorme Ausmaß an regelmäßiger körperlicher Bewegung im Alltag ist einer der Gründe dafür, dass die Alten in diesen Kulturen normalerweise über eine körperliche Fitness verfügen, die der vieler jüngerer Menschen im Westen weit überlegen ist. Hinsichtlich der Stärke, Koordinationsfähigkeit, Flexibilität, Reaktionszeit, Ausdauer und anderer Messgrößen der Fitness übertreffen Neunzigjährige in diesen Gesellschaften sehr oft die Sechzigjährigen in den modernen Industriestaaten.

Ewig lang fit bleiben

Vor nicht allzu langer Zeit dachten viele Fachleute, sich flott zu bewegen sei allenfalls für Jüngere geeignet, für Menschen über fünfzig aber eher gefährlich. Das war die vorherrschende Meinung in den 1960ern, als der Arzt und Epidemiologe Ralph Pfaffenbarger mit der bahnbrechenden College-Alumni-Gesundheitsstudie begann und die Bewegungsgewohnheiten von mehr als 50.000 Absolventen der Universitäten von Pennsylvania und des Harvard College untersuchte. Dr. Pfaffenbarger und seine Kollegen verfolgten Gesundheit und Aktivität ihrer Probanden über vier Jahrzehnte und stellten fest, dass die Zahl der Todesfälle direkt proportional zur Anzahl der Kalorien sank, die sie jede Woche verbrannten. Nahezu ausnahmslos lebten sie umso länger, je aktiver sie körperlich waren.

Die College-Studie ist einer der größten Datensätze, die je zum Thema „Aktivität", Gesundheit und Langlebigkeit zusammengetragen wurde. Sie umfasst mehr als zwei Millionen Personenjahre Beobachtung. 1995 fasste Dr. Pfaffenbarger die Lehren aus dieser Studie über die Vorteile einer aktiven und gesunden Lebensweise zusammen:

Die Daten zeigen ganz eindeutig, dass Sie länger leben, wenn Sie körperlich aktiv werden und bleiben. Und die Studie wusste auch Ermutigendes zu berichten. ... Es ist nie zu spät, von einer sitzenden zu einer aktiven Lebensweise überzugehen oder von diesem Wechsel zu profitieren. Die Ergebnisse der College-Studie zeigen deutlich, dass es selbst für den größten Stubenhocker möglich ist, bis ins hohe Alter aktiv und vital zu werden und zu bleiben – weitgehend frei von den ganzen sogenannten Zivilisationskrankheiten, die zu viele von uns in höherem Alter ausgelaugt vom Leben zurücklassen. ... Wenn Sie aktiv werden und bleiben, werden Sie nicht nur länger leben. Sie leben besser, sehen besser aus und haben ein besseres Selbstgefühl. Sie werden vitaler sein, klarer denken und besser schlafen. Sie werden besser arbeiten, produktiver und kreativer sein und mehr Freude am Leben haben.[241]

Dr. Pfaffenbarger war so überzeugt von den ersten Daten, dass er 1967 mit 45 Jahren zu joggen begann. Auch jetzt, da er über 80 Jahre alt ist und mehr als 150 Marathon- und Ultramarathonläufe hinter sich hat, joggt er noch immer regelmäßig und lehrt an der Fakultät für Öffentliche Gesundheit in Harvard und der medizinischen Fakultät der Universität von Stanford.

Dr. Pfaffenbarger ist beileibe nicht der einzige Arzt, dessen Leben sich veränderte, weil er sich mit den Auswirkungen von Bewegung auf das Altern befasste. Dr. Walter M. Bortz ist eine der angesehensten Autoritäten auf dem Gebiet des Alterns. Der ehemalige Präsident der Amerikanischen Geriatrischen Gesellschaft und ehemaliger Ko-Vorsitzender des Arbeitskreises der Amerikanischen Medizinischen Gesellschaft ist Professor an der Medizinischen Fakultät der Universität Stanford.

Dr. Bortz prägte den Begriff „Inaktivitäts-Syndrom", um zu beschreiben, wie ein Mangel an körperlicher Aktivität die Gesundheit zerstören und zu schneller, vorzeitiger Alterung führen kann. In der Physiologie ist das Prinzip wohlbekannt, dass jeder Körperteil zu verkümmern beginnt, wenn er nicht mehr benutzt wird. Bortz entdeckte, dass dies eigentlich für den Körper insgesamt gilt. Wenn Menschen nur noch herumsitzen, geben sie im Grunde genommen dem gesamten Körper das Signal zum Abbau. In der Folge kommt es zu mehreren Problemen gleichzeitig: Das Herz, die Arterien und andere Teile des kardiovaskulären Systems werden anfälliger; die Muskeln und das Skelett werden schwächer; das Risiko für Fettleibigkeit (Adipositas) wird sehr hoch; Depressionen treten auf und es entwickeln sich systemische Anzeichen vorzeitigen Alterns.[242]

Dr. Bortz, Jahrgang 1930, war zum Zeitpunkt der Entstehung dieses Buches Mitte 70 und nahm, wie auch seine Frau, noch immer regelmäßig an Marathonläufen teil. „Für mich", sagt er, „ist Bewegung das Sakrament der Hingabe an ein erfülltes Leben."[243]

Eine lichtere Zukunft

Inzwischen wird weithin anerkannt, dass jede Art von Bewegung Vorteile bringt. Bewegung an frischer Luft (wie Joggen) schützt insbesondere Herz, Lunge und Gehirn. Dehnen (wie Yoga) verbessert den Kreislauf, erhöht die Beweglichkeit und verhilft zu einem besseren Körperbewusstsein. Und Gewichtheben verbessert die Knochendichte und stärkt die Muskelkraft, das Gleichgewichtsgefühl und die gesamte Fitness, was für Ältere sogar wichtiger sein kann als für Profisportler. Als Dr. Maria Fiatarone von der Tufts-Universität chronisch kranke Bewohner eines Pflegeheims dazu brachte, zwei Monate lang dreimal pro Woche Gewichte zu heben, war das Ergebnis spektakulär. Die durchschnittliche Gehgeschwindigkeit der Teilnehmer verdreifachte sich fast, ihr Gleichgewichtssinn verbesserte sich um die Hälfte, und viele von ihnen konnten auf den Gehstock verzichten. Ihr Selbstvertrauen schnellte in die Höhe.[244]

Andere Forscher der Tufts-Universität stellten fest, dass einfaches Krafttraining Frauen dabei helfen kann, ohne Gehstock auszukommen. Zwanzig freiwillige Probandinnen, die alle die Wechseljahre schon hinter sich hatten und kein Östrogen nahmen, wurden willkürlich in zwei Gruppen eingeteilt. Die einen lebten weiter wie bisher, während die anderen zweimal pro Woche Übungen im Gewichtheben machten. Nach einem Jahr hatten die Frauen, die kein Krafttraining gemacht hatten, einen (vorhersagbaren) Verlust an Knochendichte erlitten, während sie bei den Gewichtheberinnen sogar gestiegen war. Die Frauen, die sich sportlich betätigt hatten, bauten außerdem Fett ab und waren schließlich nachweislich kräftiger als ihre zwanzig oder dreißig Jahre jüngeren Töchter. Der Teilnehmerin Dorothy Barron, die zu Beginn der Studie 64 Jahre alt war, verliehen die Übungen mehr Energie und Selbstvertrauen, als sie seit ihrer Jugend gehabt hatte.[245]

Kann Bewegung Diabetes verhindern? Eine 2002 im *New England Journal of Medicine* veröffentlichte bahnbrechende Studie wollte das herausfinden.[246] Es ist weithin bekannt, dass eine Diabeteswelle bei 18 Millionen daran erkrankten Amerikanern verheerende gesundheitliche Schäden anrichtet. Weniger bekannt ist jedoch, dass weitere 41 Millionen Amerikaner infolge eines erhöhten Blutzuckerspiegels mit einem Vorstadium der Krankheit, dem sogenannten Prädiabetes, leben, das der vollen Ausprägung gewöhnlich vorausgeht. Die unter der Bezeichnung Diabetes Prevention Program (Diabetes-Präventionsprogramm) bekannte Studie wurde mit 3234 in drei Gruppen aufgeteilten Teilnehmern durchgeführt. Eine Gruppe nahm das Diabetesmedikament *Metformin*, das auch im deutschsprachigen Raum unter den verschiedensten Namen im Handel ist.* Eine zweite Gruppe erhielt ein Placebo. Die dritte Gruppe wurde angewiesen, fett- und kalorienärmer zu essen und ein regelmäßiges moderates Bewegungsprogramm zu absolvieren.

Die Ergebnisse waren spektakulär – so spektakulär, dass die Forscher die Studie vorzeitig abbrachen, damit alle Probanden an dem Programm der dritten Gruppe teilnehmen konnten. Im Vergleich zur Placebo-Gruppe gab es in der dritten Gruppe (Ernährung und Bewegung) sage und schreibe 58 Prozent weniger Fälle von Diabetes. (Diejenigen, die das Medikament einnahmen, reduzierten ihr Diabetes-Risiko ebenfalls, doch nur etwa halb so stark wie in der dritten Gruppe.) Die Teilnehmer aus der Gruppe Ernährung und Bewegung, die über 60 Jahre alt waren, erzielten die besten Ergebnisse, sie verminderten

---

* Unter anderem als Avandamet in Deutschland, Österreich und der Schweiz; dies ist ein Kombipräparat; daneben gibt es auch Monopräparate, zum Beispiel Glucophage das in den genannten Ländern vertrieben wird. Anm. d. Übers.

ihr Diabetesrisiko um unglaubliche 71 Prozent. Erstaunlicherweise machte fast ein Drittel der Teilnehmer dieser Gruppe ihren Prädiabetes tatsächlich rückgängig, ihre Blutzuckerspiegel sanken in den Normalbereich.

Wie viel Bewegung war notwendig, um diese bemerkenswerten Resultate zu erzielen? Die Teilnehmer dieser Gruppe begannen mit nur zehn Minuten flottem Gehen an fünf Tagen in der Woche und steigerten dies bis zu 30 Minuten täglich. Obwohl bereits Übungen auf niedrigem Niveau große Erfolge zeitigten, halten es die Forscher für möglich, dass sich die Ergebnisse bei einer Stunde Bewegung am Tag sogar noch verbessern.

Bewegung verhilft außerdem zu besserem Schlaf. Eine 1997 im *Journal of the American Medical Association* (Fachzeitschrift der Amerikanischen Medizinischen Gesellschaft) veröffentlichte Studie der Epidemiologin Abby C. King und ihrer Kollegen an der medizinischen Fakultät der Universität Stanford ergab, dass Menschen, die sich regelmäßig bewegten, jede Nacht fast eine Stunde länger schliefen und nur halb so lange zum Einschlafen brauchten wie andere.[247]

Angesichts dessen, was wir heute über den großen Wert regelmäßiger Bewegung wissen, ist es traurig, dass viele Menschen in den Industriestaaten meinen, sie hätten keine Zeit dazu. Ein zeitgenössischer Komiker witzelte, wenn Fernseher und Kühlschrank nicht so weit voneinander entfernt stünden, würden sich manche von uns überhaupt nicht bewegen.

Kann man sich zu viel bewegen? Ja, es gibt Menschen, die es damit so sehr übertreiben, dass sie nicht darauf achten, was ihr Körper braucht, und sich immer wieder Schaden zufügen. Sie werden so süchtig nach Bewegung, dass nahezu alles andere in den Hintergrund tritt, auch die Beziehung zu anderen Menschen. Vielleicht werden sie ja süchtig nach ihren eigenen Endorphinen, Opoidpeptiden, die der Körper bei fortwährender anstrengender Bewegung bildet. (Das Wort „Endorphin" ist eine Abkürzung für „endogenes Morphin", das wörtlich „in Körper gebildetes Morphin" bedeutet.)

In seinem Buch *Exercise Fix* (etwa: Süchtig nach Bewegung) beschäftigt sich Richard Benyo mit der Bewegungssucht. Offensichtlich weiß er, wovon er spricht. Er lief als zweiter Mensch durch das Death Valley (der am tiefsten gelegene Ort in Nordamerika und einer der heißesten der Erde), bestieg den Mount Whitney (den höchsten Berg der Vereinigten Staaten außerhalb Alaskas) und lief danach den ganzen Weg wieder zurück.

Die Anzahl der Menschen, die daran leiden, ist natürlich zu vernachlässigen im Vergleich zu denen, deren Gesundheit erheblich leidet und wegen ihrer vorwiegend sitzenden Lebensweise in Zukunft noch mehr leiden wird.

Eine Freundin von mir ist sehr beschäftigt und bewegt sich nur selten. Solche Menschen kennen Sie sicherlich auch. Sie erzählt mir immer wieder: „Ich habe einfach keine Zeit dazu." Doch ich stellte fest, dass sie sehr wohl die Zeit findet, häufig den Arzt aufzusuchen und Medikamente in der Apotheke zu holen. Es geht ihr nicht gut, und ich fürchte, wenn sie weiterhin keine Zeit für Bewegung findet, wird sie recht bald in eine ziemlich tiefe gesundheitliche Krise geraten und auf viele der Dinge verzichten müssen, die sie gern tut.

In unserer Gesellschaft können Menschen buchstäblich von körperlicher Inaktivität ergriffen sein. Je weniger man sich bewegt, desto schwieriger wird es. Doch wie sagte Edward Stanley bereits 1873: „Diejenigen, die glauben, sie hätten keine Zeit für körperliche Bewegung, brauchen früher oder später Zeit für Krankheiten."

Karate-Meister mit 96 Jahren

Auf Okinawa stand die Wiege des Karate. Dort stand auch die Wiege von Seikichi Uehara, der im Alter von 96 Jahren immer noch die seltene, karateähnliche Kampfkunst Mutubu-udundi lehrte. Und er lehrte sie nicht nur, er war darin selbst noch außergewöhnlich tüchtig, wie er am 1. Januar 2000 demonstrierte.

Am ersten Tag des neuen Jahrtausends, nur vier Jahre vor seinem hundertsten Geburtstag, konnte man Seikichi Uehara in einem Neujahrs-Boxkampf sehen, der in ganz Japan vom Fernsehen übertragen wurde. Sein Gegner war Katsuo Tokashiki, ein 39-jähriger ehemaliger Weltmeister der WBA im Fliegengewicht, der ebenfalls aus Okinawa stammte.[248] Es wurde ein richtiges Spektakel.

Der Kampf begann damit, dass der nahezu sechzig Jahre jüngere Boxer kräftig und immer wieder auf den alten Meister der Kampfkunst eindrosch. Doch seine Schläge trafen nie. Sein Gegner zeigte für einen Mann seines Alters eine erstaunliche Flexibilität und Beweglichkeit und wich jedem Schlag des Jüngeren aus. Mit geschickten Drehungen und Wendungen entging er den blitzschnellen Schlägen des kräftigen ehemaligen Boxweltmeisters. Das ging mehr als 20 Minuten so, während deren der Ältere keinen einzigen Schlag ausführte. Der junge Boxer Tokashiki wurde immer ärgerlicher und müder.

Schließlich kam der Augenblick, in dem Tokashiki seine Deckung aufgab. In diesem Moment landete der alte Kampfsportler aus Okinawa geschickt einen schnellen Treffer, der den Boxer zu Boden schickte. Der Kampf war vorüber. Es war sein erster und einziger Schlag im ganzen Match.

Der junge Boxer verließ den Ring benommen und murmelte kopfschüttelnd: „Das glaube ich jetzt nicht! Der alte Mann hat mich besiegt! Ich konnte ihm keinen Schlag verpassen!"

Tokashiki war fassungslos, aber nicht verletzt. Es war das erklärte Ziel des alten Kampfsportlers, ihn zu besiegen, aber nicht zu verletzen. Die Philosophie der Kampfkunst des Mutubu-udundi lehrt, Konfrontation zu meiden und nur zuzuschlagen, wenn alle anderen Möglichkeiten erschöpft sind.

Als Seikichi Uehara später mit den Forschern der Hundertjährigen-Studie von Okinawa über den Kampf sprach, lachte er. „Das war gar nichts. Er war einfach zu jung und noch nicht reif genug, um mich zu besiegen."

Die Leistung dieses 96-jährigen Mannes steht in krassem Gegensatz zur vorherrschenden Erfahrung im Westen, wo die meisten Menschen es für unvermeidlich halten, dass ihre Muskeln im Alter schwächer werden, ihre Reflexe langsamer, ihr Sehvermögen schlechter und ihre körperliche Koordination stark zurückgeht. Seikichi Uehara ist zweifellos selbst nach den Maßstäben von Okinawa außergewöhnlich, aber er ist ein anschauliches Beispiel dafür, welches Potenzial für gesundes Altern im Menschen schlummert.

Mittlerweile in Kanada ...

Obwohl wir bei unserer sitzenden Lebensweise und unserer XXL-Kultur nicht sehr viel davon zu sehen bekommen, ist es auch für Menschen im modernen Westen möglich, ihre körperliche Fitness auf hohem Niveau zu halten, wenn sie sich entsprechend ernähren und körperlich aktiv sind. Wenn Sie nach einem guten Beispiel suchen, könnten Sie sich Tom Spear aus Calgary in Kanada ansehen. Auch er macht deutlich, dass Altwerden nicht heißt, dass schon alles zu spät ist.

Tom gehört zu den Menschen, die in der Hundertjährigen-Studie von Neuengland sorgfältig untersucht wurden (und deren Alter bestätigt ist). Er feierte seinen 103. Geburtstag, indem er zehn Gläser Holzapfelgelee einkochte und dann tanzen ging. Er kochte und putzte immer noch selbst, pflegte seinen riesigen Gemüsegarten und fuhr seit über 86 Jahren unfallfrei Taxi.[249] Obwohl er seine Frau vermisst, mit der er siebzig Jahre verheiratet war, gibt es für ihn immer noch viel, für das es sich zu leben lohnt. „Es macht mir Freude, etwas zu schaffen", sagt er.

Mit 103 Jahren spielt Tom Spear dreimal pro Woche Golf auf dem 18-Loch-Platz. Er braucht im Schnitt fünfzehn Schläge weniger, als er an Jahren zählt. Der Golflehrer seines Klubs bestätigt, dass er mit einem Holz 3 immer noch gut 160 Meter weit abschlägt. Vor Kurzem gewann er ein fehlerfreies Kurzspiel für Spieler ab 55 Jahren in Calgary mit 84 Schlägen für sich. Einige der „Älteren", gegen die er gewann, waren fast fünfzig Jahre jünger als er.[250]

Der echte Jack LaLanne

Geht es um Bewegung und Gesundheit, war der Name Jack LaLanne lange Zeit praktisch ein Synonym für Fitness. Jahrzehntelang inspirierte Jack Millionen von Menschen zu einer gesunden Lebensführung.

Aber er begann nicht als Vorbild in Sachen Gesundheit. Als Teenager konnte er einmal krankheitsbedingt ein ganzes Jahr lang nicht zur Schule gehen. Schüchtern und zurückgezogen, mied er die Menschen. Er hatte Pickel und Furunkel, war dünn, schwach, kränkelte und trug eine schwarze Zahnspange.

„Ich hatte auch jeden Tag schreckliche Kopfschmerzen", erinnert er sich. „Ich wollte aus meinem Körper fahren, denn ich konnte die Schmerzen kaum aushalten. Mein Leben schien hoffnungslos."[251]

Dann begegnete er dem Pionier unter den Ernährungswissenschaftlern, Paul Bragg, der einen neuen Lebensstil predigte, und glücklicherweise hörte Jack auf ihn.

Bragg fragte ihn: „Was isst du morgens, mittags und abends?"

„Kuchen, Torten und Eis", antwortete Jack wahrheitsgemäß.

„Jack", antwortete Bragg, „du bist ein wandelnder Mülleimer."

Er zeigte dem jungen Jack einen gesünderen Weg. In dieser Nacht kniete er sich neben sein Bett und betete. Er sagte nicht: „Lieber Gott, mach mich zum stärksten Mann der Welt", sondern bat um einen Neubeginn. „Lieber Gott, bitte gib mir die Willenskraft, auf ungesunde Nahrungsmittel zu verzichten, wenn mich das Verlangen danach überkommt. Und bitte gib mir die Kraft, mich zu bewegen, auch wenn ich keine Lust dazu habe."[252]

Jack wollte wissen, was er mit guter Ernährung und Bewegung erreichen würde. Er fand einen Satz Hanteln und begann, mit ihnen zu arbeiten. Er aß nur die gesündesten Nahrungsmittel. Er entwickelte Trainingszubehör, das heute zur Standardausrüstung vieler Kurbäder gehört. Im Jahre 1936 eröffnete er den ersten modernen Gesundheitsklub, für den er im Zentrum von Oakland monatlich 45 Dollar Miete zahlte.

Jack LaLanne propagierte den Wert von Bewegung und Ernährung, lang bevor das modern wurde. Viele Menschen hielten ihn für einen

Scharlatan und Spinner. Als er die Älteren dazu ermunterte, Gewichte zu heben, sprachen die Ärzte von einem gefährlichen Ratschlag. Sie sagten, damit seien ältere Menschen auf dem besten Weg, sich die Knochen zu brechen. Heute wissen wir natürlich, dass Übungen mit Gewichten genau das ist, was man braucht, um die Knochen zu stärken und Ältere vor Knochenbrüchen zu bewahren. Er gehörte zu den Ersten, die das Training mit Gewichten für Frauen empfahlen. Die Ärzte wandten ein, Frauen könnten dann keine Kinder mehr austragen. Heute wissen wir, dass regelmäßige Bewegung die beste Geburtsvorbereitung ist. Im Laufe der Jahre wurde er tausendfach bestätigt. Mit seinen Fernsehauftritten hat er seine Ideen Hunderten Millionen von Menschen nahegebracht und unsere Auffassung von Gesundheit und Fitness verändert.

Man sagt, es gäbe keinen Fortschritt ohne Sonderlinge, Spinner und Ketzer. Ich glaube nicht, dass Jack LaLanne ein Spinner ist, aber er ist mit ziemlicher Sicherheit ein Sonderling. An seinem sechzigsten Geburtstag schwamm er in Handschellen vom berüchtigten Inselgefängnis Alcatraz mit einem fast 500 Kilogramm schweren Boot im Schlepptau nach San Francisco. „Warum haben Sie das gemacht?", wollten die Leute wissen. Jacks Antwort: „Um den Gefangenen Hoffnung zu geben." (Das Gefängnis gibt es nicht mehr, und heute gehört die Insel Alcatraz als Nationalpark zu den Sehenswürdigkeiten der USA.)

An seinem 65. Geburtstag schleppte Jack LaLanne ein fast 3000 Kilogramm schweres Boot über einen See in Japan. Als er siebzig wurde, feierte er seinen Geburtstag, indem er 70 Ruderboote mit 70 Menschen an Bord fast zweieinhalb Kilometer in Handschellen und Fußfesseln den Hafen von Long Beach entlang schleppte. Er wollte mit dieser phänomenalen Leistung demonstrieren, dass eine gesunde Lebensweise Wunder wirken kann.

Er eröffnete in den USA die ersten Fitnessstudios. Nun sieht er mit Genugtuung, dass körperliche Fitness und Ernährung weltweit zu einer riesigen Wachstumsindustrie geworden sind, weil er Menschen, die Wert auf Bewegung und eine gesunde, natürliche Ernährung legen, für stärker, klüger und besser hält. „Mit gesünderen Bürgern", sagt er,

„entlasten wir die Gesellschaft von Krankheit und verringern die Arztrechnungen, die die Ersparnisse der Menschen aufzehren und so viel Kummer verursachen."²⁵³

Seit seinem 90. Geburtstag, den er 2004 feierte, ist Jack der lebende Beweis für den Wert regelmäßiger Bewegung und gesunder Ernährung. Er war Veganer (kein Fleisch, keine Milchprodukte, keine Eier), doch obwohl er noch immer keine Milchprodukte zu sich nimmt – „Ich esse nichts, was von der Kuh kommt" –, isst er nun gelegentlich Hühnereiweiß und Wildfisch. Meistens ernährt er sich von rohem Bioobst und -gemüse. Und er nimmt jede Menge Vitamine.²⁵⁴

Seine lebenssprühende Botschaft lautet, dass es nie zu spät ist, sich in Form zu bringen. „Wer sich regelmäßig bewegt und Weißmehl, Zucker und denaturierte Nahrungsmittel durch lebendige, biologische, natürliche Lebensmittel ersetzt, dem geht es augenblicklich besser", sagt er. Er betont, dass man beides brauche, die richtige Ernährung und die Bewegung. „Es gibt so viele Gesundheitsapostel da draußen, die nur natürliche Nahrungsmittel essen, aber sich nicht bewegen, und die sehen schrecklich aus. Dann gibt es andere Leute, die bewegen sich wie die Irren, aber sie essen jede Menge Müll. ... Bewegung ist der König, Ernährung die Königin. Bringen Sie beide zusammen, und Sie haben ein Königreich!"²⁵⁵

Jetzt, mit über 90, ist Jack LaLanne immer noch ein Vorbild an Fitness und Vitalität. Seine einminütigen Fernsehspots voller Leben und Esprit („Der Jack-LaLanne-Tipp des Tages") laufen mittlerweile auf siebzig Sendern. So energiegeladen und großartig wie immer, halten er und seine Frau Elaine Vorträge auf der ganzen Welt und regen die Menschen dazu an, selbst etwas für ein besseres Leben in körperlicher, geistiger und moralischer Hinsicht zu tun. Jack und Elaine sind seit 53 Jahren verheiratet.

Neulich wurde Jack gefragt, ob er wohl die Hundert erreichen werde. Seine Antwort war treffend: „Es interessiert mich nicht, wie alt ich werde! Ich möchte einfach am *Leben teilhaben*, solange ich lebe! Ich habe Freunde, die sind 80 und sitzen jetzt im Rollstuhl oder haben Alzheimer. Wer möchte das schon? Ich will etwas tun können. Ich will einen guten Eindruck machen. Ich will meiner Frau und meinen Kindern nicht zur Last fallen. Und ich will meine Botschaft zu den Menschen hinaustragen." Er lächelte. „Ich erzähle den Leuten, ich kann es mir nicht leisten zu sterben. Das würde mein Image ruinieren."[256]

Er wurde einmal zu George Burns befragt, dem berühmten Komiker, der hundert Jahre alt wurde, obwohl er Zigarren rauchte, Alkohol trank und sich überhaupt nicht um seine Gesundheit kümmerte. Jack, so kam heraus, kannte George Burns gut und antwortete: „George Burns war sportlicher, als Sie glauben. Und er war ein sehr geselliger Mensch. Er liebte die Menschen und er genoss das Leben. Er arbeitete am Leben. Der alte George war ein Salonlöwe, er kam herum und er tat etwas. Das genau ist der Schlüssel. Alles beginnt in Ihrem Kopf"[257].

Jack LaLanne hat Großes geleistet. Seine größte Leistung aber war wahrscheinlich, dass dieser einst so furchtbar schüchterne und kranke junge Mann lernte, die Menschen und das Leben zu lieben.

10

Zum Bewegen geboren

Der Alterungsprozess hat dich völlig im Griff, wenn du nie das Verlangen spürst, einen Schneeball zu werfen.
Dough Larson

George Burns war schon über neunzig, als er folgenden Brief erhielt: „Mein Mann und ich sind schon älter und wir haben uns immer noch gern. Ist es in Ordnung, wenn man noch mit über neunzig miteinander schläft?"

George antwortete: „Ich glaube, am besten ist es so um 70 oder 75 herum. Wenn es heißer wird, schalte ich die Klimaanlage ein."[*]

Wie Jack LaLanne begriff auch George Burns als größten Irrtum der Menschen, den Alterungsprozess mit Krankheit und Verfall gleichzusetzen.

Wie ein Fisch, der nichts vom Wasser weiß, bewegen wir uns in einer Welt unsichtbarer Annahmen. Meist ist uns nicht bewusst, wie groß der Einfluss dieser negativen Glaubenssätze über das Altern ist. Für uns sind sie selbstverständlich. Und wir geben sie unbewusst an unsere Kinder weiter.

Davon zeugte zum Beispiel die im Jahre 2000 im Museum der Wissenschaften in Boston eröffnete Ausstellung *Secrets of Aging* (Die Geheimnisse des Alterns). Sie wurde als erste umfassende Ausstellung zum Thema angekündigt und hatte in den sechs Monaten über eine halbe Million Besucher. Danach zog sie quer durch die Vereinigten Staaten weiter zu anderen Museen. Am beliebtesten war vor allem bei Kindern der Teil „So wirst du im Alter aussehen", vor dem sich lange Schlangen bildeten.[258]

---

[*] Ein Wortspiel: Gemeint sind 70 bis 75 Grad Fahrenheit, entsprechend 21 bis 24 Grad Celsius. Anm. d. Übers.

Jedes Kind setzte sich, wenn es an der Reihe war, in eine Kabine und ließ sein Gesicht von einer automatischen Kamera fotografieren. Nach kurzer Wartezeit erschien das Porträt dann als digitalisiertes Bild auf einem Monitor. Und nun konnte durch Tippen auf einer einfachen Tastatur schnell simuliert werden, wie er oder sie in verschiedenen Altersstufen einmal „aussehen" würde. Wurde schnell genug getippt, liefen die Bilder fast wie ein Film ab. Die „Foto"-Serie reichte bis zum Alter von 69 Jahren.

Alles in dieser Ausstellung entsprach der wissenschaftlichen Wahrheit. Sie wurde im Museum der Wissenschaften gezeigt und umfasste ein eindrucksvolles Spektrum komplexer, automatisch arbeitender Technologien: Das Foto wurde von einem Roboterauge aufgenommen, die computergesteuerten Grafiken, der „interaktive" Knopf, der für den Alterungseffekt sorgte und den Vorgang umkehrte, wenn man zurückging, funktionierten ohne unmittelbare menschliche Beteiligung.

Aber was sahen die Kinder? Im Laufe der „Jahre" fügte der Computer ihren vertrauten Zügen groteske Hautsäcke, Hautrötungen und Flecken hinzu, sie erschlafften, verzerrten sich und wurden immer abstoßender.

Kamen die Kinder aus der Kabine, waren sie erschüttert. Eine Achtjährige beklagte sich in Hörweite eines Reporters des *Boston Globe*: „Ich will nicht alt werden." Margaret Gullette interviewte Kinder beim Herauskommen: „Was hast du gelernt?" Die Antwort war immer die gleiche: „Ich will nicht alt werden."[259]

Was die Leute, die diese Kabine konzipierten, auch immer beabsichtigt hatten, die Kinder erreichte die Botschaft: Egal, wofür ich mich in meinem Leben entscheide, egal, wie ich mich ernähre oder ob ich mich bewegen und egal, zu welchem Menschen ich heranwachse – im Alter werde ich unausweichlich hässlich. Mit jedem Jahr, so die Botschaft, werde ich, vorhersagbar und unvermeidlich, immer abscheulicher. Der Titel der Ausstellung war wie ein abschließendes Urteil und ließ keinen Raum für den Einfluss, den die von den Kindern gewählte Lebensweise haben würde. Er sagte ihnen: „So altern alle Gesichter."

Im wirklichen Leben altern die Gesichter der Menschen natürlich im Einklang mit ihrer Art zu leben, zu denken und zu fühlen. Mit dem Alter werden unser Gesicht und unser Körper zum historischen Speicher unserer Erfahrungen. Ich habe ältere Menschen kennengelernt, deren Gesichter finster, voller Bitterkeit und Bosheit sind, und ich habe ältere Menschen kennengelernt, deren Gesichter vor Weisheit, Freude und tiefer menschlicher Schönheit strahlen. Im Laufe ihres Lebens sind ihre Gesichter zum äußeren Ausdruck ihrer inneren Haltung zum Leben geworden, das sie gelebt haben.

Ein anderer Ansatz

In England wird nun eine ähnliche Zauberei auf dem Computer zu einem ganz anderen Zweck eingesetzt. In erheblichem Unterschied zur „So wirst du im Alter aussehen"-Kabine geht es darum, Kinder und Familien zu einer gesünderen Lebensweise zu ermuntern. Übergewichtige Kinder und ihre Eltern sehen, wie die Jungen im mittleren Alter aussehen werden, wenn sie weiterhin Junkfood essen und sich nicht bewegen. Kinderärzte überwachen das Experiment für eine Reality-TV-Produktion mit dem Titel „Honey, We're Killing the Kids"! (Liebling, wir bringen die Kinder um!)

Julie Buc ist eine Mutter, deren Familie an der Produktion teilgenommen hat. Ihre Kinder, Jason, zehn Jahre, und Joanna, acht Jahre, liebten Gebratenes und Frittiertes und Süßigkeiten und tranken bis zu zwei Liter Limonade täglich. Sie aßen für gewöhnlich vor dem Fernseher und waren stark übergewichtig.

Ein vom Sender engagiertes Expertenteam zeigte den Kindern mithilfe von Computergrafiken, wie sie als Erwachsene aussehen würden, wenn sie so weitermachten wie bisher. Julie war von den Bildern schockiert. „All die Jahre haben wir den Kindern gegeben, was sie haben wollten; das geht so nicht mehr weiter, wir müssen alles anders machen", meinte sie.

Motiviert durch die Bilder, die sie sahen, und unterstützt von den Ernährungswissenschaftlern, die der Sender engagiert hatte, entschied sich die Familie für eine gesündere Ernährungsweise mit wesentlich mehr Bewegung. Vorbei war es mit Limonaden und Süßigkeiten, mit Frittiertem und Gebratenem; stattdessen gab es jetzt Salat, Obst und Gemüse. Und die Familie nahm nun die Mahlzeiten gemeinsam ein. Der Fernseher blieb aus.

Wie gefielen den Kindern diese Veränderungen? Jason meinte: „Es ist echt gut, am Tisch zu essen, und ich glaube, es ist gut für die Familie, wenn wir uns gegenseitig erzählen, was wir den ganzen Tag gemacht haben."

Am Ende des Projekts sagte der Jimmy Buc, der Vater: „Meine Frau und meine Kinder sind für mich das Wichtigste, und ich möchte, dass meine Kinder Erfolg haben. Ich hoffe, dass das jetzt klappt, denn wir haben uns verändert, es gibt kein Zurück mehr."

Biomarker des Alterns

Sendungen wie „Honey, We're Killing the Kids!" sind notwendig, denn nur allzu oft glauben Menschen, sie könnten nichts tun, um einem Verfall bei zunehmendem Alter zu begegnen. Durch solche Glaubenssätze belastet, finden sie niemals heraus, wer sie hätten sein können. Sie erwarten, dass ihre Leidenschaft ab- und ihre Taille zunimmt, dass ihre Lebensfreude schwindet. Und dann stellen sie fest, dass sie sich in einer Lebensweise häuslich eingerichtet haben, die letztlich genau zu den Ergebnissen führt, die sie - fälschlicherweise - für unvermeidlich hielten.

Infolgedessen machen die Menschen in modernen Industriegesellschaften mit zunehmendem Alter typische Veränderungen durch. Sie verlieren Muskelmasse und werden schwächer, der Grundumsatz sinkt, die aerobe Kapazität geht verloren, der Blutdruck steigt, die Blutzuckertoleranz sinkt, der Cholesterinspiegel verschlechtert sich, die Knochendichte nimmt ab und die Fähigkeit, die Körpertemperatur zu stabilisieren, ist gestört. Diese Störungsmuster sind so häufig, dass Wissenschaftler sie jetzt als Messgrößen des biologischen Alterns, als *Biomarker*, verwenden.

Studien am Human Nutrition Research Center on Aging (Forschungszentrum für die Ernährung des Menschen im Alter) an der Tufts-Universität haben jedoch gezeigt, dass das Absinken dieser Biomarker alles andere als unvermeidlich ist. In der Tat kann vieles davon rückgängig gemacht werden.[260]

Nehmen wir beispielsweise die Muskelkraft. Viele Menschen betrachten eine Abnahme der Muskelkraft während des Alterns als unvermeidlich. Nach dem frühen Erwachsenenalter verliert der durchschnittliche Amerikaner alle zehn Jahre drei Kilogramm Muskelmasse, und mit zunehmendem Alter geht es immer schneller, insbesondere nach dem 45. Lebensjahr. Doch die Forschung hat herausgefunden, dass Kraft und Größe der Muskeln durch richtige Bewegung nicht nur erhalten bleiben, sondern sich in fast jedem Alter sogar verbessern.

In einer Studie des Forschungszentrums wurden zwölf Männer zwischen 60 und 72 Jahren drei Monate lang dreimal pro Woche unter Aufsicht einem regelmäßigen Training mit Gewichten unterzogen. Sie wurden aufgefordert, mit 80 Prozent ihres „maximalen Hebevermögens", das ist das größte Gewicht, das sie bei einem Versuch heben konnten, zu trainieren. Am Ende des Experiments hatte sich bei den Männern die Kraft von Bizeps und Trizeps mehr als verdoppelt und die Kraft der Sehnen verdreifacht. Am Ende des Programms konnten viele dieser älteren Männer schwerere Kisten heben als die 25-jährigen Laborangestellten.[261]

Und was ist mit den wirklich Alten? Könnten sie von einem solchen Programm ebenfalls profitieren? In einer anderen Studie unterzogen Gerontologen der Tufts-Universität Patienten eines Krankenhauses für chronische Erkrankungen, die fast alle über 90 Jahre alt waren, einem Trainingsprogramm mit Gewichten. Führten diese plötzlichen, ungewohnten Übungen bei den schwachen und gebrechlichen Menschen zu völliger Erschöpfung oder gar zum Tod? Wohl kaum. Acht Wochen später waren verkümmerte Muskeln um 300 Prozent stärker geworden, Gleichgewichtssinn wie Koordinationsfähigkeit hatten sich verbessert. Menschen, die bisher Gehhilfen benötigten, konnten nun selbst aufstehen und nachts allein auf die Toilette gehen.[262]

Diese und viele andere Studien zeigen ganz klar, dass das vorherrschende Glaubensmuster, es im Alter „langsam angehen" zu lassen, überdacht werden muss.

Zwei der weltweit führenden Experten auf dem Gebiet von Bewegung, Ernährung und gesundem Altern sind Dr. Irwin H. Rosenberg und Dr. William Evans. Dr. Rosenberg, von 1986 bis 2001 Direktor des Forschungszentrums für die Ernährung des Menschen im Alter, ist ehemaliger Vorsitzender des Ausschusses für Nahrungsmittel und Ernährung der Nationalen Akademie der Wissenschaften (Food and Nutrition Board of the National Academy of Sciences) sowie ehemaliger Präsident der Amerikanischen Gesellschaft für Klinische Ernährung (American Society of Clinical Nutrition). Dr. Evans war Chef des Humanphysiologischen Laboratoriums (Human Physiology Laboratory) am Forschungszentrum, ist Mitglied der Amerikanischen Akademie für Sportmedizin (College oft Sports Medicine), Autor von über 160 Veröffentlichungen in wissenschaftlichen Zeitschriften und war Übungsleiter in vielen Teams des Profisports, einschließlich der New England Patriots (American Football) und der Boston Bruins (Eishockey). Im Jahre 1991 schrieben Dr. Rosenberg und Dr. Evans gemeinsam das Buch *Biomarkers: The Ten Determinations of Aging You Can Control* (Biomarker: Die zehn bestimmenden Faktoren, die Sie steuern können).

Die Autoren sind der Meinung, dass Muskeln in einem viel größeren Ausmaß für die Vitalität des Körpers verantwortlich sind, als es den meisten Menschen klar ist. Ein hohes Muskel-Fett-Verhältnis erhöht die Stoffwechselrate – die Geschwindigkeit, mit der der Körper Kalorien verbrennt. Das heißt, Sie können Körperfett leichter verbrennen und Ihren Körper so verändern, dass der Anteil günstigen Muskelgewebes sich erhöht. Wird dagegen Ihr Stoffwechsel träge, nehmen Sie viel schwerer ab und setzen viel leichter Fett an. Muskelaufbau kehrt diese Tendenz automatisch um und erleichtert es, schlank zu bleiben.

Das kommt daher, dass Muskeln selbst im Ruhezustand mehr Kalorien verbrennen als Fettgewebe. 1 Kilo Muskelmasse verbrennt rund 30 Kalorien mehr am Tag als 1 Kilo Fett. Wenn Sie also 5 Kilo Fett verlieren und 5 Kilo Muskeln aufbauen, verbrennen Sie täglich 150 Kalorien mehr, ohne dass Sie ihr Übungsniveau anheben. Im Laufe eines Jahres macht das eine Differenz von 6 Kilo Körpergewicht aus.

In Wirklichkeit ist der Unterschied sogar noch größer, denn wenn Menschen mehr Muskel- und weniger Fettgewebe haben, möchten sie sich mehr bewegen und es fällt ihnen auch leichter.

Doch das ist nur der Anfang. Studien haben gezeigt, dass muskelaufbauende Bewegungsübungen sich vielfältig positiv auf die Gesundheit auswirken. Wiederaufbau und Erhalt der Muskelkraft hilft Ihnen, Ihre aerobe Kapazität hoch, den Blutdruck niedrig, die Blutzuckertoleranz gesund, den Cholesterinspiegel auf einem normalen Niveau und die Knochenmineraldichte konstant zu halten sowie die Fähigkeit zur Regulierung der Körpertemperatur zu stabilisieren.

Die aerobe Kapazität (auch „maximale Sauerstoffaufnahme" oder „Ausdauerleistungsfähigkeit") ist eine grundlegende Messgröße für die Gesundheit des kardiopulmonalen Systems – des Herzens, der Lunge und des Kreislaufs. Mit einfachen Worten: Die aerobe Kapazität ist die Fähigkeit Ihres Körpers, Sauerstoff zu nutzen. Dazu gehört die Fähigkeit, große Mengen Luft einzuatmen, um das Blut mit Sauerstoff zu beladen, und diesen mit dem Blutstrom wirksam überallhin im Körper zu transportieren. Die Alten in Abchasien, Vilcabamba, Hunza und Okinawa behalten den Großteil ihrer aeroben Kapazität bei, selbst mit über 90 Jahren. Der durchschnittliche Amerikaner, ob männlich oder weiblich, büßt bis zum 65. Lebensjahr 30 bis 40 Prozent seiner aeroben Kapazität ein. Eine Erhöhung des Muskel-Fett-Verhältnisses steigert Ihre aerobe Kapazität – und die Gesundheit des gesamten Herz-Kreislauf-Systems.

Eine der schlimmsten Auswirkungen der Inaktivität ist, dass die Fähigkeit der Zellen, Sauerstoff zu verbrauchen, abnimmt. Deshalb leiden viele ältere Menschen mit typisch westlichem Lebensstil an chronischer Müdigkeit. Aber das muss nicht sein. Das mit Sauerstoff beladene Blut fließt aus den großen Arterien in die winzigen Kapillaren. Altern und Inaktivität verlangsamen das Wachstum der Kapillaren, wodurch weniger sauerstoffreiches Blut in die Muskeln und anderes

Gewebe gelangt. Dr. Rosenberg und Dr. Evans weisen jedoch immer wieder darauf hin, dass sich die Kapillardichte ungeachtet Ihres Alters durch regelmäßige Bewegung verbessert. Das Ergebnis ist erfreulich: Die Muskeln werden sehr gut durchblutet.

Es gibt jedoch einen weiteren Biomarker für das physiologische Altern, der durch regelmäßige Bewegung rückgängig gemacht werden kann: Glukosetoleranz und Insulinsensitivität. Bei den meisten Menschen in der modernen Gesellschaft lässt im Alter die Fähigkeit des Körpers nach, die Blutglukose zu nutzen. Mit dem Aufbau von immer mehr Körperfett und immer weniger Muskelmasse büßt das Muskelgewebe seine Insulinempfindlichkeit immer mehr ein. Folglich braucht es immer mehr Insulin, um eine bestimmte Wirkung zu erzielen. Die Erhöhung des Muskel-Fett-Verhältnisses kann diese Verschlechterung wieder umkehren, die Blutzuckertoleranz verbessern, die Insulinsensitivität auf hohem Niveau halten und das Diabetesrisiko stark senken.

Dr. Rosenberg und Dr. Evans halten die schleichende Blutzuckerintoleranz für eine der schädlichsten aller sogenannten altersbedingten Veränderungen. Um dieses Problem zu vermeiden, müsse man sein Muskel-Fett-Verhältnis auf hohem Niveau halten. Und dafür sollten Sie „viel weniger Nahrungsfett und mehr ballaststoffreiche Kohlenhydrate wie rohes Gemüse und Vollkorngetreide zu sich nehmen ... und Krafttraining betreiben"[263].

Dieser Rat entspricht ganz der Lebensweise der gesündesten und langlebigsten Völker. Die Menschen in Abchasien, Vilcabamba, Hunza und die Älteren auf Okinawa nehmen alle wenig Nahrungsfett zu sich und stützen ihre Ernährung auf ballaststoffreiche Kohlenhydrate wie rohes Gemüse und Vollkorngetreide. Sie gehen zwar nicht ins Fitnessstudio und stemmen keine Gewichte, doch sie betreiben in jedem Lebensabschnitt und in jedem Alter täglich Krafttraining. Damit bleiben sie auch mit zunehmendem Alter schlank, stark und gesund. Selbst die Älteren unter ihnen haben starke Muskeln, kein Gramm überschüssiges Fett auf den Rippen und ein hohes Muskel-Fett-Verhältnis.

Die meisten Menschen in der modernen Welt setzen jedoch mit zunehmendem Alter Fett an, auch wenn sie nicht zunehmen. Ihre Muskulatur schrumpft, während sich das Fettgewebe ansammelt. Das gilt insbesondere für Menschen mit sitzender Lebensweise. Heute hat die durchschnittliche 25-jährige Frau in den Vereinigten Staaten und ähnlichen Gesellschaften einen Körperfettanteil von 25 Prozent. Bis sie 65 Jahre alt ist, steigt er bei sitzender Lebensweise auf 45 Prozent. Und für Männer gilt ein ähnliches Muster. Der durchschnittliche amerikanische Mann hat mit 25 Jahren einen Körperfettanteil von etwa 18 Prozent. Bis er 65 Jahre alt ist, steigt dieser bei sitzender Lebensweise auf fast 40 Prozent an.[264]

Doch zu solchen ungesunden Entwicklungen muss es nicht kommen. Studien am Forschungszentrum für die Ernährung des Menschen im Alter der Tufts-Universität und anderswo haben wiederholt ergeben, dass es bei fettarmer pflanzlicher Ernährung mit vollwertigen, naturbelassenen Nahrungsmitteln und regelmäßiger, dynamischer körperlicher Bewegung durchaus möglich ist, den Körperfettanteil niedrig, das Muskel-Fett-Verhältnis hoch und das Gewicht auf gesundem Niveau zu halten.

Ein Warnhinweis: Eine gewisse Menge Körperfett ist für die Energiespeicherung und für die Auspolsterung lebenswichtiger Organe notwendig. Sie haben vielleicht schon Bodybuilder gesehen, die für den Wettbewerb versuchten, mithilfe synthetischer Steroide riesige Muskelpakete aufzubauen und ihr Körperfett auf ein absolutes Minimum zu reduzieren. Sie sehen beeindruckend aus, gefährden jedoch ernsthaft ihre Gesundheit.[265]

Mit Ausnahme solcher Extremfälle gilt natürlich weiterhin, *dass es für die meisten von uns in den Industriestaaten einer der sinnvollsten Schritte auf dem Weg zu einem gesunden Altern ist, Muskelkraft aufzubauen und die Menge an Körperfett, das wir mit uns herumschleppen, abzubauen.*

Aufgrund außergewöhnlich umfangreicher und sorgfältiger wissenschaftlicher Untersuchungen kamen Dr. Rosenberg und Dr. Evans zu derselben Schlussfolgerung wie Jack LaLanne. Bewegung und eine gute Ernährung sind die Schlüssel zu einem gesunden und bereichernden Alter, und es ist nie zu spät, um damit anzufangen. Sie schreiben:

Sie haben eine zweite Chance, das, was Sie Ihrem Körper angetan haben, wiedergutzumachen. Ihr Körper kann sich regenerieren. Sie können Stärke, Vitalität, Muskelkraft und aerobe Ausdauer zurückgewinnen, die Sie längst verloren glaubten. ... Dies ist möglich, ob Sie im mittleren Alter sind oder auf die 80 zugehen. Die „Marker" des biologischen Alterns können mehr als nur verändert werden: Bei spezifischen physiologischen Funktionen können sie sogar rückgängig gemacht werden.[266]

Bewegung und Knochendichte

Als Menschen, die in der modernen Welt alt werden, verlieren wir tendenziell Kalzium aus den Knochen. Das Skelett wird schwächer, verliert an Dichte und wird spröder. Wiederholte Beanspruchung macht den Knochen jedoch stärker. Deshalb sind bei Tennisspielern die Knochen des Spielarms, mit dem sie den Schläger schwingen, stärker als die des anderen Arms. In ähnlicher Weise haben viele Studien gezeigt, dass Belastungsübungen (wie Walken, Laufen, Radfahren und Gewichtheben) selbst bei der größten Risikogruppe in der Bevölkerung, den Frauen nach den Wechseljahren, die Rate des Knochenabbaus effektiv senken können, wenn sie im Laufe der Zeit immer wieder wiederholt werden.

Eine Studie am Forschungszentrum für die Ernährung des Menschen im Alter untersuchte die Knochengesundheit älterer Frauen vor und nach einem einjährigen Bewegungstrainingsprogramm.[267]

Die Frauen wurden in vier Gruppen eingeteilt:

- *Gruppe 1* absolvierte an vier Tagen in der Woche ein 45-minütiges flottes Gehtraining. Außerdem nahmen die Teilnehmerinnen ein Kalziumpräparat, das ihre tägliche Gesamtkalziumaufnahme auf 1200 Milligramm anhob.
- *Gruppe 2* absolvierte dasselbe Programm wie Gruppe 1, die Frauen nahmen aber ein Placebo, sodass sich ihre Kalziumaufnahme auf lediglich 600 Milligramm beschränkte.

- *Gruppe 3* bewegte sich nicht zusätzlich, die Teilnehmerinnen nahmen aber dasselbe Kalziumpräparat wie Gruppe 1.
- *Gruppe 4* bewegte sich nicht zusätzlich und nahm das Placebo.

Wie sich herausstellte, war das Bewegungsprogramm entscheidend, während das Kalziumpräparat praktisch keine Auswirkung hatte. Bei den aktiven Frauen, selbst bei denjenigen, die weniger Kalzium einnahmen, wurde der Knochenabbau nicht nur gestoppt, der Knochenmineralgehalt nahm sogar zu. Bei den Frauen, die kein Bewegungsprogramm absolvierten, selbst bei denjenigen, die die erhöhte Kalziummenge einnahm, reduzierte sich der Knochenmineralgehalt.

Und diese Studie war kein Ausreißer. Ähnliche Studien an anderen Instituten kamen zu demselben Schluss. Dr. Everett Smith kam nach einer ähnlichen dreijährigen Studie an der Universität von Wisconsin im Wesentlichen zu den gleichen Ergebnissen. Der einzige Unterschied bestand darin, dass der Knochenaufbau der Frauen, die sich bewegten, und der Knochenabbau derer, die sich nicht bewegten, jeweils größer war, da die Studie über drei Jahre und nicht nur über ein Jahr lief.[268]

Und wie ist es bei jüngeren Frauen? Wir wissen, dass ein großer Teil der Knochenmasse bei Frauen zwischen 12 und 22 Jahren aufgebaut wird und in den folgenden Jahrzehnten allmählich wieder verloren geht. Ist Bewegung vielleicht auch bei jüngeren Frauen der Schlüssel zum Aufbau starker Knochen?

Eindeutig ja. Als Teil der Langzeitstudie über die Gesundheit junger Frauen der Universität von Pennsylvania führten Professor Tom Lloyd und seine Kollegen eine zehn Jahre umfassende Studie mit 80 Probandinnen durch, die zu Beginn 12 Jahre alt waren.[269] Als diese jungen Frauen 22 Jahre alt waren, wurde festgestellt, dass nahezu keine Beziehung zwischen der Kalziumeinnahme und der Knochenstärke bestand, obwohl die Menge des täglichen Kalziums sich um fast das Vierfache unterschied. Bewegung erwies sich dagegen als sehr bedeutsam. Bei der Veröffentlichung der Studie 2004 im *The Journal of Pediatrics* (Zeitschrift für Kinderheilkunde) sagte Professor Lloyd: „Obwohl Kalzium oft als der wichtigste Faktor für gesunde Knochen genannt wird, weist unsere Studie darauf hin, dass Bewegung tatsächlich die vorherrschende Lifestyle-Determinante bei jungen Frauen ist."[270]

Und was ist mit dem menschlichen Wachstumshormon?

Im Jahr 1990 veröffentlichte Dr. Daniel Rudman, der an der Medizinischen Fakultät der Universität von Wisconsin forschte, im *New England Journal of Medicine* einen Artikel und begründete damit eine ganze Industrie, die das menschliche Wachstumshormon (Human Growth Hormone, HGH) als faktischen Jungbrunnen propagierte.[271] Rudmans Studie war sehr klein, jedoch sehr beeindruckend. Er injizierte zwölf gesunden älteren Männern (im Alter von 61 bis 81 Jahren) sechs Monate lang dreimal in der Woche HGH. Im Vergleich zu einer Kontrollgruppe gesunder Männer ähnlichen Alters verloren die Männer, die HGH erhielten, eine große Menge Fettgewebe, wogegen ihre Muskelmasse erheblich zunahm und sich ihre Knochendichte deutlich erhöhte. Kurz gesagt, ihre Muskeln wurden beträchtlich größer, sie verloren mehr Körperfett und ihre Knochen wurden deutlich stärker. Aufgrund dieser Studie wird nun auf Tausenden von Internetseiten mit dem Versprechen, die jeweiligen Produkte erhöhten die Muskelmasse, verringerten den Fettanteil und verlangsamten das Altern, für die Vorteile von HGH geworben.

Leider sind die weitaus meisten der im Internet angebotenen HGH-Produkte nicht das, was sie zu sein behaupten. Zum einen wird dort kein echtes HGH verkauft, sondern Medikamente, die angeblich die Freisetzung von HGH aus der Hypophyse (wo die natürliche Bildung des Hormons im menschlichen Körper stattfindet) fördern sollen. Die meisten dieser Mittel sind, was eine nennenswerte Freisetzung von HGH betrifft, tatsächlich völlig unwirksam. Einige enthalten Glutamin (eine Aminosäure), das eine vorübergehende Erhöhung des Plasma-HGH-Spiegels bewirkt.[272] Eine zusätzliche Glutaminaufnahme kann für Menschen vor Vorteil sein, die sich über längere Zeit sehr stark körperlich anstrengen, sich operieren lassen oder wegen Brandwunden oder Infektionskrankheiten behandelt werden, da alle diese Maßnahmen den Glutaminspiegel des Körpers senken. Doch die nur kurzlebige HGH-Spitze aufgrund der oralen Glutaminzufuhr kommt den von der Hypophyse ausgeschütteten flüchtigen HGH-Wellen nur entfernt nahe. (Die Hypophyse schüttet etwa alle 90 Minuten HGH aus, im Schlaf ist es mehr.)

Und was ist von den echten HGH-Injektionen zu halten, mit denen Dr. Rudman während seiner Studie arbeitete? Zweifelsohne erhöhen solche Injektionen tatsächlich die Muskelmasse und reduzieren das Körperfett, sie sind allerdings mit erheblichen Kosten verbunden und haben häufig unangenehme Nebenwirkungen, darunter Gelenkschmerzen und das Karpaltunnel-Syndrom. Ein erhöhtes Krebsrisiko ist nicht auszuschließen. Außerdem ahmt injiziertes HGH den natürlichen Sekretionszyklus nicht annähernd nach, und alle Vorteile gehen verloren, wenn Sie die Anwendung beenden. Insgesamt, würde ich sagen, ist es das definitiv nicht wert.

Die wunderbare Wirklichkeit sieht so aus, dass regelmäßige Bewegung, insbesondere Krafttraining und andere Belastungsübungen, zu denselben vorteilhaften Veränderungen im Körper führen wie das menschliche Wachstumshormon: mehr Muskelmasse, weniger Körperfett und stärkere Knochen. Obwohl es oberflächlich betrachtet ganz reizvoll klingt, eine Pille zu schlucken oder eine Injektion zu erhalten, sind die Vorteile echter Bewegung vielfältig, während das, was von den meisten HGH-Produkten behauptet wird, bestenfalls übertrieben und in vielen Fällen Betrug und Täuschung ist.

Die Geschichte von Jim Fixx

Bewegung ist ungemein wichtig, doch manchmal versuchen Menschen, allein damit zu erreichen, was nur in einer Kombination von Bewegung und Ernährung möglich ist. Wer glaubt, dass Bewegung eine fettreiche Ernährung, übermäßigen Zuckerkonsum oder andere Ernährungssünden ausgleichen kann, den könnte die Geschichte eines bemerkenswerten Mannes namens Jim Fixx aufklären.

Fixx war der Autor eines der einfluss- und erfolgreichsten Bücher zum Thema „Bewegung", die je geschrieben wurden, *The Complete Book of Running*.[273] Sein Buch stand Ende der 1970er Jahre fast zwei Jahre lang an der Spitze der Bestseller-Listen, es gilt weithin als „Geburtshelfer" der Fitness-Revolution in der westlichen Welt.

Jim Fixx war nicht immer ein Läufer gewesen. Bis zum Alter von Mitte dreißig rauchte er zwei Schachteln Zigaretten täglich, liebte seine Burger und Shakes und wog 100 Kilogramm. Doch mit 35 Jahren gab er das Rauchen auf und begann zu laufen. Schon nach kurzer Zeit lief er fast 130 Kilometer in der Woche, nahm an Marathonläufen teil und hatte sein ganzes Übergewicht verloren. Er glaubte so stark an die Heilkraft des Laufens, dass er es nicht für nötig hielt, viel an seiner Ernährung zu verändern. In seinem Bestseller zitierte er wiederholt Dr. Thomas Bassler. Der behauptete damals, jeder Nichtraucher, der fit genug sei, einen Marathon unter vier Stunden zu laufen, werde nie einen tödlichen Herzinfarkt erleiden.

Fixx wusste, dass sein Vater mit 43 Jahren an einem Herzinfarkt gestorben war. Und er glaubte, dass die Bewegung (und der dadurch verbesserte Kreislauf) ihn schützen werde. Durch das tägliche Laufen und den Verzicht auf Zigaretten, so glaubte er, werde er gesund und ihm werde das Schicksal seines Vaters erspart bleiben.

Die Ratschläge von Fachleuten, er müsse sich gesünder ernähren, ignorierte er nicht einfach. Bei mindestens einer Gelegenheit überschlug er sich geradezu mit der Kritik an denjenigen, die solche Ratschläge gaben. Nathan Pritkin war damals der wahrscheinlich weltweit führende Verfechter einer fettarmen Ernährung als Mittel, verstopfte Arterien wieder durchgängig zu machen und zu heilen. In seinem Buch *Diet for Runners* (Ernährung für Läufer) gibt Pritkin ein Gespräch mit Jim Fixx vom Januar 1984 wieder:

Jim Fixx rief mich an und kritisierte das Kapitel „Run and Die on the American Diet" (Laufen und an amerikanischem Essen sterben) in meinem Buch The Pritkin Promise *(Pritkins Versprechen). In diesem Kapitel schrieb ich, dass viele Läufer, die sich von amerikanischer*

Durchschnittskost ernährten, während oder kurz nach Langstreckenläufen oder Trainingseinheiten starben und weiterhin sterben werden. Jim war der Meinung, das Kapitel sei in einem hysterischen Tonfall gehalten, der vielen Läufern Angst mache. Ich sagte ihm, dass ich genau das bezweckte. Ich hoffte, ihre Angst werde sie dazu bringen, ihre Ernährung umzustellen. Ich erklärte, Hysterie sei besser, bevor jemand stirbt, als danach. Zu viele Männer, sagte ich zu Jim, seien bereits tot, weil sie glaubten, jeder, der einen Marathon unter vier Stunden laufen könne und nicht rauche, sei absolut gegen Herzinfarkte gefeit.[274]

Nur sechs Monate nach diesem Gespräch entdeckte ein vorbeifahrender Motorradfahrer einen Mann, der im Norden von Vermont tot am Straßenrand lag. Er war nur mit Shorts und Laufschuhen bekleidet. Der Mann war Jim Fixx.

Jim Fixx, das Sprachrohr der Nation, wenn es um die gesundheitlichen Vorteile des Laufens ging, war an einem schweren Herzinfarkt gestorben, als er diese Landstraße allein entlanglief. Mit erst 52 Jahren zahlte er einen schrecklichen Preis für seinen Glauben, dass er sich nicht sehr um seine Ernährung kümmern müsse, weil ihn allein die Bewegung schütze. Eine Obduktion ergab, dass drei seiner Koronararterien zu mehr als 70 Prozent und eine zu 99 Prozent verstopft waren.

Vielleicht haben Sie die Geschichte von Jim Fixx schon einmal gehört. Er wurde zur Zielscheibe von Witzen in Nachtprogrammen, in denen übergewichtige Komiker sich darüber lustig machten, dass der Lauf-Guru einem Herzinfarkt erlegen war. Menschen mit sitzender Lebensweise möchten oft gern glauben, Bewegung sei nicht so wichtig. Sie fühlen sich durch die Geschichte von Jim Fixx bestärkt, die sie immer wieder erzählen, als sei es in Ordnung, ein Stubenhocker zu sein. Aber darum geht es überhaupt nicht.

Tatsächlich ist die Moral von Jim Fixx' tragischem Tod, dass Bewegung zwar wunderbar und notwendig für ein gesundes Leben ist, schlechte Ernährungsgewohnheiten aber nicht ausgleichen kann.

Die überragende Heilkraft

Im Mai 2005 ergab eine im *Journal of the American Medical Association* veröffentlichte Studie, dass regelmäßige Bewegung die Sterberate bei Frauen senkte, die bereits an Brustkrebs erkrankt waren. Besonders überraschend waren die Vorteile unabhängig davon, ob man den Frauen die Diagnose frühzeitig stellte oder erst nachdem sich der Krebs ausgebreitet hatte. Die Studie zeigte, dass Brustkrebspatientinnen, die drei bis fünf Stunden in der Woche gehen oder andere Übungen machen, eine um 50 Prozent höhere Chance haben, die Krankheit zu überleben, als Frauen mit sitzender Lebensweise.

All dies würde Ruth Heidrich, die ein außergewöhnliches Leben führte und eine Menge über die heilende Kraft von Bewegung und Ernährung erfahren hat, nicht überraschen. Sie ist die Autorin von *Senior Fitness: The Diet and Exercise Program for Maximum Health and Longlivity* (Fitness für Senioren: Das Ernährungs- und Bewegungsprogramm für maximale Gesundheit und ein langes Leben). Ich finde ihre Geschichte dramatisch und bewegend. Sie soll selbst zu Wort kommen:

> *Brustkrebs. Dieses Wort, diese kalte klinische Diagnose, musste mein Leben erst erschüttern, um es dann zu verwandeln. Das Wort ließ einen Kessel voller Emotionen hochkochen: Wut, Angst, Hass. Ich erinnere mich an den Tag und den Augenblick der gefürchteten Diagnose so genau, als wäre es gestern gewesen.*
>
> *Es ist das Jahr 1982 und ich bin 47 Jahre alt. Ich hasse Selbstmitleid. Ich bin eine starke, selbstständige Frau – vergleichbar mit einem Oberstleutnant der U.S. Air Force. Ich habe nach zwei schwierigen, gescheiterten Ehen zwei lebhafte, kluge und erfolgreiche Kinder weitgehend allein großgezogen. Ich habe studiert und promoviert. „Ich bin eine Frau, ich bin stark, hört, wie ich brülle!" Ich bin hart im Nehmen. Warum hab ich dann solche Angst? Warum heule ich? Meine Wertesystem, meine Identität, meine ganze Weltsicht schwankt unter dem Sturmangriff dieser Enthüllung. Und ich habe wirklich, wirklich Angst. Wie viel Zeit bleibt mir noch?*

Ein infiltrierendes duktales Karzinom – ein Krebs, der mäßig schnell metastasiert. Die Ärzte beobachten ihn seit drei Jahren, seit ich zum ersten Mal einen verdächtigen Knoten in der rechten Brust spürte. Nun ist er so groß wie ein Golfball. Ich weiß das, weil ich ihn gesehen habe. Ich habe darauf bestanden zuzusehen, als sie die große, rote, hässliche Masse tödlichen Gewebes herausoperierten. Doch da sich der Krebs über die ganze Brust ausgebreitet hatte, sagte mir der Chirurg, sie müssten eine modifizierte radikale Mastectomie [bei der das Brustgewebe und die Lymphknoten der Armbeuge entfernt werden] vornehmen. Sobald ich mich von dieser Operation erholt hätte, müssten sie die zweite Brust wegen des hohen Risikos, dass der Krebs streut, ebenfalls entfernen. Es kam noch schlimmer: Der Krebs hatte sich bereits auf meine Knochen und den linken Lungenflügel ausgebreitet.

Am Boden zerstört, fühlte ich mich von der Medizin und von meinem Körper im Stich gelassen. In dieser Stimmung meldete ich mich für eine Brustkrebsstudie an, die der Autor und Arzt John McDougall durchführte und bei der ich mich vegan ernähren musste. Ich hätte alles versucht, um mein Leben zu retten. Ich sprach mit meinem damaligen Ehemann. Er dachte, ich sei verrückt, weil ich glaubte, dass die Ernährung etwas mit Brustkrebs zu tun habe, und meinte, ich sei einem Quacksalber in die Hände gefallen.

Zu der Zeit, als ich meine Diagnose erhielt, sah ich eine Sportsendung im Fernsehen, den „Ironman Triathlon". Mich faszinieren diese ausgezeichneten jungen Sportler, die 3,86 Kilometer schwammen, gleich danach 180 Kilometer Rad fuhren und dann einen ganzen Marathon von 42,195 Kilometern liefen. „Das möchte ich tun", dachte ich. Dann erinnerte ich mich: „Moment mal, meine Dame, du bist Krebspatientin und du bist 47 Jahre alt – reichlich alt für so etwas." Das war nicht einfach ein negatives Selbstgespräch, das war die Stimme der Vernunft. Schließlich hatte noch keine Frau in diesem Alter den Ironman versucht. Aber der Gedanke saß einfach fest. Ich könnte schwören, dass ich mich mit meiner neuen Ernährungsweise kräftiger fühlte, leichter, energiegeladen, schneller und gesünder.

Natürlich hielten mich die Ärzte für komplett verrückt. „Sie sollten sich ausruhen", meinten sie. „Der ganze Stress ist nicht gut für Ihren Körper. Marathonläufe (ganz zu schweigen von Ausdauerschwimmen und 180-Kilometer-Radfahren) belasten Ihr Immunsystem." An diesem Punkt hörte ich auf, nur auf den Rat der Ärzte zu vertrauen. Damals, bevor die meisten Leute überhaupt schon einmal von Triathlon gehört hatten, gab es wenig Trainingsanleitung für diese äußerst strapaziösen Ausdauerrennen. Also ging ich raus und schwamm, bis ich meine Arme nicht mehr heben konnte, fuhr Rad, bis ich nicht mehr in die Pedale treten konnte, lief, bis ich keinen Schritt mehr gehen konnte, und hob so viele Kilos wie möglich, ohne mich zu verletzen. Um tatsächliche Wettkampfbedingungen durchzuspielen, nahm ich an jedem Lauf teil, von dem ich erfuhr. Wenn es zwei am selben Tag gab, umso besser, denn dann würde ich mich dazu zwingen müssen, wenn ich müde war – damit würde ich es beim Ironman zu tun bekommen. Ich nahm am „Lauf zur Sonne" (The Run to the Sun) teil, einem 60-Kilometer-Lauf auf den Haleakala, einen 3000 Meter hohen Berg auf der Insel Maui in Hawaii. Ich erinnere mich daran, dass ich mich nach knapp 43 Kilometern umschaute, das Meer weit, weit unten sah und nicht glauben konnte, dass meine Beine mich bereits eine volle Marathonstrecke bergauf getragen hatten. Dann wandte ich mich wieder der Bergspitze zu, die noch immer über 16 Kilometer entfernt war. Meine innere Stimme sagte mir: Ich habe einfach nicht das Zeug dazu, ich kann es einfach nicht. Mein nächster Gedanke war: Hör zu, Mädchen, wenn du glaubst, dass das hart ist, dann warte nur, bis du den Ironman machst! Diese Technik war mir in den folgenden Monaten sehr nützlich. Und mich in solchen Veranstaltungen zu messen und in meiner Altersgruppe zu gewinnen, trug zu den Hochgefühlen nach einem Rennen bei.

Ich stellte fest, dass ich kräftiger wurde und Muskeln entwickelte, von denen ich gar nicht wusste, dass es sie gab. Meine Krebsuntersuchungen absolvierte ich ebenfalls: Die kritischen Stellen in meinen Knochen – sonst eine Quelle der Verzweiflung, weil sie Krebs bedeuteten – waren im Schwinden begriffen und der Tumor in der Lunge wuchs nicht weiter.

Die einzigen wirklichen „Andenken" an den Krebs waren die beiden hochroten Operationsnarben auf einer Brust, die der eines Jungen vor der Pubertät ähnelte. Wegen meines ganzen Trainings musste ich mehrmals täglich duschen und mich umziehen, sodass ich ständig an den Krebs erinnert wurde. Ich wünschte mir so sehr, wieder einen normalen Körper zu haben. Ich suchte plastische Chirurgen auf, die mir wunderbare Wahlmöglichkeiten aufzeigten. Sie wollen Körbchengröße „C"?, sagten sie. Können wir machen. Ich erklärte ihnen, ich wolle nicht gierig sein – geben Sie mir einfach, was ich vorher hatte, ein hübsches durchschnittliches „B". Sie gaben mir dazu etwas, das ich nie für möglich gehalten hatte: Brüste, die nie schlaff werden. Ich glaube, man muss das Positive im Leben sehen, und jetzt, mit 70 Jahren, weiß ich diesen Vorteil wirklich zu schätzen.

Heute weist mein Körper keine Anzeichen für Krebs mehr auf. Ich ernähre mich nun seit über zwanzig Jahren vegan und fettarm, und ich bin nie zuvor in meinem Leben gesünder und fitter gewesen. Bisher habe ich den Ironman Triathlon sechsmal mitgemacht und über hundert kürzere Triathlons, insgesamt 67 Marathonläufe und Hunderte von kürzeren Läufen. Im Jahre 1998, mit 63 Jahren, wurde ich von der Zeitschrift Living Fit zu einer der zehn fittesten Frauen in Amerika gekürt (die anderen neun waren alle unter fünfunddreißig). Meine Knochendichte hat in den Fünfzigern und Sechzigern zugenommen, was als „unmöglich" galt; den meisten Menschen wird ja erzählt, sie würden im Zuge des „natürlichen" Alterungsprozesses an Knochendichte verlieren. Mein VO2max, das Maß für die Sauerstoffaufnahmefähigkeit meines Körpers, gehört zu den höchsten Werten, die je im Allgemeinen Krankenhaus Tripler Army in Honolulu auf Hawaii, wo ich lebe, verzeichnet wurden. Mein Blutdruck beträgt 90/60, was bedeutet, dass ich sehr elastische und im Wesentlichen weit offene Arterien habe. Mein Cholesterinspiegel liegt unter 150, mein Körperfettanteil beträgt 15 Prozent und mein Hämoglobinwert – der Test auf den Eisengehalt im Blut – ist vorbildlich.

Ich teile diese Informationen über meinen körperlichen Zustand nicht mit, um damit zu prahlen (obwohl ich zugegebenermaßen stolz darauf bin), sondern um zu zeigen, was man mit Hingabe und Disziplin erreicht.

Vielleicht bin ich nach den meisten medizinischen Anforderungen anormal. Und möglicherweise sind eine vegane Ernährung und Ausdauersport nicht für jedermann die Zauberformel. Doch ich kann als Beispiel für eine Veränderung des Lebensstils dienen, der es durchaus wert ist, dass man sich mal näher damit beschäftigt.

Wann wird diese fantastische Reise zu Ende sein? Werde ich allmählich bremsen, loslassen, mich darauf beschränken müssen, meine Runden in einer Rentnergemeinschaft zu drehen? Ich kann es wirklich nicht sagen. Aber eines weiß ich: Ich hatte Krebs, und der hatte gestreut; ich hätte aufgeben können, aber ich entschied mich für das Leben. Ich werde so lange leben, wie ich kann, und ein gutes Rennen laufen. Vielleicht werden nur einige wenige meinen Weg gehen, doch wenn meine Geschichte nur ein paar Menschen hilft, voranzugehen und auf ihre eigene Weise um ihr Leben zu laufen, dann war es das erst recht wert.[275]

Sich fürs Leben entscheiden

Von der wunderbaren Gesundheit und dem langen Leben von Menschen wie dem Kampfkunst-Experten Seikichi Uehara, dem Golfspieler Tom Spear, dem Fitness-Guru Jack LaLanne und der Triathletin Ruth Heidrich ist wohl jeder beeindruckt. Das Leben dieser Menschen veranschaulicht – wie das Leben der Älteren von Okinawa und aller anderen außergewöhnlichen Älteren auf der ganzen Welt – auf dramatische Weise zwei Dinge, auf die sich die moderne Gesellschaft dringend besinnen muss: Bewegung ist unvermeidlich. Und Altern ist keine Krankheit.

Leider erliegen viele moderne Menschen dem Glauben, Altern bedeute, ein hilfloses Opfer eines langsamen, qualvollen und unausweichlichen Verfalls zu werden. Sie leben in Angst und glauben, dass sie sich mit jedem Jahr nur noch schlechter fühlen und noch mehr leiden werden. Sie bewegen sich nicht. Sie essen ungesund. Sie schotten sich emotional ab. Schließlich werden ihre Ängste zu einer sich selbst erfüllenden Prophezeiung: Sie erschaffen genau die Tragödie, an die sie geglaubt haben.

Wahrscheinlich kennen Sie viele solche Menschen. Aber Sie müssen keiner von ihnen sein. Sie können die Freude erfahren, die aus Ihrer Entscheidung für die bestmögliche Gesundheit und Heilung erwächst.

Dazu müssen Sie nur Ihr Bestes aus dem machen, was Sie haben. Vielleicht beginnt es damit, dass Sie jeden Tag einen Spaziergang machen oder einen halben Kilometer laufen oder sich einer Yoga- oder einer Tanzgruppe anschließen. Vielleicht beginnt es damit, dass Sie Fußball oder Tennis spielen oder lernen, wie man Gewichte richtig hebt.

Wichtig ist, dass Sie alles infrage stellen, was Sie davon abhalten kann, Ihr Leben mit Leidenschaft und Vitalität anzugehen. Es kommt darauf an, dass Sie sich durch nichts vom Weg zu Ihrem Wohl abbringen lassen. Worauf es ankommt, ist zu wissen, wie viel Macht es hat, sich für das zu entscheiden, was Leben schenkt.

11
Wie Sie geistig gesund bleiben

Der Tod ist nicht der größte Verlust im Leben. Der größte Verlust ist das, was in uns stirbt, während wir noch am Leben sind.
Norman Cousins

Ein gesunder und kräftiger Körper ist während des Alterns eine große Hilfe. Aber zum Leben gehört natürlich mehr als die körperliche Gesundheit: Kaum etwas ist wichtiger als ein gesunder Geist. Ein wacher, klarer Verstand ist für das ganze Leben von großer Tragweite; ganz besonders dann, wenn man in das Alter kommt, in dem die Lebenserfahrung zählt.

Bedauerlicherweise leidet in den USA die Hälfte der Menschen über 85 Jahre an der Alzheimer-Krankheit. Der geistige Verfall tritt heute bei den alten Menschen in den Industriestaaten so häufig auf, dass viele ihn für normal und unvermeidlich halten. In den Kulturen, die beispielhaft für das gesunde Altern sind, kommt Demenz dagegen selbst bei den Allerältesten nur selten vor. Die Autoren der Hundertjährigen-Studie von Okinawa berichten, dass die dortigen alten Menschen beiderlei Geschlechts „selbst mit über hundert Jahren noch über eine bemerkenswerte geistige Klarheit verfügen"[276]

Dagegen nimmt in den modernen westlichen Gesellschaften die Anzahl der älteren Menschen, die an der Alzheimer-Krankheit und anderen Formen von Demenz leiden, unaufhaltsam zu. Der geistige Abbau führt bei ihnen unerbittlich bis an den Punkt, wo sie nicht mehr wissen, wer sie sind, oder ihre Angehörigen nicht mehr erkennen. Auf Okinawa, Abchasien, Vilcabamba und Hunza jedoch führen die Alten auch mit 90 und darüber noch ein glückliches Leben, sind geistig und emotional voll auf der Höhe und spielen eine notwendige und wichtige Rolle in Familie und Gesellschaft.

Der Unterschied könnte kaum schmerzlicher sein.

Die Alzheimer-Krankheit

Die Alzheimer-Krankheit, die häufigste Form der Demenz, ist eine degenerative, progrediente Erkrankung, die ihren Opfern das Gedächtnis und das Urteilsvermögen raubt und sie schließlich in einem Zustand zurücklässt, in dem sie nicht einmal mehr die einfachsten Aufgaben zu erledigen vermögen. Die Krankheit ist nach dem deutschen Arzt Alois Alzheimer benannt, der sie 1901 entdeckte. Sie löscht zuerst das Kurzzeitgedächtnis und bricht dann, Schicht für Schicht, die Verbindungen zur Vergangenheit ab. Im Allgemeinen dauert es acht bis zehn Jahre, bis das Gehirn des Erkrankten zerstört ist. Geht es so weiter wie bisher, sind bis zum Jahr 2050 15 Millionen ältere Amerikaner und Amerikanerinnen davon betroffen und ihre erwachsenen Kinder brechen zu Millionen unter der Last der ständig steigenden Arztrechnungen und der Dauerpflege zusammen.

Die Alzheimer-Krankheit verschlingt Unsummen. Bereits jetzt kostet sie das US-Gesundheitswesen Medicare dreimal so viel wie jede andere Krankheit, Tendenz dramatisch steigend. Wurden im Jahre 2000 32 Milliarden ausgegeben, wird bis 2010 eine Zunahme auf 50 Milliarden erwartet sowie zusätzliche 30 Milliarden aus dem amerikanischen Gesundheitsprogramm für Bedürftige, Medicaid. „Wird nichts dagegen getan, kann man ohne Übertreibung sagen, dass die Alzheimer-Krankheit das Gesundheitswesen sprengen und Medicare und Medicaid in den Ruin treiben wird", meint Sheldon Goldberg, der Präsident der Alzheimer-Gesellschaft.[277] *

Die Pflegekosten für Alzheimer-Patienten drohen die Gesundheitsprogramme der Regierung zur Makulatur werden zu lassen, und doch ist es nicht die Regierung, sondern es sind die Betroffenen und ihre Fa-

---

* Die Kosten in Nord-, West- und Südeuropa sind ähnlich, in Osteuropa jedoch geringer, da die Menschen mit Demenz dort bei ihren Familien leben. Schätzungen zufolge wird es bis 2030 in Europa 14 Millionen demente Personen geben und die Kosten werden auf über 250 Milliarden Euro steigen. Das sind 43 Prozent mehr als 2005. Anm. d. Übers.

milien, die den überwiegenden Teil der Kosten tragen. Viele Amerikaner glauben, dass Medicare die Pflegeheimkosten übernimmt, doch die Bezahlung der Langzeitpflege war nie vorgesehen. Medicare trägt lediglich die Kosten für Arzt und Krankenhaus. Und Medicaid trägt diese Kosten erst dann, wenn das Vermögen des Patienten bis auf 2000 Dollar oder weniger aufgebraucht ist. Inzwischen belaufen sich die Pflegeheimkosten für einen Alzheimer-Patienten auf 4000 bis 5000 Dollar im Monat, und die Patienten brauchen solche Pflege vielleicht über viele Jahre.

Es ist furchtbar, den Verstand zu verlieren

Die Autorin und Künstlerin Bobbie Wilkinson erzählt von einem Reiseerlebnis:

Ich beobachtete, wie sie ihn an der Hand zu den Toiletten im Flughafengebäude führte. Sie standen inmitten der anderen Reisenden, die an ihnen vorbeiliefen, und obwohl er ein wenig verwirrt schien, schien er sich doch sicher zu fühlen, solange seine Hand in ihrer lag. Als sie wieder zu ihren Plätzen auf dem Flugsteig zurückkamen, kämmte sie ihm das Haar und schloss den Reißverschluss seiner Jacke. Er zappelte herum und fragte: „Wohin fahren wir, Mami? Wie spät ist es? Wann fliegen wir?"
Ich bewunderte die Geduld und die Liebe der Frau. Ich beobachtete, wie sie ihn an die Hand nahm, als sie schließlich an Bord gehen durften.
An meinem Platz merkte ich, dass wir drei nebeneinandersaßen. Ich zwängte mich an den beiden vorbei zu meinem Fensterplatz und sagte ihm, wie schick er in seiner neuen Jacke aussehe. Er lächelte. Sie half ihm aus der Jacke und beim Anlegen des Gurts. Er sagte, er müsse wieder zur Toilette, und sie versicherte ihm, er könne es bis zum Ende des Fluges aushalten. Ich hoffte, dass sie recht behielt.
Als die Triebwerke gestartet wurden, erschrak er und suchte ihre Hand. Sie erklärte ihm, was nun passierte, und begann mit ihm über ihre Reise zu sprechen. Er war verwirrt über die vielen Verwandten,

die sie besuchen wollten, doch sie wiederholte alles immer wieder geduldig, bis er es zu verstehen schien.
Er fragte noch oft nach der Uhrzeit, welcher Tag sei, wie lang es noch dauern werde, bis sie ankämen – und sie hielt liebevoll seine Hand und schenkte ihm ihre volle Aufmerksamkeit.
Wir machten uns miteinander bekannt und sprachen über die üblichen Dinge, über die alle Mütter gern miteinander sprechen. Ich erfuhr, dass sie vier Kinder hatte und eines von ihnen besuchen wollte. Die Stunde verging schnell, und bald setzten wir zur Landung an. Er erschrak wieder und sie streichelte beruhigend seinen Arm. Er sagte: „Ich liebe dich, Mami", und sie lächelte und drückte ihn. „Ich liebe dich auch, mein Schatz."
Sie verließen das Flugzeug vor mir, und die Mutter wusste nicht und würde nie erfahren, wie tief sie mich berührt hatte. Ich sprach ein stilles kleines Gebet für diese bemerkenswerte Frau und für mich – dass ich genügend Liebe und Stärke haben möge, die Herausforderungen zu meistern, die das Leben für mich bereithalten mochte, so wie diese außergewöhnliche Mutter es ganz klar tat.
Als ich sie zum letzten Mal sah, hielt sie noch immer die Hand ihres 44-jährigen Ehemannes und führte ihn zur Gepäckausgabe.[278]

Ich erzähle diese schmerzliche Geschichte hier nicht, um übermäßig zu dramatisieren, sondern um etwas zu veranschaulichen, was leider nur allzu vielen von uns vertraut ist. In der Welt der Demenz kann es Liebe und Mut geben, wie in diesem Beispiel, die traurige Realität ist jedoch, dass die Alzheimer-Krankheit die Geduld und das Durchhaltevermögen selbst der hingebungsvollsten Betreuungspersonen erschöpft.

Was können Sie tun?

Leider ist die Alzheimer-Krankheit sehr schwer zu behandeln. Es gibt Medikamente (zum Beispiel Aricept, Eselon, Reminyl), die dem Patienten in manchen Fällen ermöglichen, ein paar Monate länger zu funktionieren. Doch diese Mittel wirken nur palliativ (lindernd) und können die neurodegenerative Erkrankung, die letztlich zu Demenz und zum Tod führt, nicht aufhalten. Ende 2003 ließ die amerikanische Zulassungsbehörde FDA (Food and Drug Administration) das neue Medikament *Nemantin* zur Behandlung von Patienten mit mittelschwerem und schwerem Alzheimer zu.* Durch Blockierung der Glutamataktivität kann dieses neue Medikament die Symptome bei einigen Patienten unterstützend behandeln, doch es verändert die der Krankheit zugrunde liegende Pathologie nicht.

Da wir nicht in der Lage sind, die Alzheimer-Krankheit zu heilen oder wirksam zu behandeln, wird Vorbeugung immer wichtiger, und die Beispiele, die uns die gesündesten und langlebigsten Gesellschaften der Welt geben, erhalten immer größere Bedeutung.

Gibt es etwas, das Sie tun können, um Ihren Geist und Ihren Körper gesund und vital zu halten? Gibt es praktische Schritte, die sicherstellen, dass Sie bis ans Ende Ihres Lebens klar denken können?

Natürlich!

Die gute Nachricht ist, dass man inzwischen eine Menge über die Prävention von Alzheimer und anderen Formen von Demenz weiß. Wir wissen sehr viel darüber, was Sie tun können, um auch bis jenseits der Hundert bei klarem Verstand zu bleiben. Und wir verstehen gut, was das mit der Lebensweise der langlebigsten Völker der Welt zu tun hat, die durchwegs für eine solch wunderbare geistige Leistungsfähigkeit selbst in sehr hohem Alter verantwortlich ist.

Die Rolle der Bewegung

Einer der Schlüssel dazu ist die regelmäßige körperliche Betätigung, die zentral für die Lebensweise dieser Kulturen ist. Es überrascht Sie vielleicht, dass Bewegung eine wesentliche Rolle bei der Alzheimer-Prävention spielt. Doch viele Studien haben das bestätigt.

---

* In Deutschland unter den Namen Axura und Ebixa im Handel; Anm. d. Übers.

Der Wert der Bewegung für den Erhalt geistiger Gesundheit wurde zum Beispiel anhand einer fünfjährigen Studie veranschaulicht, die im März 2001 in der Fachzeitschrift *Archives of Neurology* (Neurologisches Archiv) erschien. Die Studie ergab, dass die Menschen mit dem höchsten Aktivitätsniveau gegenüber den inaktiven mit einer um 50 Prozent geringeren Wahrscheinlichkeit an Alzheimer erkranken; litten auch mit wesentlich geringer Wahrscheinlichkeit an einer anderen Form von Demenz oder geistiger Beeinträchtigung. Selbst diejenigen, die nur leicht oder im mittleren Bereich trainierten, reduzierten ihr Risiko für Alzheimer oder andere Formen geistigen Abbaus erheblich. Die Studie kam zu dem Schluss, dass das Gehirn mit zunehmendem Alter umso gesünder bleibt, je mehr sich Menschen bewegten.[279]

Drei Jahre später, im September 2004, veröffentlichte das *Journal of the American Medical Association* eine Reihe von Studien, die ebenfalls bestätigten, dass regelmäßige Bewegung hilft, geistige Klarheit auch im fortgeschrittenen Alter zu erhalten. Eine Studie ergab, dass Frauen ab siebzig Jahren, die vermehrt körperlich aktiv waren, bei Tests mit Denksportaufgaben besser abschnitten und in geringerem Maße geistig abbauten als Frauen, die sich weniger bewegten. Selbst wenn sie nur zwei Stunden pro Woche zügig spazieren gingen, wirkte sich das bereits deutlich aus; den größten Nutzen, so die Studie, hatten allerdings die Frauen, die sechs Stunden pro Woche darauf verwendeten.[280] Eine andere Studie ergab, dass ältere Männer, die 3 Kilometer am Tag zu Fuß zurücklegten, nur halb so häufig an Demenz erkrankten wie Männer, die nur etwa ½ Kilometer oder weniger am Tag gingen.[281]

Was steckt hinter diesen Vorteilen? In den vergangenen zehn Jahren entdeckten Neurophysiologen, dass Bewegung eine Vielzahl positiver Veränderungen im Gehirn bewirkt. Körperliche Aktivität erhöht die Gedächtnisleistung, stärkt die Lernfähigkeit, steigert die Aufmerksamkeit und verbessert Fähigkeiten wie Multitasking und Entscheidungsfindung. Eine große Anzahl von Studien ergab, dass Bewegung das Gehirn anpassungsfähiger und effizienter macht und seine Fähigkeit verbessert, aufgrund neuer Erfahrungen neue Nervenbahnen zu bilden.[282]

Natürlich verbessert körperliche Betätigung die Sauerstoffversorgung des Gehirns. Dadurch entsteht eine größere Anzahl von Kapillaren und es kommt möglicherweise zur Bildung neuer Gehirnzellen. Außerdem werden verstärkt Neurotransmitter (unter anderem Dopamin, Serotonin und Noradrenalin) ausgeschüttet, die bei der geistigen Leistung eine wesentliche Rolle spielen.

Alzheimer vorbeugen durch gesunde Ernährung

Neben der Bewegung gibt es die Ernährung. Die Ernährung der Menschen in Abchasien, Vilcabamba, Hunza und der Älteren von Okinawa ist vollwertig, pflanzlich und reich an Antioxidantien. Inzwischen weiß man, dass hauptsächlich deshalb bei ihnen so außergewöhnlich selten Fälle von Alzheimer und anderen Demenzformen auftreten.

Antioxidantien sind Substanzen, die Sie jung und gesund erhalten, indem sie die Funktion des Immunsystems stärken, das Infektions- und Krebsrisiko senken und, besonders wichtig, vor Schäden durch freie Radikale schützen. Freie Radikale sind eine Art „Zell-Banditen", die eine zentrale Rolle beim Alterungsprozess spielen. Der Schaden, den sie anrichten, wirkt sich praktisch in jedem Organ und System des alternden Körpers aus. Das wiederum schafft die Voraussetzungen für degenerative Erkrankungen aller Art, unter anderem für Alzheimer und andere Formen von Demenz. Antioxidantien neutralisieren freie Radikale und halten sie in Schach.

Antioxidantien kommen in frischem Gemüse, Vollkorngetreide, frischem Obst und Hülsenfrüchten wie Sojabohnen vor. Die Carotinoide, die Substanz, die Obst und Gemüse ihre kräftigen Farben verleiht, sind Antioxidantien. Die Vitamine C und E sind ebenfalls Antioxidantien, so wie die Mineralien Magnesium und Zink. *Eine an Antioxidantien reiche Ernährung senkt das Risiko vieler altersbedingter Krankheiten – einschließlich Krebs, Herzerkrankungen, Makula-Degeneration und Katarakten.*

Für die Prävention von Alzheimer und anderen Formen von Senilität und geistigem Abbau sind Antioxidantien äußerst wichtig. Denn der durch freie Radikale angerichtete Schaden bereitet den Boden für die Entwicklung der Demenz, einer kognitiven Dysfunktion, wie für die meisten anderen verheerenden Auswirkungen ungesunden Alterns. Und Antioxidantien sind der beste Schutz Ihres Körpers vor Schäden durch freie Radikale. Heute nehmen viele Wissenschaftler an, dass Menschen, die sich pflanzlich ernähren, deshalb seltener an Demenz erkranken, weil die pflanzliche Nahrung sehr viel mehr Antioxidantien enthält. Tierische Nahrungsmittel fördern normalerweise tendenziell die Bildung freier Radikale und die Schädigung der Zellen.

Eine große Anzahl von Studien, die in den namhaftesten Fachzeitschriften der Welt veröffentlicht wurden, belegen die Vorteile einer antioxidantienreichen Ernährung bei der Prävention von Alzheimer und anderen Formen von Demenz und geistigem Abbau. Und wie sieht es mit Antioxidantien als Nahrungsergänzungen aus? Derzeit sind die Belege dafür noch nicht fundiert, doch sicher ermutigend. Im Januar 2004 veröffentlichte zum Beispiel eine Gruppe renommierter medizinischer Forscher von vier amerikanischen Universitäten eine Studie in der Fachzeitschrift *Archives of Neurology*. Sie hatte zum Ergebnis, dass die Alzheimer-Rate bei Menschen, die Vitamin C und E zusätzlich einnahmen, um 78 Prozent geringer war.[283] Ich selbst nehme täglich Antioxidantien als Nahrungsergänzung zu mir.[284]

Ist Ihr Geist gesund, sind Sie gesund

Im Laufe der Geschichte beobachteten die Menschen, dass die Älteren bestimmte Erkrankungen bekamen, und hielten diese irrtümlich für den unvermeidlichen Preis des Alterns. Noch vor hundert Jahren war Tuberkulose die Haupttodesursache in den Vereinigten Staaten und galt als eine natürliche Folge des Alters. Heute wissen wir jedoch, dass die Infektionskrankheit Tuberkulose durch das *Mycobakterium tuberculosis* ausgelöst und durch Tröpfcheninfektion von Mensch zu Mensch übertragen wird.

Später galt Arteriosklerose als Kennzeichen des Alterns. Doch dann lernten wir, dass sich dieses Leiden durch gesunde Ernährung nahezu völlig vermeiden ließ. Vor fünfzig Jahren glaubten die meisten Menschen, dass wir einfach „von Natur aus" herzkrank werden. Doch heute wissen wir, dass diese Krankheiten durch viele Faktoren in unserer Lebensweise entstehen. Und die Erkenntnis, dass dem – ursprünglich dem natürlichen Alterungsprozess zugeschriebenen – Nachlassen der Nierenfunktion ein krankhafter Prozess zugrunde liegt, ist noch gar nicht so alt.

Die Alzheimer-Krankheit tritt in den Industriestaaten heute so häufig auf, dass viele Menschen sie für eine unvermeidbare Begleiterscheinung des Alterns halten. Die meisten Betroffenen befinden sich deswegen in einem Pflegeheim. Doch so weit sie auch verbreitet ist: Alzheimer ist eine Krankheit. Sie gehört *nicht* zum normalen Alterungsprozess. Sie ist weder „Normalzustand" noch unvermeidbar.

Wenn Sie Ihr Alzheimer-Risiko deutlich senken wollen, ist die wichtigste Botschaft für Sie die folgende: *Eine Studie nach der anderen kommt zu dem Ergebnis, dass eine vollwertige pflanzliche Ernährung mit frischem Gemüse, Vollkorngetreide und Hülsenfrüchten – so wie sich die Menschen in Abchasien, Hunza, Vilcabamba und die Älteren auf Okinawa ernähren – gut für die Gehirnfunktion ist und die Häufigkeit des Auftretens von Alzheimer und anderen Formen von Demenz beträchtlich senkt.*

Eine solche Ernährungsweise führt nicht zu Übergewicht, sie hält den Cholesterinspiegel und den Blutdruck niedrig und sie reduziert Arteriosklerose – alles Faktoren, die für eine gesunde geistige Funktion wichtig sind. 2004 berichtete Dr. Miia Kivipelto vom Karolinska-Institut in Schweden einer internationalen Alzheimer-Konferenz in Philadelphia von seiner 21 Jahre umfassenden Studie. Sie ergab, dass Menschen, die in ihren mittleren Jahren fettleibig waren, mit doppelt so hoher Wahrscheinlichkeit im Alter eine Demenz entwickelten wie Normalgewichtige. Wer zudem in seinen mittleren Jahren noch einen hohen Cholesterinspiegel und Bluthochdruck aufwies, hatte ein um das Sechsfache erhöhtes Demenzrisiko.[285]

Viele andere Studien untersuchten das Verhältnis der Ernährung zu den schwersten Formen von Demenz wie der Alzheimer-Krankheit.

Wollen Sie Alzheimer bekommen, brauchen Sie sich nur von viel Fleisch, Fett, gesättigtem Fett, Cholesterin, Zucker und Weißmehl zu ernähren. Wenn nicht, dann meiden Sie solche Nahrungsmittel und essen Sie stattdessen viel frisches Gemüse, Vollkorngetreide, frisches Obst und Hülsenfrüchte und stellen Sie sicher, dass Sie genügend DHA (Docosahexaensäure) und andere Omega-3-Fettsäuren aufnehmen. Zur Alzheimer-Prävention ernähren Sie sich so wie Menschen in Abchasien, Vilcabamba, Hunza und die Alten auf Okinawa.

Wie es Ihrem Gehirn geht, wenn Sie Fleisch essen

Ein weiterer Schlüssel zur geistigen Klarheit im fortgeschrittenen Alter ist, seinen Homocysteinspiegel niedrig zu halten. Homocystein ist eine toxische (giftige) Aminosäure, ein Abbauprodukt des Proteinstoffwechsels, das in hohem Maße mit Alzheimer sowie Herzinfarkt, Schlaganfällen, Depressionen und einer bestimmten Art von Blindheit in Verbindung gebracht wird. Selbst eine geringfügige Erhöhung des Homocysteins kann das Krankheitsrisiko deutlich steigern. Bemerkenswerterweise gehören die alten Menschen von Okinawa zu denjenigen mit den niedrigsten Homocysteinspiegeln weltweit.[286]

Jeder hat Homocystein im Blut, so wie jeder Cholesterin im Blut hat, doch es kommt darauf an, wie viel. Sind die Werte zu hoch, gibt es Probleme. Der Homocysteinwert ist normalerweise höher bei Menschen, die viel Fleisch und wenig Blattgemüse, Vollkorngetreide, Hülsenfrüchte und Obst zu sich nehmen, also Nahrungsmittel, die Folsäure und andere B-Vitamine liefern und den Körper beim Abbau des Homocysteins unterstützen.

Wie wichtig ist ein niedriger Homocysteinspiegel für die Alzheimer-Prävention? Am 18. Oktober 1998 stellten Dr. David Smith und Kollegen von der Universität Oxford ihre Erkenntnisse auf der jährlichen Konferenz der wissenschaftlichen Berichterstatter der Amerikanischen Medizinischen Gesellschaft (American Medical Association's annual Science Reporter's Conference) vor. Ihre Studie wurde im folgenden Monat in der Fachzeitschrift *Archives of Neurology* (Archiv der Neurologie) veröffentlicht. Sie ergab, dass das Alzheimer-Risiko stattliche 4,5-mal höher war, wenn der Homocysteinwert im oberen Drittel lag.[287]

Folsäure (auch Folat genannt) und Vitamin B_{12} sind Schlüsselfaktoren für die Alzheimer-Prävention. Der Homocystein-Blutspiegel kann durch eine erhöhte Zufuhr gesenkt werden. Eine Studie ergab, dass die Häufigkeit des Auftretens von Alzheimer bei Menschen mit einem im unteren Drittel liegenden Folsäure-Blutspiegel sage und schreibe 3,3-mal höher und bei denjenigen mit dem geringsten B_{12}-Wert 4,3-mal höher lag.[288]

Im Jahre 2001 veröffentlichte die Zeitschrift *Neurology* die Ergebnisse einer dreijährigen schwedischen Studie mit 370 gesunden älteren Erwachsenen. Sie ergab, dass auch diejenigen mit nur etwas niedrigeren Vitamin B_{12}- und Folsäurewerten im Vergleich zu denjenigen mit Normalwerten ein doppelt so hohes Alzheimer-Risiko hatten.[289]

Wie erreicht man den Idealzustand eines hohen Folsäure- und niedrigen Homocysteinwertes im Blut am besten? Durch eine vollwertige pflanzliche Ernährung mit viel grünem Gemüse und reichlich Vitamin B_{12}. (Wer sich so ernährt und immer noch einen hohen Homocysteinwert hat, dem kann die tägliche Nahrungsergänzung durch 800 Mikrogramm Folsäure, 500 Mikrogramm Vitamin B_{12} und 50 Milligramm Vitamin B_6 vielleicht helfen. Die Methylcobalaminform von B_{12} ist weitaus wirksamer als die Cyanocobalaminform.)

Vegetarier und insbesondere Veganer sollten wissen, dass die Folsäure ihre Aufgaben nur bei ausreichenden Mengen B_{12} wirksam erfüllen kann. Das Risiko eines erhöhten Homocysteinspiegels ist bei Veganern, deren Nahrung nicht mit Vitamin B_{12} angereichert ist oder die es nicht ergänzend zu sich nehmen, deutlich größer.[290]

Doch das ist kein Grund, Fleisch zu essen. In der Tat sind es die Fleischesser, die am ehesten riskieren, einen hohen Homocysteinspiegel zu bekommen, da tierische Nahrungsmittel (und insbesondere Fleisch) tendenziell zur Homocysteinbildung beitragen. *Eine Studie ergab, dass bei Teilnehmern, die ihren Proteinbedarf hauptsächlich aus Fleisch deckten, die Wahrscheinlichkeit, dement zu werden, drei-*

mal so hoch war wie bei den teilnehmenden Vegetariern. Bei einer Überprüfung der medizinischen Literatur über Ernährung und Alzheimer wurde festgestellt, wie häufig eine fleischlastige Ernährungsweise den Homocysteinwert anhebt. Der Bericht hatte den treffenden Titel: „Für einen Burger den Verstand verlieren"[291].

Gut essen, klar denken

Im Westen nehmen wir es heutzutage als gegeben hin, dass Altern mit einem schlechteren Kurzzeitgedächtnis und verminderten geistigen Fähigkeiten einhergeht. Ein Besuch in den meisten Pflegeheimen veranschaulicht, wie häufig und wie deutlich Menschen in unserer Gesellschaft mit zunehmendem Alter von geistigem Verfall betroffen sind. Ein Komiker beschrieb es so: „Erst vergisst du Namen, dann Gesichter, dann, deinen Reißverschluss zuzumachen, schließlich, deinen Reißverschluss aufzumachen."

Doch die Wissenschaft zeigt, dass viele von uns bis ins hohe Alter bei klarem Verstand bleiben können.. Die Beispiele der weltweit gesündesten und langlebigsten Kulturen und die Ergebnisse der Medizin stimmen überein. Beide besagen, dass sich durch bestimmte Vorkehrungen das Risiko von Alzheimer und vielen anderen Krankheiten erheblich verringern lässt. Das können Sie tun, wenn Sie bei guter Gesundheit und klarem Verstand alt werden wollen:

1. Nehmen Sie gesunde Pflanzenkost mit viel frischem Gemüse, Vollkorngetreide, Hülsenfrüchten, Obst, Samen und Nüssen zu sich. Diese Ernährung versorgt Sie mit vielen Antioxidantien und Ballaststoffen und sorgt außerdem für saubere Blutgefäße und reichlich Blutzufuhr zum Gehirn.
2. Vermeiden Sie fetthaltige Nahrungsmittel, gesättigte Fette und Cholesterinhaltiges.
3. Sorgen Sie durch Zufuhr von reichlich Vitamin B_{12}, Folsäure und Vitamin B_6 sowie durch mäßigen Fleischkonsum für einen niedrigen Homocysteinspiegel.

4. Stellen Sie die Aufnahme von viel DHA, der langkettigen Omega-3-Fettsäure, sicher.
5. Bewegen Sie sich viel und regelmäßig.

Die aufregende Neuigkeit dabei ist: Wenn Sie sich die langlebigsten und gesündesten Menschen der Welt zum Vorbild nehmen, sorgen Sie für eine ganz andere Zukunft als die in den Industriestaaten „normale". Sie können entscheidende Maßnahmen für ein langes, dynamisches Leben mit viel körperlicher Kraft und geistiger Klarheit treffen. Selbst wenn Sie sich die meiste Zeit Ihres Lebens schlecht ernährt und praktisch nicht bewegt haben, können sie die Chancen für Ihr restliches Leben immer noch erheblich verbessern, sobald Sie sich für Gesundheit entscheiden.

> **POSITIVE WISSENSCHAFTLICHE ERKENNTNISSE ZUR ALZHEIMER-VORBEUGUNG**
>
> - Zahlreiche in *Archives of Neurology*, *The American Journal of Epidemiology* und anderen medizinischen Fachzeitschriften veröffentlichte Studien haben ergeben, dass Menschen, die sich fettreich, mit vielen gesättigten Fetten und Cholesterin ernähren, ein mindestens doppelt so hohes Alzheimer-Risiko haben.[292]
> - Eine 2006 in *Annals of Internal Medicine* (Jahrbücher der modernen Medizin) veröffentlichte Studie ergab, dass ältere Erwachsene, die sich dreimal oder öfter pro Woche bewegen, ein um 30 bis 40 Prozent geringeres Demenzrisiko haben als die Teilnehmer, die eher eine sitzende Lebensweise pflegen.[293]
> - Die im *Journal of Alzheimer's Disease* und im *Journal of the American Medical Association* veröffentlichten Studien verglichen die Alzheimerfälle mit den unterschiedlichen Ernährungsweisen in elf verschiedenen Ländern und stellten fest, dass die meisten Krankheitsfälle bei Menschen mit einer hohen Fettzufuhr und einem geringen Konsum von Vollkorngetreide auftraten.[294]

- Eine Studie mit 3000 Einwohnern von Chicago ab 65 Jahren, die 2004 im *Journal of Neurology, Neurosurgery and Psychiatry* (Fachzeitschrift für Neurologie, Neurochirurgie und Psychiatrie) erschien, ergab, dass diejenigen Teilnehmer mit dem geringsten Gehalt an Niacin (Vitamin B_3) in der Ernährung gegenüber denen, deren Nahrung mehr Niacin enthielt, mit einer um 70 Prozent höheren Wahrscheinlichkeit an Alzheimer erkrankten und doppelt so schnell geistig abbauten. (Gute Niacinquellen sind unter anderem Produkte aus Vollkornweizenmehl und grüne Blattgemüse.)[295]
- Eine 2003 in den *Archives of Neurology* veröffentlichte umfangreiche Studie ergab, dass ältere Menschen ihr Alzheimer-Risiko durch den Verzehr von Fisch, Fischöl oder die Einnahme von DHA-Nahrungsergänzungen senken können. Probanden, die einmal pro Woche Fisch aßen, hatten ein um 60 Prozent geringeres Krankheitsrisiko als diejenigen, die selten oder niemals Fisch zu sich nahmen. Wer täglich über 100 Milligramm DHA aufnahm, verringere das Auftreten von Alzheimer gegenüber denjenigen, die 30 Milligramm oder weniger pro Tag nahmen, um 70 Prozent.[296]

12
Mit Selbstbewusstsein und bei klarem Verstand

*Egal, wie alt oder in welchem Zustand wir sind, wir haben
immer noch ungenutzte Möglichkeiten und neue Schönheit
in uns, die nur ans Licht kommen wollen.*
Dale E. Turner

Anna Morgan starb 1997 im Alter von 102 Jahren als einer der am sorgfältigsten untersuchten alten Menschen in der Geschichte der Medizin. Als sie 101 war, prüften Wissenschaftler der Hundertjährigen-Studie von Neuengland eingehend ihre geistigen Fähigkeiten.[297] Sie fragten sie, ob sie ihr Gehirn der Wissenschaft für eine Untersuchung zur Verfügung zu stellen würde.

„Aber ich benutze es doch noch", antwortete sie lächelnd.

Als Erwachsene verbrachte Anna Morgan ihr ganzes Leben damit, Menschen in aller Welt zu helfen. In den zwanziger Jahren des vergangenen Jahrhunderts verteilte sie Kondome an Bäuerinnen in der Gegend (damals eine strafbare Handlung). Während der Weltwirtschaftskrise in den 1930ern sammelte sie Nahrungsmittel für die Familien von Arbeitslosen. Im Jahre 1952 wurde sie vor den Ausschuss für unamerikanische Umtriebe des Staates Ohio zitiert, der sie wegen Missachtung anklagte, als sie sich weigerte, seine Fragen zu beantworten.

„Sie hatten recht", sagte Anna im Alter von 101 rückblickend. „Ich verachtete den Ausschuss in der Tat."

Im Jahre 1959 hob der Oberste Gerichtshof der Vereinigten Staaten das Urteil auf und berief sich dabei auf den 1. Zusatz zur Verfassung. Dieser Fall hatte tief greifende Auswirkungen auf die Bürgerrechte.

In ihrem zehnten Lebensjahrzehnt schrieb sie ihre mehr als 1200 Seiten umfassenden Memoiren und setzte sich erfolgreich für die Ausgabe einer Briefmarke zu Ehren des schwarzen Sängers, Schauspielers und Menschenrechtsaktivisten Paul Robeson ein. An ihrem hundertsten Geburtstag sagte sie vor dem Kongress aus. Mit 101 war Anna Morgan noch immer beschäftigt und arbeitete ehrenamtlich für Gruppen wie Mobilmachung fürs Überleben (Mobilization for Survival).

Am meisten jedoch interessierte die Wissenschaftler ihre Leistung bei äußerst anspruchsvollen Hirnfunktionstests. Als sie 101 Jahre alt war und geprüft wurde, wie lang sie sich auf eine Sache konzentrieren konnte, stellte sich heraus, dass sie problemlos in der Lage war, siebenstellige Zahlen zu wiederholen und lange Zahlenreihen miteinander zu verbinden. Als man ihr fünfstellige Zahlen gab und sie bat, diese rückwärts zu wiederholen, gelang ihr das problemlos. Sie konnte auch Wörter rückwärts buchstabieren.

Sie haben wahrscheinlich festgestellt, dass der Verlust des Kurzzeitgedächtnisses unter den Älteren in der modernen Welt häufig vorkommt, ebenso wie die verminderte Fähigkeit, sich an gerade aufgenommene Informationen zu erinnern. Um das zu testen, geben Wissenschaftler ihren Testpersonen sechs einfache Wörter und bitten sie, diese dreimal zu wiederholen. Dann sitzen sie eine Minute still da, und danach fordern sie die Testpersonen erneut auf, die Wörter zu wiederholen. Anna Morgan hatte damit keine Schwierigkeiten.

Sodann bitten die Forscher die Testpersonen, von zwanzig aus rückwärts zu zählen und das Alphabet schnell aufzusagen. Um festzustellen, in welchem Ausmaß das Erinnerungsvermögen durch Ablenkung verringert wird, fordern sie dann ihre Testpersonen auf, die sechs Wörter noch einmal zu wiederholen. Anna Morgan schaffte all das perfekt.

Sie testeten ihre visuell-räumlichen Fähigkeiten (wie das Gehirn Gesehenes sinnvoll verarbeitet) und stellten fest, dass sie selbst komplizierte Figuren sehr gut zeichnen konnte. Sie testeten ihr abstraktes Denkvermögen und ihre Fähigkeit, Begriffe zu bilden, und erhielten Antworten, die sie von einer geistig gesunden, vierzig Jahre jüngeren Person erwartet hätten. Mit jedem Test widerlegte Anna Morgan immer wieder die Theorie, alte Menschen hätten deutlich verminderte geistige Fähigkeiten – nur weil sie alt sind.

Doch der am meisten beeindruckende Teil von Anna Morgans geistiger Leistungsfähigkeit sollte erst noch kommen. Die Forscher schreiben:

Zur Evaluierung des Erinnerungsvermögens der Testpersonen und ihrer Fähigkeit, Neues zu lernen, erzählen wir ihnen eine ziemlich skurrile Geschichte ... und bitten sie, diese zu wiederholen. Anna Morgans Nacherzählung war sehr vollständig, wie ein von der Sitzung angefertigtes Videoband zeigt ...
Bis heute verschlägt es unseren Kollegen aus der Neuropsychologie den Atem, wenn sie dieses Band von Mrs. Morgan sehen, die praktisch ohne zu zögern und mit wenigen Fehlern die Einzelheiten einer Geschichte wiederholt, die sie erst Minuten zuvor gehört hatte. Selbst wir, die wir die Geschichte Hunderte Male erzählt hatten, haben Schwierigkeiten, uns an alle Einzelheiten zu erinnern. Doch Anna Morgan konnte das zum größten Teil, nachdem sie sie nur einmal gehört hatte. Es beeindruckte uns, dass jemand selbst im Alter von hundert Jahren in einem der anspruchsvollsten kognitiven Tests bessere Leistungen erzielen konnte als diejenigen, die ihn durchführten! ... Anna Morgan wies keine Anzeichen von Demenz auf, sie stand unserer Einschätzung nach mitten im Leben und nahm ebenso begeistert daran teil wie eine Schülerin der zehnten Klasse.[298]

Anna Morgans Leben war voller Zuwendung, Aufgaben und Sinn, ein – wie wir jetzt wissen – weiterer Schlüsselfaktor bei der Alzheimer-Prävention. Viele Studien haben ergeben, dass Menschen, die im Laufe des Alterns mit anderen in Kontakt bleiben und weiterhin geistige Anregungen erhalten, mit geringerer Wahrscheinlichkeit dement werden.

Die Mahnung „Wer rastet, rostet" gilt für die geistigen Fähigkeiten mit zunehmendem Alter ebenso wie für die Muskelkraft. Ein ungenutztes Gehirn verfällt ebenso wie ein ungenutztes Bein. Ein Schlüssel zur geistigen Gesundheit ist es, sich Ziele zu setzen, sich auf Dinge zu freuen und zu wissen, dass man das tut, wofür man auf Erden ist.

Die älteren Menschen, die am ehesten von Demenz betroffen sind, sind die, die den ganzen Tag fernsehen oder ziellos durch die Einkaufszentren laufen. Dagegen bleiben die, die ihren Beitrag zum Leben anderer leisten, die sich in irgendeiner Weise engagieren, damit die Welt ein besserer und schönerer Ort wird, mit zunehmendem Alter nicht nur geistig leistungsfähiger, sondern stoßen oft in weitere Bewusstseins- und Erkenntnisbereiche vor.

Die erstaunliche Granny D.

Nehmen Sie sich zum Beispiel die weithin als „Granny D." (Oma D.) bekannte Doris Haddock, eine außergewöhnliche ältere amerikanische ältere Dame. Granny D., im Januar 1910 geboren, verhinderte zusammen mit anderen 1960 den geplanten Einsatz von Wasserstoffbomben in Alaska. Die große Aufmerksamkeit verschaffte ihr jedoch im Alter von 90 Jahren ihr Marsch durch die Vereinigten Staaten als Protest gegen die Reform der Wahlkampffinanzierung. Sie marschierte vierzehn Monate lang, hielt Vorträge, traf mit Menschen zusammen und gab Interviews. Nach 5150 Kilometern erreichte sie Washington D. C.; vierzig Kongressabgeordnete begleiteten sie auf den letzten Kilometern.

Auf ihrem Weg riefen siebzehn amerikanische Städte „Granny-D.-Tage" aus, weitere dreizehn Städte überreichten ihr den Stadtschlüssel. An ihrem neunzigsten Geburtstag erhielt sie den angesehenen Dr.-Martin-Luther-King-jr.-Preis des Martin-Luther-King-Bündnisses.

Im Jahre 2004, sie hatte gerade im Einsatz für die Wählerregistrierung mehr als 34.000 Kilometer hinter sich gebracht, wurde die 94-jährige Granny D. in New Hampshire als demokratische Kandidatin für den US-Senat aufgestellt. Ihre Botschaft war dieselbe wie seit Langem: Sie glaubte, dass die führenden Politiker in den USA durch Gelder von bestimmten Interessengruppen korrumpiert werden und die Interessen des Volkes nicht mehr vertreten. Während ihrer Kandidatur wurde sie gefragt, ob sie für das Amt zu alt sei. Sie antwortete: „Es ist nie zu spät und man ist nie zu alt. Ich bin 94 und gesund. Ich habe mich für eine Wahlperiode verpflichtet, die endet, wenn ich 101 bin."

Ihren Überzeugungen getreu, bestritt sie ihren Wahlkampf für den US-Senat ohne einen Cent von bestimmten Interessengruppen aus den politischen Aktionskomitees. Autofahrer in New Hampshire sahen eine Reihe von Schildern an Autobahnen und Schnellstraßen mit Reimen wie diesem:

In ihrer Wahlkampfkasse
ist keine Bonzen-Masse,
sie geht für dich und mich zum Staat –
Granny D. in den US-Senat!

Mit Mitte 90 war Granny D. nicht nur aktiv und mischte sich ein, sie hatte auch einen außergewöhnlichen Einfluss auf die amerikanische Politik. Sie war mehr als nur bei klarem Verstand – eloquent, entschieden und energiegeladen in ihren Bemühungen, die Integrität des amerikanischen politischen Systems wiederherzustellen. Die Tatsache, dass sie nicht gewann, schmälerte die Bedeutung ihrer Bemühungen nicht, die weiterhin von berühmten Führungspersönlichkeiten der beiden großen politischen Parteien in den Vereinigten Staaten gewürdigt wurden.

Doris Haddock ist eine wahre Patriotin, und ihr bemerkenswertes Leben ist ein Geschenk für unsere Nation.
                                                Jimmy Carter, ehemaliger US-Präsident

Ich glaube, sie repräsentiert alles, was gut ist in Amerika. Sie hat die Mühe auf sich genommen, in der amerikanischen Politik aufzuräumen. ... Granny D., Sie übertreffen jeden kleinen, bescheidenen Beitrag, den all jene von uns für diese Erde leisteten, die in den Weinbergen der Reformen gearbeitet haben. Wir sind Ihnen dankbar.
                                                Senator John McCain

Ein neues Bild des Alterns

In einer Zeit, in der die Hälfte aller Amerikaner über 85 an Alzheimer leidet, ermutigen mich Menschen wie Granny D. und Anna Morgan. Sie sind offensichtlich außergewöhnliche Frauen. Weder Sie noch ich oder irgendjemand anders muss sich die Messlatte so hoch legen oder davon ausgehen, dass wir zu solchen heroischen Leistungen in der Lage sind. Doch mich inspirierte ihr freudvolles und gesundes Alter, denn es zeigt ein völlig anderes Bild des Alterns als das, das wir normalerweise in der westlichen Kultur kennen.

Sind sie mit besonders guten Genen gesegnet? Vermutlich. Aber diese Frauen haben auch eine Wahl getroffen. Anstatt sich darüber zu beklagen, was ihnen nicht mehr möglich ist, haben sie sich dafür entschieden, das ihnen Mögliche voller Energie zu tun. Sie sind nicht der Typ Mensch, der sich in geschlossenen Wohnanlagen oder hinter verschlossenen Türen und Sicherheitssystemen verkriecht. Mit ihrem aktiven, sozial engagierten Leben erinnern sie mich an viele der alten Menschen von Okinawa und von Abchasien, Vilcabamba und Hunza, die bis in ihr zehntes Lebensjahrzehnt und darüber hinaus engagiert, hellwach und gesund geblieben sind.

Wissenschaftliche Studien zeigen, dass die Einstellung und das soziale Engagement für die Gesundheit von großer Bedeutung sind. 1984 begann das Forschungsnetzwerk der MacArthur-Stiftung mit einer der größten und interessantesten jemals vorgenommenen Studien über erfolgreiches Altern. Bestürzt darüber, dass sich die Gerontologie nur noch mit Studien über Invalidität und Krankheit beschäftigte, begann das Netzwerk, gesunde ältere Menschen zu studieren.

Ein Hauptziel der MacArthur-Studie war zu eruieren, aufgrund welcher Faktoren manche Menschen sich ihre geistigen Fähigkeiten im Laufe des Alterungsprozesses erhalten können. Als eines der statistisch besonders bedeutenden Anzeichen stellte sich das Gefühl von „Selbstvertrauen" heraus. Bei Älteren, die sich etwas zutrauen und über die Jahre aktiv sind, bleiben die geistigen Fähigkeiten mit sehr viel größerer Wahrscheinlichkeit intakt.[299]

Von allen Menschen, die ich kenne, gehört meine Freundin Kimberley Carter zu denjenigen mit der positivsten Einstellung zum Leben und zum Altern. Sie ist in den Fünfzigern, begeht jeden Tag in Dankbarkeit und freut sich auf weitere fünfzig Jahre, in denen sie ihre Gesundheit und die Gelegenheit, anderen eine Freude zu machen, genießen kann. Jeden Tag läuft sie mehrere Kilometer; sie will das bis Mitte 80 so machen und sich dann aufs Wandern verlegen. Ich fragte sie, womit sie ihre optimistische Haltung zum Altern erkläre, und sie sprach von dem tief greifenden Einfluss, den ihre Großmutter Amelia auf sie ausübte. Von ihr hatte sie eine positive Haltung zum Alter.

Amelia wurde 103 Jahre alt und blieb bis zu ihrem letzten Atemzug engagiert und hellwach. Aus Anlass ihres neunzigsten Geburtstags unternahm sie eine Reise in das ehemalige Jugoslawien und kam gerade rechtzeitig zurück, um ihre Küche neu zu gestalten und ein neues Auto zu kaufen, an dem sie noch dreizehn Jahre ihre Freude hatte.

Amelia ging auf ihrer Runde zum Postamt täglich etwa eineinhalb Kilometer zu Fuß. Mit hundert stand sie eines Tages an einer Ecke und wartete, um die Straße zu überqueren. Sie hörte, wie ein junger Mann seinem Kameraden zuflüsterte: „Sollen wir der alten Dame über die Straße helfen?" Amelia blickte sich um und schaute, wen er wohl meinte! Sie starb schließlich an einem Herzinfarkt, der sie beim Lachen ereilte.

Amelia, 1882 geboren, war eine der ersten Frauen, die einen Doktortitel in Biologie erwarb. Sie lehrte Naturwissenschaften am Bryb Mawr, einer privaten Hochschule in Pennsylvania, und engagierte sich praktisch in jeder Richtung: Frauenwahlrecht, öffentliche Ordnung, alternative Erziehung, naturheilkundliche Gesundheitsvorsorge, Wirtschaft und internationale Angelegenheiten. Meine Freundin Kimberly glaubt, dass neben den vernünftigen Ansichten ihrer Großmutter über gesunde Ernährung und Bewegung deren großes Engagement das Lebenselixier ihres langen Lebens war. Es vergeht kein Tag, an dem Kimberly nicht dankbar dafür ist, dass sie ihre Großmutter kennenlernen durfte und von ihr geliebt wurde.

Endlich frei!

Wer von uns ältere Menschen gekannt hat, die ein gesundes und heiteres Leben voller Verheißung und Hoffnung führten, kann sich wahrhaft glücklich schätzen, da wir die speziellen Gaben kennen, die uns mit dem Alter zuteilwerden können. Ich kenne glücklicherweise viele Männer und Frauen, die sich im Alter von fünfzig oder sechzig Jahren aus den kulturbedingten Zwängen befreien und sich äußern, wie sie es vorher nicht gewagt hätten. Sie definieren sich weniger darüber, was andere von ihnen denken, als darüber, was sie selbst über sich denken. Zunehmend befreit von der Last, immer den Erwartungen entsprechen zu müssen, spiegelt sich in ihrem Leben nun eine neue Art von Bereitschaft wider, ganz sie selbst zu sein. Sie befreien sich von körperlichem Stress, Vernachlässigung und Übergriffen. Sie werden lebendiger.

Anstatt es für eine Tragödie zu halten, wenn es in ihrem Körper zu knirschen beginnt und er langsamer wird, akzeptieren sie die aufkommenden Einschränkungen. Sie sehen den Übergang, den sie durchleben, als Gelegenheit, sich in einem tieferen Selbstverständnis und größerer Weisheit zu erden. Ihre Liebe zu anderen und zur Welt wird annehmender. Sie lassen Details und Unwichtiges im Leben zunehmend los. Ihre Perspektive verschiebt sich, Details verschmelzen und das im Blickfeld liegende Panorama wird größer. Sie können das Leben mehr genießen als in ihrer Jugend, weil sie es besser verstehen.

Vielleicht haben auch Sie einen solchen Menschen kennengelernt. Dies sind Menschen, die sich nicht daran orientieren, was eine jugendbesessene Kultur von ihnen in ihren späteren Jahren erwartet. Ihr Leben inszeniert stattdessen eine völlig andere Vision vom Altern. Sie werden nicht mehr so von den Wünschen getrieben, die den ersten Teil ihres Lebens formten; nun geht es eher um die Bedeutung als um das Streben, mehr um die Vertrautheit als um das Erreichen. Sie erleben ihre zweite Lebenshälfte als Zeit der vertiefenden Kreativität und des Reifens der Seele.

In ihrem Buch *Plan B* von 2005 verleiht Anne Lamott dem, was Altern sein kann, eine wunderschöne Stimme:

Neulich war ich mit einer Menge Frauen in den Zwanzigern und Dreißigern auf einer Hochzeit. Viele waren aufreizend gekleidet, ihre jugendliche Haut strahlte. Und obwohl ich zwanzig bis dreißig Jahre älter war als sie, mich ein wenig schlapp, ein wenig müde und von der lauten Musik überfordert fühlte, lächelte ich. ...
Das Alter gab mir, wonach ich mein ganzes Leben lang gesucht hatte – es gab mir mich selbst. Es hatte mir Zeit und Erfahrungen und Niederlagen und Triumphe und gute Freunde beschert, die mir halfen, die Gestalt anzunehmen, die auf mich wartete. Ich fülle mich jetzt aus. Ich führe endlich ein natürliches Leben, nicht unbedingt das, das andere Menschen sich für mich vorgestellt haben oder in das sie mich hineinzumanövrieren versuchten. Ich führe das Leben, nach dem ich mich gesehnt habe. Ich bin zu der Frau geworden, von der ich mir kaum vorzustellen wagte, dass ich sie je werden könnte. ...
Es gibt immer noch schreckliche Momente, in denen ich an meinem Körper verzweifle – die Zeit und die Schwerkraft haben ihn nicht straffer gemacht. Aber das sind jetzt nur Augenblicke – früher gab es Jahre, in denen ich dachte, ich sei weniger schwabbelig schöner, mein ganzer Körper müsse aufhören, sich zu bewegen, sobald ich damit aufhöre. Aber jetzt weiß ich zwei Dinge, die ich mit dreißig nicht wusste: Wenn wir in den Himmel kommen, werden wir feststellen, dass das Aussehen unseres Popos und unserer Haut erst auf Platz 127 der Dinge stehen, die auf der Erde wichtig waren. Und dass ich nicht ewig leben werde. Das zu wissen hat mich befreit.
Ich freue mich wahnsinnig – na ja, so halbwegs – über jedes graue Haar und jeden schmerzenden Muskel, wegen all der Freunde, die es nicht geschafft haben, die zu jung an AIDS und Brustkrebs starben. ...
Ich habe so große Verluste überlebt, allen von uns geht es so, bis wir vierzig sind: meine Eltern, liebe Freunde, Haustiere. Unsere tiefsten Freundschaften entstehen auf Trümmern. Falls es Ihnen noch nicht passiert ist, dann steht es Ihnen noch bevor: Sie verlieren jemanden, ohne den Sie nicht leben können. Das bricht Ihnen das Herz und Sie kommen nie ganz über den Verlust eines zutiefst geliebten Menschen hinweg. Aber das ist auch eine gute Nachricht. Der Mensch lebt für

immer in Ihrem gebrochenen Herzen, dessen Bruchstellen nie mehr ganz heilen werden. Und Sie überstehen das und lernen, mit einem verletzten Herzen zu tanzen. ...
Sehen Sie, manchmal schmerzen morgens meine Füße, und mein Körper verzeiht es nicht mehr so leicht, wenn ich mich mehr bewege als gewohnt. Aber ich liebe mein Leben und mich immer mehr. Ich bin so viel reizvoller. Und wie ein Sprichwort sagt: Es ist nicht so, dass ich nicht viel von mir halte, ich denke einfach nicht mehr so viel über mich nach. ... Und das fühlt sich himmlisch für mich an.[300]

Reizvoller sein

Zu den Dingen, die ich an den Menschen mag – von denen ich weiß, dass sie beispielgebend für die gesündeste Art zu altern sind, ob auf Okinawa, in Abchasien oder in Amerika –, gehört, dass sie wie Anne Lamott Kraft und Freude darin gefunden haben, sich selbst anzunehmen. Ich meine damit nicht, dass sie selbstgefällig oder eingebildet sind. Ich meine damit, dass sie wissen und respektieren, wer sie sind, und einen Weg gefunden haben, sich auf die Welt einzulassen, der ihnen Freude macht.

Manche von uns entdecken ihre Leidenschaft für den Aktivismus, wie Anna Morgan und Granny D. Vielleicht stellen auch Sie fest, dass Sie auf Ihre eigene Weise ein Aktivist oder eine Aktivistin sind, Stellung beziehen und sich aus einem bestimmten Grund oder zu einem bestimmten Zweck äußern. Doch viele Menschen merken, dass ihre Leidenschaft und Lebendigkeit ihnen einen anderen, weniger auffälligen Weg weist. Vielleicht finden Sie in Ihren späteren Jahren heraus, dass Sie künstlerische oder pädagogische Fähigkeiten haben oder sich für ein Ehrenamt eignen, gärtnern können oder sich als Großmutter oder Großvater eingehend um Ihr Enkelkind oder Ihre Enkelkinder kümmern möchten. Vielleicht werden Sie in die Jahre der Weisheit eintreten und feststellen, dass alle Ihre Erfahrungen Ihnen zu mehr Tiefe verholfen haben. Vielleicht empfinden Sie es als bereichernd, sich selbst und Ihr Innenleben wertzuschätzen, und daran wachsen. Vielleicht finden Sie, dass gesundes Altern wesentlich mehr bedeuten kann, als die Fähigkeiten der Jugend beizubehalten, nämlich dem vornehmsten und weisesten Selbst Ausdruck zu verleihen.

Ich glaube nicht, dass es schrecklich wichtig ist, in welcher Form man sich auf das Leben einlässt. Aber ich glaube, dass es wichtig ist, immer wieder Möglichkeiten zu suchen, seine Erkenntnisse mit anderen zu teilen und seinen Mut zu erleben, um kraftvoll, freudig und hingebungsvoll zu leben, ganz gleich, wie alt man ist. Denn dann, so glaube ich, findet man zu jeder „Jahreszeit" des Lebens Quellen der Hoffnung und Gründe für Dankbarkeit.

DAS KÖNNEN SIE TUN

Jeder Schritt, den Sie gehen, auch wenn es nur Einziger ist, ist wichtig. Er macht den nächsten leichter. Und selbst kleine Veränderungen in Ihren Lebensgewohnheiten, die sich über Monate, Jahre und Jahrzehnte fortsetzen, können Tiefgreifendes bewirken.

- Spielen Sie im Schnee. Laufen Sie im Regen. Tanzen Sie im Mondlicht. Gehen Sie barfuß im Gras. Lernen Sie Schlittschuhlaufen oder Turniertanzen oder Tennisspielen. Probieren Sie einen Sport aus, den Sie schon immer betreiben wollten, zu dem sie aber nie gekommen sind.
- Treffen Sie sich mit einem Freund, einer Freundin und gehen Sie joggen oder wandern oder trainieren Sie gemeinsam im Fitnessstudio.
- Statt eine Tablette gegen den Stress zu nehmen, unternehmen Sie eine Bergtour. Oder Yoga. Oder fahren Sie Fahrrad im Freien oder Trimmrad am offenen Fenster.
- Joggen oder wandern Sie wenn möglich auf Wanderwegen anstatt auf dem Gehsteig.
- Um besser zu schlafen, bewegen Sie sich regelmäßig, wenn möglich im Freien bei Tageslicht. Bewegen Sie sich zu unterschiedlichen Tageszeiten, um herauszufinden, was am besten passt. Versuchen Sie, sich einmal täglich mindestens 30 Minuten moderat zu bewegen. Besser ist es, Sie bewegen sich täglich 1 Stunde oder länger.
- Stellen Sie ein Bewegungsprogramm auf, das Ihnen Spaß macht und das sich gut in Ihr Leben einfügt. Bewegen Sie sich täglich, unabhängig vom Wetter, Ihrer Stimmung, beruflichen Druck oder anderen Dingen. Setzen Sie sich erreichbare Ziele, verfolgen Sie sie und genießen Sie die Ergebnisse.
- Führen Sie ein Ernährungs-, Stimmungs- und Bewegungstagebuch.

- Bringen Sie sich selbst mindestens einmal am Tag zum Schwitzen.
- Wenn Sie sich regelmäßig bewegen, seien Sie dankbar für Ihre steigende Energie, das zunehmende Vertrauen und Wohlbefinden, das Sie empfinden.
- Fragen Sie sich, was Sie lebendig macht, was Sie gern tun. Finden Sie heraus, wie Sie Ihre Leidenschaft durch Ihre Art zu leben ausdrücken können.
- Malen Sie ein Bild oder fertigen Sie eine Collage mit Bildern aus Zeitschriften, die Ihre Körpererfahrung veranschaulichen, auch all den Stress, die Schmerzen und Wunden. Malen Sie dann ein Bild oder fertigen Sie eine Collage darüber, wie Ihre Körpererfahrung sein sollte. Es sollte etwas absolut Großartiges sein. Dann malen Sie ein Bild oder fertigen Sie eine Collage, die darstellt, welche Schritte von der ersten Darstellung zur zweiten führen. Bringen Sie die drei Bilder oder Collagen an einem Ort an, an dem Sie sie täglich sehen, vielleicht an einer Wand im Schlafzimmer oder im Bad. Dort werden sie Sie an Ihr Ziel erinnern und Sie auf Ihrem Weg zu Freude und Erfüllung unterstützen.
- Prägen Sie sich ein Bild Ihres gesunden und heilen Körpers ein. Schließen Sie einen schriftlichen Vertrag mit Ihrem Körper, in dem Sie die einzelnen Schritte aufzählen, die Sie zur Verbesserung Ihrer Gesundheit unternehmen werden. Entscheiden Sie, wie viel Zeit Sie darauf verwenden wollen, Ihren Körper direkt durch Bewegung zu fördern. Bedenken Sie, dass die Zeit, die Sie einsetzen, sich ungeheuer auf jeden Aspekt Ihres Lebens auswirken wird. Sie sollen wissen, dass es Ihr angestammtes Recht ist, sich großartig und vollkommen lebendig zu fühlen.
- Um mit Ihrem Körper enger in Kontakt zu kommen, sollten Sie die eine oder andere Körpertherapie ausprobieren, etwa Rolfing, Hellerarbeit (ähnlich Rolfing), die Alexander-Methode, Feldenkrais, die Trager-Methode, Hakomi,

die Rosen-Methode* Traumkörperarbeit, Pilates, Tai Chi, Yoga und andere.
- Bleiben Sie so lange vor dem Spiegel stehen, bis Sie Ihre Schönheit wirklich wertschätzen, egal wie lang es dauert. Es geht nicht darum, eine perfekte Rundung oder das äußere Bild zu bewundern, sondern sich so anzunehmen, wie man ist.
- Verbringen Sie Zeit mit jungen Menschen. Lesen Sie Kindern vor, kuscheln Sie mit ihnen, spielen Sie mit ihnen. Staunen Sie mit ihnen.
- Verbringen Sie Zeit mit alten Menschen. Unterstützen Sie Ältere und lernen Sie von ihnen. Ermuntern sie ältere Menschen, Ihnen Erlebnisse aus ihrem Leben zu erzählen. Suchen Sie sich Mentoren unter ihnen, die Ihnen zu Weisheit verhelfen.
- Sprechen Sie mit Ihrer Familie oder Freunden über die Menschen und Ereignisse, die in Ihrem Leben sinnstiftend und von Bedeutung waren.
- Fordern Sie einen Freund, eine Freundin auf, mit Ihnen in die Sterne zu schauen. Oder betrachten Sie einen Sonnenuntergang oder -aufgang.
- Laden Sie Freunde und Angehörige ein, mit Ihnen die wichtigsten Stationen in Ihrem Leben zu feiern. Erzählen Sie Geschichten von dieser Reise.
- Begehen Sie jedes Jahr Ihren Geburtstag, indem Sie etwas tun, was Sie noch nie zuvor getan haben.
- Schenken Sie Zeit oder spenden Sie Geld (oder beides) für etwas, woran Sie glauben. Unterstützen Sie Organisationen und Menschen, die für eine bessere Welt arbeiten. Treten Sie für humanitäre Ziele ein.

---

* Sanfte, achtsame Berührung, vor vierzig Jahren von der in die USA emigrierten deutschen Körpertherapeutin Marion Rosen entwickelt. Anm. d. Übers.

- Legen Sie ab und zu ein Medienfasten ein. Stöpseln Sie für eine gewisse Zeit den Fernseher aus, schalten Sie das Radio ab, lesen Sie keine Zeitungen oder Zeitschriften und schalten Sie Ihren Computer aus.
- Hören Sie weniger auf die Stimmen in den Medien und mehr auf die leise, kleine Stimme tief in Ihrem eigenen Herzen.
- Erinnern Sie sich in einer von Gewalt heimgesuchten Welt daran, wie wichtig Ihnen Friede ist. Nehmen Sie sich in einem von Eile geplagten Land die Zeit, jeden Augenblick zu genießen. Lassen Sie die Menschen in einer Kultur, die immer inhumaner wird, wissen, dass Sie sie lieben.

Teil 4

Warum Ihre Liebe wichtig ist

13
Was hat denn Liebe damit zu tun?

Ein liebendes Herz ist immer jung.
Griechisches Sprichwort

Es gibt einen Aspekt des Lebens, dem gesunde traditionelle Kulturen immer höchste Bedeutung für Glück, Wohlbefinden und Langlebigkeit beigemessen haben: Nichts ist wichtiger, so glauben sie, als die Qualität ihrer zwischenmenschlichen Beziehungen. Als Einzelpersonen und als Gemeinschaften überstehen sie alle Widrigkeiten durch die uneingeschränkte Verpflichtung, einander zu unterstützen, und die Bereitschaft, einander jederzeit zu helfen.

Wenn Sie zufällig Ihre Brieftasche auf dem Gehsteig auf Okinawa verlieren, werden Sie sie am nächsten Tag dort wiederfinden. Sollte sie weg sein, hat sie wahrscheinlich ein anonymer Fremder aufgehoben, der sie Ihnen bald völlig unversehrt zurückbringen wird.

Ähnlich ist es in Abchasien. Dort zählen Menschen mehr als alles andere. Reichtum wird nicht danach bewertet, wie viel Geld jemand hat, sondern nach der Anzahl und der Qualität der Beziehungen, die er mit anderen Menschen pflegt. In Abchasien wird der Erfolg von Menschen nicht an einem dicken Bankkonto, großem Landbesitz oder anderem Vermögen gemessen. Sie gelten dann als erfolgreich, wenn sie über ein großes und dynamisches Netzwerk treuer und hingebungsvoller Menschen in ihrem Haus, in der erweiterten Familie und der Gemeinschaft verfügen.

In Vilcabamba und Hunza wird dem Gefühl der Verbundenheit der Menschen untereinander und der Art, wie sie miteinander in Beziehung stehen, größte Bedeutung beigemessen. Großzügigkeit und gemeinsamer Austausch gelten als höchste Werte. Nichts ist wichtiger als die Art, wie die Menschen miteinander umgehen. Als der amerikanische Arzt Y. F. Schnellow aus Hunza zurückkam, dachte er über die erstaunliche Gesundheit nach, die er dort vorgefunden hatte:

Zu den bemerkenswertesten Erfahrungen, die ich in Hunza machte, gehört der offensichtliche Sinn für Liebe und Verbundenheit, den ich bei den Menschen spürte. Sie kümmerten sich umeinander, sie freuten sich miteinander, überall herrschte eine Atmosphäre der Freundlichkeit. Ich konnte es mir nur so erklären, dass ihre beispiellose Gesundheit erst durch diese große Zuneigung füreinander und das wechselseitige Geben und Nehmen möglich wird.[301]

Liebe als Gesundheitsfürsorge

Hätte vor dreißig Jahren jemand menschlichen Beziehungen gravierende medizinische Folgen zugesprochen, hätte die moderne Wissenschaft an seinem Verstand gezweifelt. Und wer Einsamkeit als Ursache körperlicher Krankheit betrachtete, wurde ausgelacht. Aber in den letzten Jahrzehnten gab es geradezu eine Explosion wissenschaftlicher Erkenntnisse über die unergründliche Verknüpfung von zwischenmenschlichen Beziehungen und Gesundheit.

Wie Sie wahrscheinlich wissen, sorgt sich die westliche Medizin um Risikofaktoren wie Bluthochdruck, hohes Cholesterin, Rauchen und Fettleibigkeit – und das zu Recht, denn sie führen oft zu schweren Krankheiten. Doch nun kommt die medizinische Forschung zu dem überraschenden Schluss, dass die Qualität unserer Beziehungen zu anderen Menschen ebenso wichtig, wenn nicht sogar wichtiger für die Gesundheit ist als alle diese Faktoren zusammengenommen. Ständige Einsamkeit gehört mit zu den tödlichsten Risikofaktoren, die darüber entscheiden, wer in den modernen Industriestaaten vorzeitig stirbt.

Obwohl dieses Wissen in den letzten dreißig Jahren zusammengetragen wurde, können viele Ärzte noch immer nur schwer den Gedanken akzeptieren, dass etwas derartig Immaterielles wie die zwischenmenschlichen Beziehungen medizinisch ein solches Gewicht haben soll. Sie sehen in der Liebe eher ein Extra oder einen Luxus, etwas, das davon ablenkt, sich der Patientenversorgung aus einer rationalen Sicht zu widmen. Die westliche Medizin lehrt Ärzte und Pflegekräfte immer noch, die emotionale Distanz zu den Patienten zu wahren. Es ist sehr schade, dass selbst ganz einfühlsame Therapeuten kaum Anerkennung für ihre Güte, Sanftheit und Empathie erfahren. Dr. Rachel Naomi Remen beschreibt, wie sie das beeinflusste:

Am zweiten Tag meines medizinischen Praktikums in der Pädiatrie musste ich zusammen mit meinem Facharzt in Ausbildung jungen Eltern sagen, dass der Autounfall, den sie ohne einen Kratzer überstanden hatten, ihrem einzigen Kind das Leben gekostet hatte. Dieser Aspekt des Arztberufs war mir damals noch sehr neu, und so weinte ich mit ihnen, als sie weinten. Danach nahm mich der Kollege zur Seite und sagte mir, dass ich mich sehr unprofessionell verhalten hätte: „Diese Menschen haben sich auf Ihre Stärke verlassen." Ich hätte sie im Stich gelassen. Ich nahm mir seine Kritik sehr zu Herzen. Als ich selbst Fachärztin in Ausbildung war, hatte ich seit Jahren nicht mehr geweint.

In jenem Jahr ertrank ein zweijähriger Junge in der Badewanne, man hatte ihn nur einen Moment aus den Augen gelassen. Wir kämpften um sein Leben, mussten aber nach einer Stunde unsere Niederlage eingestehen. Ich nahm den Praktikanten mit, um den Eltern zu sagen, dass wir ihr Kind nicht hatten retten können. Sie waren völlig fertig und begannen zu schluchzen. Nach einer gewissen Zeit sah mich der Vater an, wie ich da stark und ruhig in meinem weißen Kittel stand, den aufgewühlten Praktikanten an meiner Seite. „Es tut mir leid, Frau Doktor", sagte er. „Ich habe mich gleich wieder gefangen." Ich erinnere mich an diesen Mann, dessen Gesicht tränennass war, und denke mit Scham an seine Entschuldigung. Durch meine damalige Überzeugung, meine Trauer sei eine nutzlose, maßlose Zeitverschwendung, war ich zu einem Menschen geworden, bei dem man sich für seinen Schmerz entschuldigen musste.[302]

Belege, die selbst Skeptiker verblüffen dürften

Es wirft ein trauriges Licht auf die moderne Medizin, dass so viele Ärzte es für professionell halten, eine emotionale Distanz zu ihren Patienten zu wahren, wenn doch eigentlich immer mehr gut konzipierte wissenschaftliche Studien mit Hunderttausenden von Menschen auf der ganzen Welt die heilende Kraft der Liebe und des Kontakts dokumentiert haben. Dr. Dean Ornish beschreibt in seinem Buch *Love and Survival* (Liebe und Überleben) von 1998, wie erstaunt er beim Durchforsten der wissenschaftlichen Literatur darüber gewesen sei, welche mächtige Wirkung Liebe und zwischenmenschliche Beziehungen auf das Vorkommen von Krankheit und vorzeitigem Tod, egal welcher Ursache, haben. „Ich kenne keinen anderen Faktor", schlussfolgerte Ornish, „weder Ernährung noch Rauchen, noch Bewegung, noch Stress, noch die Genetik, noch Medikamente, noch Operationen – mit einem größeren Einfluss auf unsere Lebensqualität, die Krankheitshäufigkeit und den vorzeitigen Tod."[303]

Dr. Ornish ist nicht die einzige Medizin-Ikone, die von der heilenden Kraft unserer Beziehungen überzeugt ist. Im Mai 1989 berichtete Dr. David Spiegel, Professor für Psychiatrie und Verhaltenswissenschaften an der medizinischen Fakultät der Universität Stanford, auf dem Jahreskongress der Amerikanischen Psychiatrischen Gesellschaft von einer unerwarteten Feststellung.[304] Er und seine Kollegen hatten 86 Frauen mit metastasierendem Brustkrebs beobachtet. Sie wurden nach dem Zufallsprinzip in zwei Gruppen eingeteilt. Beide Gruppen erhielten dieselbe medizinische Behandlung, doch eine besuchte zusätzlich wöchentlich eine Selbsthilfegruppe. Zum Erstaunen der Forscher ergab die zehnjährige Studie, dass die Frauen, die an der Selbsthilfegruppe teilnahmen, gegenüber den Frauen in der Kontrollgruppe doppelt so lange überlebten. Nach Aufnahme in das Programm lebten sie im Durchschnitt noch 37 Monate, die anderen Frauen im Vergleich dazu durchschnittlich 19 Monate.[305]

„Ich war ziemlich verblüfft", sagte Spiegel. Er berichtete der *Los Angeles Times*, dass er bei der „Studie die Erwartung hatte, die oft übertriebenen Ansichten von der Macht des Geistes über die Krankheit anfechten zu können", die er „sowohl klinisch als auch theoretisch irritierend" fand.[306] Er wollte den Gedanken widerlegen, dass psychosoziale Intervention für Frauen mit Brustkrebs medizinisch von Wert sei. Ihn ärgerte der Bestsellerautor Dr. Bernie Siegel, der behauptete, die Einstellung der Patientin und der Grad an sozialer Unterstützung könne eine dramatische Rolle für den medizinischen Erfolg spielen.

Die Frauen in der Selbsthilfegruppe überlebten nicht nur doppelt so lange, sie hatten auch seltener Stimmungsschwankungen und weniger Schmerzen und Angst als die Frauen der Kontrollgruppe. Das war einem eineinhalbstündigen Treffen pro Woche geschuldet, in dessen Verlauf sie dazu ermutigt wurden, ihre Gefühle als auch (aber nicht nur) ihre Ängste, ihren Zorn, ihre Beklemmung und ihre Niedergeschlagenheit auszudrücken.

Die Frauen, die sich am aktivsten in diese Treffen einbrachten, überlebten am längsten. Obwohl sich alle Probandinnen „im Endstadium" befanden, waren drei von ihnen noch am Leben, als Spiegel die Studie zwölf Jahre später vorstellte. Es war aufschlussreich, dass diese Frauen zu den aktivsten in der Selbsthilfegruppe gehörten.

Spiegel war nicht der einzige medizinische Fachmann, den diese Ergebnisse erstaunten. Dr. Troy Thompson, Professor für Psychiatrie an der medizinischen Fakultät der Jefferson-Universität in Philadelphia, meinte: „Das ist auch für mich eine wunderbare und überraschende Studie. Ich hätte die Hypothek für mein Haus auf ein anderes Ergebnis verwettet."[307]

Wenn es ein chemotherapeutisches Medikament gäbe, das die Überlebenszeit genauso stark erhöhen könnte wie eine gefühlvolle Selbsthilfegruppe, wäre es längst Teil der Standardbehandlung und würde praktisch bei allen Brustkrebspatientinnen eingesetzt. Pharmakonzerne verdienten Milliarden daran. Jede Patientin würde Tausende Dollar hinblättern und für ein paar zusätzliche Jahre bereitwillig die Toxizität und die Einschränkung ihrer Lebensqualität durch die Chemotherapie in Kauf nehmen. Dagegen kostete die Selbsthilfegruppe praktisch nichts und trug wesentlich zu einer verbesserten Lebensqualität der Frauen bei.

Könnte Spiegels Studie auch ein sogenannter Ausreißer gewesen sein? Wenige Jahre später führten Dr. F. I. Fawzy und seinen Kollegen an der medizinischen Fakultät der Universität von Kalifornien in Los Angeles eine ähnliche Studie durch, bei der es um die Überlebensraten bei malignen Melanomen (hochgradig bösartiger Hautkrebs) in zwei Patientengruppen ging. Wie in Spiegels Studie erhielten die Probanden beider Gruppen dieselbe medizinische Behandlung und befanden sich zu Beginn der Studie im gleichen Krankheitsstadium. Der Unterschied bestand nur darin, dass die eine Gruppe sich ebenfalls regelmäßig zur Selbsthilfe traf. Fünf Jahre später stellten die Forscher verblüfft fest, dass unter den Probanden der Gruppe, die nicht an einer Selbsthilfegruppe teilnahmen, dreimal mehr Menschen gestorben waren als bei jenen, die die Gelegenheit hatten, mit anderen über ihre Erfahrungen zu sprechen.[308]

Ich kenne keine Studie, in der bei Menschen nach starker sozialer Unterstützung eine höhere Krankheits- oder Todeshäufigkeit aufgetreten ist als bei Menschen ohne eine solche Unterstützung. Aber aus vielen wichtigen Studien geht hervor, dass Menschen, die mehr Liebe und mehr Unterstützung in ihrem Leben erfahren, *seltener* krank werden und *seltener* an Krebs oder anderen Krankheiten sterben.

Ich glaube, diese Studien gewähren uns einen kleinen Einblick in eines der tiefsten Geheimnisse von Gesundheit und Langlebigkeit.

So wichtig kann Liebe sein

„Wir können nicht ganz allein leben", schrieb Herman Melville. „Wir sind durch tausend Fasern mit unserem Mitmenschen verbunden." Vielleicht erklärt das, warum uns oft die Menschen bewegen, die sich innig umeinander kümmern. Eine Geschichte, die diesen Punkt - vielleicht etwas zweifelhaft - veranschaulicht, erzählt einer meiner Freunde, der bekannte Autor Dan Millman:

> *Als ich vor vielen Jahren ehrenamtlich im Krankenhaus von Stanford arbeitete, lernte ich ein kleines Mädchen namens Liza kennen, das an einer seltenen, schweren Krankheit litt. Die einzige Chance, wieder gesund zu werden, schien eine Bluttransfusion von ihrem fünfjährigen Bruder zu sein, der dieselbe Krankheit wie durch ein Wunder überlebt und Antikörper dagegen gebildet hatte. Der Arzt erklärte dem kleinen Jungen die Situation und fragte ihn, ob er bereit sei, seiner Schwester Blut zu spenden. Ich sah ihn nur einen Augenblick zögern, dann holte er tief Luft und sagte: „Ja, das mache ich, wenn Liza dadurch gerettet werden kann."*
> *Während der Transfusion lag er in einem Bett neben seiner Schwester und lächelte, so wie wir alle, als wir sahen, dass sie wieder Farbe bekam. Dann wurde er blass und sein Lächeln verschwand. Er sah den Arzt an und fragte mit zitternder Stimme: „Werde ich jetzt sterben?"*
> *Der kleine Junge hatte den Arzt missverstanden. Er dachte, er müsse seiner Schwester sein ganzes Blut geben.*[309]

Der Gedanke, dass ein Kind so selbstlos ist, dass es sein Leben für seine Schwester opfern würde, macht uns Mut. Die Tatsache, dass eine solch einfache Geschichte unser Herz rührt, beweist, dass wir alle viel öfter aus unserem Höheren Selbst heraus handeln können, als wir es tun, dass wir alle zu mehr Miteinander fähig sind, als wir oft glauben.

Ob wir an andere denken oder nur an uns selbst, hat medizinische Folgen. Das fand Larry Scherwitz durch eine höchst ungewöhnliche Studie heraus. Als Forschungsleiter am Institut für Gesundheit und Heilung des medizinischen California-Pacific-Instituts in San Francisco nahm er die Gespräche von fast 600 Männern auf Band auf, von denen etwa ein Drittel an einer Herzkrankheit litt, während die anderen gesund waren. Als er die Bänder abhörte, zählte er, wie oft jeder Mann die Wörter *ich*, *mir* und *mein* verwendete. Als er seine Ergebnisse mit der Häufigkeit der Herzkrankheit verglich, zeigte sich, dass die Männer, die diese Pronomen am häufigsten gebrauchten, das höchste Herzproblemrisiko hatten. Vor allem beobachtete er seine Probanden noch mehrere Jahre und stellte fest: Je mehr ein Mann gewohnheitsmäßig über sich sprach, desto höher war sein Herzinfarktrisiko.[310]

Offensichtlich war das Zählen, wie oft jemand „ich" sagte, eine geniale Möglichkeit, quantitativ zu bestimmen, wie sehr sich derjenige nur mit sich selbst beschäftigte. Es scheint, dass Ihr Herz umso mehr leidet, je weniger Sie es für andere öffnen. Dr. Scherwitz empfiehlt: „Hören Sie respektvoll zu, wenn andere sprechen. Schenken Sie anderen Zeit und Energie; zwingen Sie anderen nicht Ihren Willen auf; tun Sie Dinge nicht um Ihrer eigenen Bedürfnisse willen."

Das ist solider medizinischer Rat, der auch Ihre spirituellen und emotionalen Bedürfnisse anspricht. Viele Religionen lehren, dass die Quelle vieler unserer Leiden die Gefangenschaft in der Illusion des Getrenntseins ist.

Die moderne westliche Gesellschaft ist natürlich in hohem Maße wettbewerbsorientiert. Besonders auffällig ist das im Sport. „Siegen ist das Wichtigste", sagte der berühmte Football-Trainer Vince Lombardi. „Es ist alles", sagte ein anderer. „Zeige mir einen guten Verlierer, und ich zeige dir einen wahren Verlierer." Diese Trainer wollten ihre Spieler sicher zu größeren Anstrengungen motivieren, doch wenn wir uns übermäßig am Wettbewerb orientieren, verlieren wir vielleicht den Sinn für Ehre, Anstand und Sportsgeist. Und wir verlieren mit großer Sicherheit den Kontakt zueinander.

Die geistig oder mehrfach behinderten Sportler, die an den Paralympics, den sogenannten Special Olympics teilnehmen, trainieren lang und hart und sind genauso darauf aus zu siegen wie die Athleten in anderen Wettkämpfen. Die Special Olympics sind keine zwanglose soziale Veranstaltung. Sie sind hochgradig organisierte Sportereignisse, die von allen Beteiligten sehr ernst genommen werden. Doch Leute im Washingtoner Büro der Special Olympics bestätigten mir einen Vorfall 1976 bei einem Leichtathletik-Wettkampf in Spokane, Washington:

Neun Wettkämpfer, alle körperlich oder geistig behindert, versammelten sich an der Startlinie zum 100-Yards-Lauf. Beim Startschuss liefen alle los, so schnell sie konnten. Alle, bis auf einen Jungen, der auf dem Asphalt stolperte, sich ein paar Mal überschlug und zu weinen begann. Als sie den Jungen weinen hörten, verlangsamten einige der anderen ihr Tempo und blieben stehen. Dann wandten sie sich um und gingen zurück. Ein Mädchen mit Downsyndrom beugte sich hinab, gab ihm einen Kuss und sagte: „Damit wird's besser." Dann hakten sie sich alle unter und gingen gemeinsam zur Ziellinie. Das ganze Stadion stand auf und jubelte zehn Minuten lang.

Warum bewegt uns diese Geschichte? Könnte es sein, dass wir tief unter unseren vielfältigen Schichten des Getrenntseins doch irgendwie miteinander verbunden sind? Können uns Kinder manchmal an einen wesentlichen Teil unseres Menschseins erinnern, den wir in der modernen Gesellschaft so leicht vergessen?

In Gesellschaften wie Okinawa, Vilcabamba, Hunza und Abchasien gibt es viele Formen eines gesunden Wettbewerbs, doch niemand schämt sich, weil er weniger kann. Wer gewinnt, ist nur für den Augenblick wichtig und dann sofort vergessen. An die Art und Weise, wie Menschen einander behandeln, erinnert man sich aber noch lang danach.

Die heilende Kraft von Beziehungen

Die meisten von uns haben gelernt, nur das als wissenschaftlich gelten zu lassen, was in einem Labor gemessen werden kann. Etwas so Plüschiges und Kurzlebiges wie menschliche Beziehungen kann übermäßig „gefühlsbetont" erscheinen; es ist nicht gerade der Stoff, aus dem solide Wissenschaft gemacht wird. Anspruchsvolle Forschung hat jedoch bestätigt, dass wir im Kern soziale Wesen sind, und unser Gespür dafür, mit anderen in Kontakt zu sein und uns mit ihnen verbunden zu fühlen, wirkt sich enorm auf unsere Gesundheit und Langlebigkeit aus.

Forscher der Case-Western-Reserve-Universität in Cleveland untersuchten fast 10.000 verheiratete Männer ohne *Angina Pectoris*-Vorgeschichte (Brustschmerzen, die auf eine Herzkrankheit hinweisen). Sie fanden heraus, dass diejenigen mit hohen Risikofaktoren – unter anderem hohes Cholesterin, Bluthochdruck, Diabetes und Abweichungen im EKG - mit einer zwanzigfach höheren Wahrscheinlichkeit innerhalb der folgenden fünf Jahre *Angina Pectoris* bekommen würden. Sie waren jedoch erstaunt, als sie feststellten, dass die Männer, die auf die einfache Frage: „Zeigt Ihre Frau Ihnen ihre Liebe?", mit „Ja" antworteten, *selbst bei hohen Risikofaktoren in erheblich geringerem Maße von* Angina Pectoris *betroffen waren.*[311]

In einer ähnlichen Studie beobachteten Forscher 8500 verheiratete Männer ohne Ulkus-Vorgeschichte (sie hatten bisher keine Geschwüre gehabt). Sie mussten einen Fragebogen ausfüllen und wurden dann fünf Jahre lang beobachtet. Diejenigen Männer, die über ein geringes Maß an Liebe und Unterstützung durch ihre Frau berichteten, hatten in den folgenden fünf Jahren mehr als doppelt so oft Geschwüre wie die anderen. Wer sagte: „Meine Frau liebt mich nicht", war mit einer fast dreimal höheren Wahrscheinlichkeit von Geschwüren betroffen. In dieser Studie war das Gefühl, dass die Ehefrau keine Liebe und Unterstützung zeigt, stärker mit der Ausbildung von Geschwüren verbunden als Rauchen, das Alter, Bluthochdruck oder Stress bei der Arbeit.[312]

Der medizinische Wert von Vertrautheit, das Gefühl einer liebevollen Beziehung mit einer Ehepartnerin oder einer sehr lieben Freundin, wurde den Forschern ganz deutlich, die 1993 eine Studie im *British Medical Journal* veröffentlichten.[313] Sieben Jahre lang beobachteten sie 752 Männer. Zu Beginn der Studie wurden diese untersucht und dabei auch zu ihrem emotionalen Stress befragt. Die Studie ergab, dass die Männer, die bei der Anfangsuntersuchung von großen emotionalen Stress berichtet hatten - aufgrund finanzieller Schwierigkeiten, eines unsicheren Arbeitsplatzes, eines Gerichtsverfahrens oder einer Scheidung -, ein mehr als dreifach höheres Risiko hatten, in den sieben Jahren nach der Anfangsuntersuchung zu sterben. Diese Stressbelastung zu Beginn der Studie war, wie sich erwies, ein stärkerer Indikator als medizinische Anzeichen wie Bluthochdruck, hohe Blutfettwerte (die mit der Erkrankung der Koronararterien verbunden sind) oder hohe Blutcholesterinwerte .

Sie mögen jetzt natürlich sagen, dass großer Stress Menschen belastet und sogar zum Tod führen kann. Das überrascht nicht – was aber hat er mit Liebe zu tun? Erstaunlich ist an dieser Studie, dass sich bei den Männern, die zu Beginn angaben, sie hätten ein zuverlässiges Netz von vertrauten Menschen um sich – eine Ehefrau oder enge Freunde –, kein wie auch immer gearteter Zusammenhang zwischen hohen Stresspegeln und der Todesrate finden ließ.

Liebevolle Beziehungen, das sagt uns die medizinische Wissenschaft ganz deutlich, können die negativen Wirkungen von Stress außergewöhnlich gut entschärfen. Und wir kennen zu einem gewissen Grad die Mechanismen, die das bewirken.

Unter Stress bildet der Körper bestimmte Hormone (Kortisol und die Katecholamine Adrenalin und Noradrenalin). Werden diese chemischen Substanzen ausgeschüttet und strömen durch den Körper, ist das Immunsystem in seiner Funktionsfähigkeit beeinträchtigt. Es ist anfälliger für Krankheiten; Stress unterdrückt also die Immunabwehr. Darin mag insofern eine evolutionäre Weisheit stecken, als die Energie gespeichert wird. Das versetzt den Körper in die Lage, auf eine unmittelbare Notsituation vorrangig zu reagieren. In extremen Fällen konnte die Kampf- oder Fluchtreaktion über Leben und Tod entscheiden. Wenn der Stress aber über lange Zeit anhält, leidet unvermeidlich die Gesundheit. Soziale Unterstützung scheint diese Stresswirkung durch verminderte Bildung von Stresshormonen zu neutralisieren.

Die moderne Forschung stößt jetzt immer wieder auf die medizinische Wirksamkeit von Beziehungen zu anderen Menschen. *Ihre Beziehungen zu den Menschen, die Ihnen in Ihrem Leben etwas bedeuten, können – wenn sie positiv und liebevoll sind – stressbedingte Krankheiten verhindern, in hohem Maße zu Ihrer Gesundheit und Heilung beitragen und Ihnen viele zusätzliche Lebensjahre schenken.* Dieses Faktum erhärtet unsere Beobachtungen auf Okinawa, in Abchasien, Vilcabamba und Hunza. Eine Fülle von positiven, bedeutsamen Beziehungen ist eines der Geheimnisse der gesündesten und langlebigsten Völker der Welt.

Einer der bemerkenswertesten Menschen, den ich kennenlernen durfte, ist Eleanor Wasson. Eleanor, der von der Organisation Ärzte für Soziale Verantwortung (Physicians for Social Responsibility) aufgrund ihrer herausragenden Arbeit für den Weltfrieden die Auszeichnung für ihr Lebenswerk verliehen wurde, ist zur Zeit der Entstehung dieses Buches fast hundert Jahre alt, immer noch geistig rege, vital, stark, gesund und arbeitet nach wie vor für eine bessere Welt. Ich kenne sie seit vielen Jahren und fand immer, dass sie selbst unter den schwierigsten Umständen andere Menschen ermutigt und inspiriert. Ich sprach mit ihr kurz nach der Veröffentlichung ihrer Autobiografie *28.000 Martinis and Counting: A Century of Living, Learning and Loving* (28.000 Martinis und mehr: Ein Jahrhundert Leben, Lernen und Lieben). Ich fragte sie, was sie als das Geheimnis eines langen und gesunden Lebens betrachte. „Liebevolle Eltern", meinte sie. „Ich habe mich als Kind immer geliebt gefühlt. Ich hatte solch liebevolle Eltern und erfuhr erst viel später im Leben, dass nicht jeder dieses Glück hat. Und Freundschaften pflegen. Der Wert tiefer und dauerhafter Freundschaften kann nicht in Worten ausgedrückt werden."

Die Kraft der Liebe

In der modernen Gesellschaft nehmen wir uns vor lauter Arbeit oft nicht die Zeit, um Dankbarkeit zu spüren, und anzunehmen, was wir durch unsere Beziehungen an Wohltaten erfahren. Wir stopfen unser Leben zu oft mit so vielen Aktivitäten voll, dass kein Platz für die Menschen bleibt, die uns etwas bedeuten. Besitz wird für uns wichtiger als Menschen.

Diesen Fehler machen die auf traditionelle Weise lebenden Menschen in Abchasien, Vilcabamba, Hunza und Okinawa selten. Sie werden nicht von Weckern aus dem Schlaf gerissen. Stattdessen wachen sie oft durch den Gesang ihrer Mitmenschen auf. Anstatt einkaufen zu gehen, besuchen sie einander. Ihnen gehören nur wenige Dinge, denn sie gehören einander.

Manchmal werden wir tiefer geliebt, als uns klar ist, aber es muss vielleicht erst zu einer Krise kommen, damit wir aus unseren Mustern ausbrechen und die Liebe annehmen, die andere für uns empfinden.

Elisabeth Songster beschreibt, welche dramatischen Ereignisse sie verstehen ließen, wie sehr ihr Mann sie liebte:

Es war kurz vor Weihnachten. Mein Mann Dan und Mike, einer seiner Kumpel, waren [jeder mit seinem Auto] zu einem Cañon in der Nähe unseres Hauses in Südkalifornien gefahren. Sie wollten nachsehen, ob auf der Fläche, die ein paar Monate zuvor abgebrannt war, wieder etwas wuchs. Dan und Mike sind beide in der Kalifornischen Gesellschaft für Einheimische Pflanzen (Californian Native Plant Society). Sie waren wahre „Pflanzen-Spürhunde", die in den nahe gelegenen Cañons und Bergen immer auf der Suche nach Pflanzen waren, um sie zu fotografieren.

An jenem Tag – Mike war bereits weg [er fuhr aus dem Gebiet, auf dem sie beide unterwegs gewesen waren, nach Hause] – beschloss Dan, noch ein wenig „auf eigene Faust zu forschen". Er wanderte dazu in den Laguna Cañon, ein abgelegenes Gebiet, in das nicht so häufig jemand kam. Er ging ein paar Kilometer weit, machte einige Fotos und wollte gerade zu seinem Lastwagen zurückgehen, als er auf einer feuchten Stelle ausrutschte. Er stürzte den unebenen Abhang über zehn Meter hinab und prallte gegen einige Bäume, bevor er auf einem Felsvorsprung landete. Er wusste sofort, dass mit seinem linken Bein etwas Schlimmes passiert war. Es lag in einem „unmöglichen Winkel" über dem anderen.

Benommen durch den Sturz, begriff Dan erst nach einer Weile, dass er zu verletzt war, um zu laufen. Ihm wurde klar, dass er in ernsten Schwierigkeiten steckte. Die Nacht brach bald herein und kein Mensch wusste, wo er war. Er musste auf den Hauptwanderweg kommen oder er würde sterben, bevor ihn jemand fände. Er stützte das gebrochene Bein mit dem anderen, verlagerte sein Gewicht auf die Hände, und machte sich auf den Weg den Cañon entlang – Zentimeter für Zentimeter.

Da Dan nur langsam und mit Schmerzen vorankam, hielt er oft an, um sich auszuruhen und um Hilfe zu rufen. Die einzige Antwort war der unheimliche Klang seiner eigenen Stimme, die von den Wän-

den des Cañons widerhallte. Als die Sonne unterging, sank die Temperatur. Nachts war es kalt in den Bergen. Dan wusste, dass er bei einer zu langen Rast das Bewusstsein verlieren konnte. Es wurde zunehmend schwieriger, doch er zwang sich nach jeder Pause dazu, seinen wunden Körper auf seinen schmerzenden Händen weiterzuschleppen. So ging es weitere zwölf Stunden lang.
Schließlich versagten seine Kraft und seine Entschlossenheit. Völlig erschöpft, konnte er sich keinen Zentimeter mehr bewegen. Obwohl es sinnlos schien, rief er mit letzter Kraft um Hilfe.
Er war verblüfft, als eine Stimme auf seinen Ruf antwortete. Eine echte Stimme, nicht ein weiteres spöttisches und leeres Echo. Es war Dans Stiefsohn, mein Sohn Jeb. Wir beide waren mit der Polizei und den Rettungssanitätern unterwegs, die nach Dan suchten.
Schon als Dan nicht nach Hause kam, machte ich mir Sorgen und rief Mike an. Zuerst versuchte Mike, ihn selbst zu finden, und fuhr von einem Cañon zum anderen, um nach seinem Lastwagen Ausschau zu halten. Schließlich rief er bei der Polizei an und meldete Dan als vermisst.
Bis zu dem Moment, als Jeb sagte, er habe Dans Stimme gehört, war ich ruhig und stark geblieben. Doch dann zerfloss ich in Tränen und konnte schließlich die Angst und den Schrecken spüren, die ich stundenlang beiseitegeschoben hatte. Es dauerte zwei Stunden, bis das Rettungsteam Dan aus der Schlucht geholt hatte. Dann rollten die Rettungssanitäter ihn auf einer Trage weg, und als ich ihn ihm Krankenhaus zu sehen bekam, flossen meine Tränen erneut. Der Gedanke, wie kurz davor ich war, diesen wunderbaren Mann zu verlieren, übermannte mich. Erst als ich seine Arme um mich spürte, hörte ich auf zu schluchzen.
Als ich an seinem Krankenbett saß und auf das Gesicht blickte, von dem ich gefürchtet hatte, ich würde es nie mehr wiedersehen, erzählte mir Dan seine Geschichte. Sofort nach seinem Abrutschen in den Cañon, als ihm der Ernst seiner Lage klar wurde, dachte er an mich und wie sehr er mich vermissen würde, wenn er es nicht zurückschaffte. Als er auf dem Boden der rauen Klippe lag, tastete er, bis er

einen passenden Stein fand, mit dessen scharfer Kante er eine Botschaft für mich in den großen Felsen ritzte, neben dem er lag. Falls das Schlimmste eintreten sollte, hoffte er, würde ich schließlich den Felsen finden und wissen, dass ich in seinem Herzen immer bei ihm war.
Ich begann wieder zu weinen. Ich wusste, wie tief ich meinen Mann liebte, doch das, diese Tiefe seiner Liebe zu mir, traf mich unvorbereitet.
Irgendwo in den Tiefen der Berge von Laguna Cañon gibt es einen großen Felsen, in den ein Herz geritzt ist. Und in diesem Herzen stehen die Worte: „Elizabeth, ich liebe dich."[314]

14
Die Stärke des Herzens

Ich habe auf der Straße einen sehr armen, verliebten
Mann getroffen. Sein Hut war alt, sein Mantel an den
Ellenbogen verschlissen, das Wasser sickerte in seine
Schuhe und das Licht der Sterne strahlte durch seine Seele.
Viktor Hugo

Das Mysterium und das Wunder der Liebe sind natürlich nicht nur Verheirateten vorbehalten. Doch die Liebe kann zwei Menschen in einer vertrauten Beziehung, die sich voll und ganz auf eine gemeinsame Reise einlassen, in einer ganz bestimmten Weise berühren.

In solchen Beziehungen lernen wir, was wir lernen müssen, um bewusstere, liebevollere Menschen zu werden. Sie öffnen unsere Herzen, brechen unsere Herzen und heilen unsere Herzen – manchmal alles zur selben Zeit. Sie bieten uns die Gelegenheit, mutig, geduldig und stabil zu werden. Sie lehren uns Mitgefühl und Nachsicht. Sie geben uns die Kraft, die Aufgaben zu erfüllen, die uns das Leben stellt.

Und jetzt erkennt die moderne Wissenschaft, dass liebevolle und vertraute Beziehungen auch dafür sorgen, dass wir gesund bleiben.

Es ist eine bemerkenswerte Tatsache, dass in den Vereinigten Staaten die Sterberate unabhängig von der Todesursache bei geschiedenen, allein lebenden und verwitweten Menschen beiderlei Geschlechts und aller Altersgruppen durchwegs höher ist.[315] Solche Statistiken sind der Grund dafür, dass Lebensversicherungen den Familienstand eines Menschen als den besten Indikator für die Lebenserwartung betrachten.

JÄHRLICH FÄLLE VON VORZEITIGEM TOD PRO 100.000 MÄNNER		
	Nichtraucher	Raucher
verheiratet	796	1560
allein lebend	1074	2567
verwitwet	1396	2570
geschieden	1420	2675

Der Hammond-Report untersuchte die Rauchgewohnheiten von nahezu einer halben Million Amerikaner. Sie führte schließlich zu der auf jeder Zigarettenpackung aufgedruckten Warnung, dass Rauchen die Gesundheit gefährdet. Wenn Sie sich die obige, dem Hammond-Report entnommene Tabelle ansehen[316], sind Sie vielleicht erstaunt.

In jeder Kategorie sterben Raucher ungefähr doppelt so häufig vorzeitig als Nichtraucher. Es ist jedoch äußerst bemerkenswert, dass nichtrauchende geschiedene Männer fast ebenso häufig vorzeitig sterben wie verheiratete Raucher. Für Männer kann das Scheitern einer Ehe offenbar fast genauso tödlich sein wie lebenslanges Rauchen.

Und es werden mehr und mehr Belege

Eine der ersten und immer noch eine der bemerkenswertesten unter den zahlreichen Studien, die sich mit dem Einfluss von Liebe und sozialer Einbindung auf die Gesundheit des Menschen befassen, führte ab 1965 die Epidemiologin Dr. Lisa Berkman durch. Dr. Berkman, inzwischen Vorsitzende der Abteilung für Gesundheit und Sozialverhalten an der Fakultät für Öffentliche Gesundheit in Harvard, untersuchte 7000 in Alameda County in Kalifornien lebende Männer und Frauen. Sie stellte fest, dass sozial nicht eingebundene Menschen während der neun Jahre laufenden Studie mit einer etwa dreimal höheren Wahrscheinlichkeit starben als Menschen mit starken sozialen Bindungen. Dabei schien es auf die Art der sozialen Bindung nicht anzukommen. Worauf es ankam, war die Einbindung in ein soziales

Netz, egal ob Familie, Freunde, die Kirche, Gruppen von Ehrenamtlichen oder die Ehe.

Dieser dramatische Unterschied in der Auswirkung auf die Gesundheit und die Überlebensraten erwies sich als unabhängig von Alter, Geschlecht, gesundheitlichen Gepflogenheiten oder vom Status der körperlichen Gesundheit. Am meisten erstaunte die Forscher jedoch, *dass die Probanden mit engen sozialen Bindungen und einer ungesunden Lebensweise (wie Rauchen, Fettleibigkeit und Bewegungsmangel) tatsächlich länger lebten als die mit geringen sozialen Bindungen, aber gesünderen Lebensgewohnheiten.* Es erübrigt sich zu erwähnen, dass die Menschen mit einer gesunden Lebensweise und engen sozialen Bindungen am längsten lebten.[317]

Ist diese Studie eine Art Ausreißer? Nein, das ist sie nicht. Viele andere Studien kamen zu ähnlichen Schlussfolgerungen. Als zum Beispiel in Schweden 17.000 Menschen untersucht und beobachtet wurden, stellte sich heraus, dass jene, die zu Beginn der Studie am einsamsten und isoliertesten waren, ein nahezu viermal höheres Risiko hatten, in den folgenden sechs Jahren zu sterben.[318]

Um noch ein anderes Beispiel zu nennen: Eine 1988 in der Zeitschrift *Science* veröffentlichte Analyse der medizinischen Risiken sozialer Isolation kam zu dem Schluss, dass der Mangel an emotionaler Unterstützung ein größerer Risikofaktor für Krankheit und Tod war als Rauchen.[319]

Diese Studien und viele andere ähnliche mahnen uns, dass die medizinischen Konsequenzen der Einsamkeit real sind und sogar tödlich sein können. Gleichzeitig liefern sie uns auf wissenschaftlicher Basis schlüssiges Beweismaterial für die heilenden Kräfte von Freundschaft, Liebe und positiven Beziehungen.

Studien haben sogar gezeigt, dass ein Tier als Gefährte unglaublich viel bewirken kann. Es ist kein Geheimnis, dass Kinder oft Haustiere lieben, doch die neuere Forschung geht noch einen Schritt weiter und belegt, dass Kinder, die mit Haustieren aufwachsen, mit geringerer Wahrscheinlichkeit Asthma bekommen, mit größerer Wahrscheinlichkeit gut mit anderen Kindern umgehen und ein gesundes Selbstwertgefühl besitzen, wenn sie ins Teenager-Alter kommen. Forscher stellen auch fest, dass Haustiere die körperliche und emotionale Entwicklung von Kindern und sogar ihre schulischen Leistungen positiv beeinflussen.[320]

Eine der wichtigsten „Haustier-Studien" führten Erika Friedmann und ihre Mitarbeiter an der Universität von Pennsylvania durch. Sie stellten einen eindeutigen Zusammenhang zwischen der Haltung eines Haustieres und der Überlebensdauer von Patienten fest, die wegen einer koronaren Herzerkrankung stationär behandelt wurden. Patienten, auf die ein Haustier wartete, überlebten mit weitaus höherer Wahrscheinlichkeit, selbst wenn man Unterschiede im Ausmaß der Herzschädigung und andere medizinische Probleme berücksichtigte.[321]

Für Forscher der CAST-Studie (Cardiac Arrhythmia Suppression Trial; klinische Studie über die Wirksamkeit von Arzneimitteln der Klasse-I-Antiarrhythmika) ergab sich der medizinische Wert von Haustieren ganz unerwartet. Sie untersuchten die Wirkung von zwei Pharmapräparaten (Encainid und Flecainid) auf Patienten, die in der Folge eines Herzinfarkts an Herzrhythmusstörungen litten. Paradoxerweise kam es durch die Medikamente vermehrt zum Herztod. Gleichzeitig wurde jedoch festgestellt, dass die Patienten, die einen Hund hatten, gegenüber denen, die keinen hatten, nur mit einer Wahrscheinlichkeit von einem Sechstel während der Studie starben.[322]

Können Sie sich vorstellen, was geschehen wäre, wenn die Medikamente und nicht die Hunde den Rückgang der Todesfälle um das Sechsfache verursacht hätten? Sie würden jedem Herzinfarktpatienten mit Arrhythmien im ganzen Land verschrieben und die Pharmafirmen gäben Hunderte Millionen Dollar aus, um die Ärzte und die Öffentlichkeit über diese tollen Medikamente zu informieren. Weil man aber die Treue und liebevolle Freundschaft eines Hundes nicht in Flaschen füllen und verkaufen kann, gab es keine Werbekampagne. Die meisten Menschen wissen bis heute nicht, wie viel Heilungspotenzial in einer liebevollen Beziehung steckt – auch in der zu einem tierischen Kameraden.

In einer anderen Studie, der Betablocker-Herzinfarktstudie (Beta-Blocker Heart Attack Trial), beobachteten Forscher mehr als 2300 Männer nach einem Herzinfarkt. Sie wollten feststellen, ob sich die Überlebenszeit bei denen erhöhte, die einen Betablocker einnahmen. Dem war so, doch die Forscher entdeckten schließlich etwas weitaus Bedeutsameres. Erstaunlicherweise war bei Patienten mit starken Bindungen an andere Menschen das Todesrisiko um drei Viertel geringer – auch unter Berücksichtigung anderer Faktoren wie Rauchen, Ernährung, Alkohol, Bewegung und Gewicht. Der Rückgang des Todesrisikos aufgrund sozialer Einbindung erwies sich in der Tat als weitaus stärker als die Wirkung des getesteten Betablockers.[323]

Teilweise ist es dieser Studie geschuldet, dass Ärzte heute Patienten nach einem Herzinfarkt in großem Stil Betablocker verschreiben. Ironischerweise stellen Ärzte diese Rezepte meist bei Patientenbesuchen aus, die insgesamt vielleicht eine Viertelstunde dauern und bei denen mit keinem Wort erwähnt wird, wie wichtig Freundschaften und soziale Unterstützung sind, die sich als weitaus wirksamer erwiesen haben.

Wie viel wir einander bedeuten

Dr. Rachel Naomi Remen erzählt uns, wie sich zwischenmenschliche Beziehungen auf die Gesundheit auswirken können:

> *Vor vielen Jahren, als ich einen Lehrauftrag als Kinderärztin an einer großen medizinischen Fakultät hatte, beobachtete ich sechs Teenager mit juvenilem Diabetes. Die meisten von ihnen litten schon seit dem Kleinkindalter darunter und hatten verantwortungsvoll strenge Diäten eingehalten und seit der Kindergartenzeit Insulin gespritzt. Doch als sie in die Turbulenzen der Pubertät gerieten und verzweifelt versuchten, wie die Gleichaltrigen zu sein, wurde diese Krankheit zu einer schrecklichen Bürde, ein Zeichen dafür, dass sie anders waren. Junge Leute, die seit der Kindheit damit lebten, dass ihr Diabetes richtig eingestellt war, rebellierten nun dagegen, dass sich ihre Krankheit als Obrigkeit gebärdete, quasi als dritter Elternteil. Sie vergaßen die Spritzen, aßen, was die Clique aß, und wurden immer wieder mit einem diabetischen Koma oder einem Schock in die Notaufnahme*

gebracht. Es war erschreckend und frustrierend, gefährlich für die Jugendlichen und kräftezehrend für ihre Eltern und die ganze Belegschaft in der Pädiatrie.

Da ich stellvertretende Direktorin der Kliniken war, wandte man sich mit diesem Problem an mich. Ich beschloss, etwas ganz Einfaches zu versuchen. Ich bildete zwei Diskussionsgruppen, die jeweils aus drei jungen Leuten und den Eltern der anderen drei bestanden. Jede Gruppe traf sich einmal pro Woche zum Gespräch.

Diese Gruppen erwiesen sich als sehr effektiv. Kinder, die mit ihren eigenen Eltern nicht reden konnten, sprachen mit den Eltern der anderen über ihre Bedürfnisse und Perspektiven. Eltern, die ihren eigenen Kindern nicht zuhören konnten, hingen an den Lippen der Kinder anderer Leute. Die Kinder der anderen Leute konnten ihnen zuhören, während sie ihren eigenen Eltern nicht zuhörten. Menschen, die sich zum ersten Mal verstanden fühlten, fühlten sich sicher genug, um ihren Tränen freien Lauf zu lassen, und stellten fest, dass andere sich kümmerten und sie trösteten. Menschen jeden Alters gewährten einander Einblicke und Unterstützung, Verhaltensweisen begannen sich zu verändern. Eltern und ihre eigenen Kinder kamen miteinander ins Gespräch und hörten einander auf eine neue Weise zu. Wir machten große Fortschritte, was die Qualität der familiären Beziehungen betrifft, und die Anzahl der Einlieferungen in die Notaufnahme ging tatsächlich zurück.[324]

Diese Kinder und Eltern stellten fest, dass sie einander etwas Wichtiges zu bieten hatten. Sie entdeckten, dass unsere Fürsorge und unser Mitgefühl für andere oft mehr bewirken können, als wir uns vorstellen.

Schädliche Beziehungen

Beziehungen haben großen Einfluss und können für die Gesundheit und Langlebigkeit enorm wichtig sein. Doch wie so oft im Leben hat dieser Einfluss auch eine Schattenseite. Vertraute Beziehungen unterstützen die Gesundheit natürlich tief greifend, doch schlechte können erheblichen Schaden anrichten. Manchmal schmerzt das Herz vor Einsamkeit, selbst in Gesellschaft des Ehepartners.

In einem im Jahre 2000 in *The Journal of the American Medical Association* veröffentlichten Artikel stellte ein Forscherteam unter der Leitung von Dr. Kristina Orth-Gomer fest, dass ehelicher Streit das Herztodrisiko bei Frauen dramatisch erhöht.[325] Die Studie ergab, dass herzkranke Frauen ein dreifach höheres Risiko für ständig wiederkehrende Herzprobleme hatten, wenn sie in einer belastenden Beziehung lebten. Da den Forschern klar war, dass viele Probleme ihre Ergebnisse verfälschen könnten, klammerten sie speziell die Faktoren Alter, sitzende Lebensweise, Östrogenstatus, Rauchen, Lipidspiegel, Bildung und andere Variablen aus.

Wie kommt es, dass eine unglückliche Beziehung die Gesundheit von Frauen so untergraben kann? Eine Studie, die 2005 auf der Zweiten Internationalen Konferenz über Frauen, Herzkrankheiten und Schlaganfälle der Amerikanischen Herzgesellschaft (American Heart Association's Second International Conference on Women, Heart Disease, and Stroke) in Orlando, Florida, vorgestellt wurde, lieferte weitere Erkenntnisse.[326] In dieser zehnjährigen Studie wurden 3600 Männer und Frauen zwischen 18 und 77 Jahren beobachtet, die entweder verheiratet waren oder „in einer eheähnlichen Situation" lebten. Die Forscher sammelten Daten über Partnerschaftskonflikte und verfolgten die Gesundheit der Teilnehmer und Teilnehmerinnen darauf hin, wer im Laufe der Studie herzkrank wurde oder aus irgendeinem Grund starb.

Das größte Gesundheitsrisiko wurde bei Frauen festgestellt, die sich bei Konflikten mit dem Partner still verhielten. Obwohl sie vielleicht dachten, sie könnten den häuslichen Frieden bewahren, wenn sie sich in dieser Lage ruhig verhielten, bezahlten sie das teuer. Frauen, die sich in Partnerschaftskonflikten nicht äußerten, hatten im Vergleich zu den Frauen, die ihre Meinung vertraten, ein vierfach erhöhtes Risiko, während der Studie zu sterben.

Männer dagegen entwickelten ein Herzleiden, wenn sie sahen, dass ihre arbeitenden Frauen durch beruflichen Stress belastet wurden.

Männer, die erzählten, dass ihre Frauen verärgert von der Arbeit nach Hause kamen, wurden mit einer fast dreifach höheren Wahrscheinlichkeit herzkrank als Männer, deren Frauen nicht arbeiteten oder mit ihrer Arbeit zufrieden waren.

Beziehungen, die dazu beitragen, dass Sie sich bestätigt, sicher und geliebt fühlen, sind ein großer Segen für Ihre Gesundheit. Allerdings wirkten sich Beziehungen, in denen Sie sich eingeschüchtert, verletzt oder verachtet fühlen, negativ aus.

Dr. Andrew Weil, Bestsellerautor und Direktor des Programms Integrative Medizin (Program in Integrative Medicine) an der Universität von Arizona in Tucson, berichtete von einem besonders dramatischen Fall von Heilung bei „einem Bankdirektor mit chronischem Bluthochdruck, dessen Blutdruck sich einen Tag, nachdem seine Frau die Scheidung eingereicht hatte, normalisierte. Er fiel dauerhaft auf 120/80"[327] Vermutlich war die Beziehung dieses Mannes zu seiner Frau keine Quelle der Liebe, Freude und Heilung in seinem Leben gewesen.

In einem anderen Fall berichtet Brendan O'Regan von einem Artikel in einer medizinischen Fachzeitschrift, in dem der erstaunliche Fall einer todgeweihten Frau mit metastasierendem Gebärmutterhalskrebs beschrieben wird. Ihr Zustand änderte sich dramatisch, als, wie es in der Fallstudie heißt, „ihr verhasster Ehemann plötzlich verstarb, woraufhin sie wieder vollkommen gesund wurde".

Und welche Bedeutung hat die Erziehung?

Zu den wichtigsten Beziehungen in unserem Leben gehört natürlich die zu unseren Eltern. Einer der herausragenden Pioniere auf dem Gebiet des Einflusses von Beziehungen auf die Gesundheit ist Dr. James H. Lynch. In seinem Buch *A Cry Unheard: New Insights into the Medical Consequences of Loneliness* (Ein stummer Schrei: Neue Erkenntnisse über die medizinischen Folgen der Einsamkeit) aus dem Jahre 2000 lenkt Dr. Lynch besondere Aufmerksamkeit auf die prägende Rolle der Eltern-Kind-Beziehung.[328] Es wird weithin anerkannt, dass die Art und Weise, wie Eltern mit ihren Kindern umgehen, starken

Einfluss darauf hat, wie vertrauensvoll, fröhlich und verantwortungsbewusst oder unsicher, verängstigt und gestört Menschen werden. Lynchs Arbeit geht jedoch noch weiter und zeigt, dass die Umgang der Eltern mit den Kinder schwerwiegende medizinische Folgen für die Kinder hat.

Gott sei Dank wird immer mehr anerkannt, dass körperliche Misshandlung von Kindern schädlich und unvertretbar ist. Doch verbale Misshandlung kann ebenfalls großen Schaden anrichten. Negative Worte treffen genauso wie eine Faust und hinterlassen tiefe, dauerhafte Narben. Man kann den Selbstwert eines Kindes mit verletzenden Sätzen wie „Du bist ein hoffnungsloser Fall", „Du taugst zu gar nichts", „Du machst aber auch nichts richtig", „Du bringst es nie zu etwas" oder „Ich kann es nicht erwarten, bis du groß bist und endlich aus diesem Haus verschwindest" zerstören.

Laut Dr. Lynch tragen Eltern, die ihre Kinder mit Worten verletzen, kontrollieren und manipulieren, anstatt ihnen die Hand zu reichen und für sie da zu sein, die Verantwortung, wenn diese sich niedergeschlagen und einsam fühlen. Die Kinder tragen diese Gefühle wiederum in ihre Interaktionen mit anderen Menschen in ihrem Leben hinein. Sie sind tendenziell sozial isoliert und, so zeigt Lynch, leiden schließlich an Krankheiten, die sowohl ihre Lebensqualität als auch ihre Lebenserwartung senken. Mit einer Fülle von Daten untermauert Lynch seine Schlussfolgerung, dass sich diese Art von Erziehung genau deshalb als „giftig" erweist, da sie zum vorzeitigen Tod führt. Einsamkeit in der Kindheit habe „einen bedeutenden Einfluss auf die Häufigkeit des Auftretens von schweren Krankheiten und vorzeitigem Tod viele Jahrzehnte später im Erwachsenenalter".

Als ich von Dr. Lynchs Theorien zum ersten Mal hörte, war ich skeptisch. Ich zweifelte nicht daran, dass eine trostlose Kindheit ein Indikator für eine geistige Erkrankung im Erwachsenenleben sein könne. Aber konnte die Art, wie unsere Eltern mit uns umgingen, tatsächlich auch unsere spätere körperliche Gesundheit so sehr beeinflussen? Doch dann erfuhr ich von einer wirklich bemerkenswerten Langzeitstudie der Universität Harvard.[329] Sie begann 1950, als Forscher 125 Studenten nach dem Zufallsprinzip auswählten und sie baten, die emotionale Nähe zu ihren Eltern auf einer Vier-Punkte-Skala zu bewerten.

1. sehr eng
2. warm und freundlich
3. erträglich
4. angespannt und kalt

Fünfunddreißig Jahre später untersuchten die Forscher die Anamnesen dieser Freiwilligen und stellten fest, dass erstaunliche 91 Prozent derjenigen, die die Beziehung zu ihrer Mutter mit „erträglich" oder „angespannt und kalt" bewertet hatten, mit Ende fünfzig, schwere Gesundheitskrisen durchmachten. Das Risiko, dass bei ihnen bis dahin eine schwere Krankheit diagnostiziert wurde, war sogar mehr als doppelt so hoch im Vergleich zu denen, die 35 Jahre zuvor meinten, die Beziehung zu ihrer Mutter sei entweder „sehr eng" oder „warm und freundlich" gewesen. Ganz ähnlich verhielt es sich auch bei den Vätern: 82 Prozent, die die Beziehung zu ihrem Vater als „erträglich" oder „angespannt und kalt" bewertet hatten, hatten bis zum mittleren Alter schwere Krankheiten bekommen.

Noch erstaunlicher war, dass diejenigen, die die Beziehung zu beiden Eltern als „gespannt und kalt" bewertet hatten, zu 100 Prozent bis Ende fünfzig schwere gesundheitliche Probleme bekamen.

Diese Studie hat noch einen weiteren faszinierenden Aspekt. Die Studenten wurden gefragt: „Was für ein Mensch ist Ihre Mutter?" und: „Was für ein Mensch ist Ihr Vater?" Die Forscher zählten einfach die positiven und negativen Wörter, mit denen die Studenten ihre Eltern beschrieben. Ein einfaches Punktesystem, das die Gesamtzahl der positiven Wörter widerspiegelte, erwies sich 35 Jahre später als äußerst aussagekräftig.

Der Zusammenhang dieser Beschreibungen der Beziehung zu den Eltern mit der späteren Gesundheit war unabhängig von der familiären Krankengeschichte, vom Rauchen, von emotionalem Stress, dem nachfolgenden Tod oder der Scheidung der Eltern und der Partnerschaft der Studenten. Und sie war ungeheuer überzeugend. 95 Prozent der

Studenten, die ihre Eltern mit nur wenigen positiven Wörtern beschrieben hatten, erlitten im mittleren Alter schwere Krankheiten, wogegen nur 29 Prozent derjenigen, die viele positive Wörter verwendeten, vergleichbar krank wurden. Das fasziniert mich, denn es weist darauf hin, *dass eine schwierige Beziehung zu den Eltern ein größerer Risikofaktor für eine Erkrankung im Erwachsenenalter ist als Rauchen, Fettleibigkeit und Bluthochdruck zusammengenommen.*

Ich muss dem Chirurgen Dr. Bernie S. Siegel uneingeschränkt zustimmen, der versichert: „Die größte Krankheit der Menschheit ist der Mangel an Liebe für die Kinder."

Handelt es sich bei der Harvard-Studie um einen Einzelfall? Das ist nicht sehr wahrscheinlich, denn viele andere Studien haben diese Ergebnisse bestätigt. In einer ähnlichen Studie baten Forscher an der medizinischen Fakultät der Johns-Hopkins-Universität in den 1940ern zum Beispiel mehr als 1300 gesunde Medizinstudenten, den Fragebogen „Skala der Nähe zu den Eltern" auszufüllen, der die Qualität der Beziehung der Studenten zu ihren Eltern bewertete. Fünf Jahre später stellte sich heraus, dass die Studenten, die einen Mangel an Nähe zu ihren Eltern angegeben hatten, eine weitaus höhere Wahrscheinlichkeit hatten, an Krebs zu erkranken. Der prognostische Wert einer weniger engen Beziehung zu den Eltern verringerte sich im Laufe der Zeit nicht und wurde nicht durch andere bekannte Risikofaktoren wie Rauchen, Trinken oder Strahlenexposition erklärt. In der Tat erwies sich weder Rauchen noch Fettleibigkeit, sondern eine mangelnde enge Beziehung zu den Vätern fünfzig Jahre früher als stärkster Indikator dafür, welche Männer Jahrzehnte später Krebs bekommen würden.[330]

Mein Vater, mein Sohn

Es ist wichtig, wie wir unsere Kinder erziehen. Wir haben natürlich alle unsere Verletzungen, doch wenn wir uns ihnen stellen und sie heilen können, dann haben wir eine Chance, sie nicht an unsere Kinder weiterzugeben. Beim Aufbau einer gesunden und liebevollen Welt gibt es wenige Aufgaben, die von größerer Wichtigkeit für das Leben sind.

Ich war überglücklich, als meine Frau Deo mit unserem Sohn Ocean schwanger war. Aber ich machte mir auch Sorgen, denn ich war mir nicht sicher, was für ein Vater ich sein würde.

Als Junge wurde mir beigebracht, jede Art von Verletzlichkeit sei eine Schwäche. Wie viele Männer hatte ich gelernt, Stärke mit Gelassenheit gleichzusetzen. Um Hilfe zu bitten oder zu weinen hielt ich für unmännlich. Man lehrte mich, das Leben sei ein Kampf, man müsse gewappnet sein, wenn man ihn gewinnen wolle. Ich verstand nicht, warum ich mich so einsam fühlte. Ich verstand meine Gefühle überhaupt nicht sehr gut.

Mein Vater war ein sehr von sich überzeugter und erfolgreicher Mann, der viele Stunden arbeitete und seine Familie gut versorgte, doch ich wuchs ohne emotionale Nähe zu ihm auf. Ich hatte auch nicht das Gefühl, dass ihm meine Liebe etwas bedeutete. War er ausgelassen, boxte er mich manchmal in den Magen und ermunterte mich, meine Bauchmuskeln anzuspannen. Er lobte mich dann, wie fest sie waren.

Kurz bevor ich Vater wurde, wurde mir klar, dass ich als Kind nicht gelernt hatte, mich auf Gefühle einzulassen und sie zu zeigen. Diese emotionale Abkopplung hinderte andere daran, mich kennenzulernen oder mir nahe zu sein, und hielt auch mich davon ab, andere Menschen wirklich kennenzulernen und jemandem nahe zu sein. Ich begann zu verstehen, dass das, was man mir als Stärke beigebracht hatte, in Wirklichkeit eine Form von Angst war – eine Angst davor, offen, authentisch und mit anderen in Kontakt zu sein.

Mein Sohn sollte in seiner Kindheit andere Erfahrungen machen. Ich wollte nicht nur körperlich, sondern auch emotional für ihn da sein. Ich wollte eine Beziehung zu ihm, in der er mir zeigen konnte, wer er war, und nicht vorgeben musste, jemand anders zu sein. Und besonders wichtig war mir, dass er um seinen Wert wusste, dass er wusste, wie wichtig er für mich war, dass er wusste, dass seine Liebe mir ungeheuer viel bedeutete. Ich wollte, dass unsere Gefühle eine Quelle für Kontakt und Ehrlichkeit zwischen uns waren. Doch dafür musste ich zuerst meine Mauern niederreißen.

Als Ocean ungefähr achtzehn Monate alt war, fuhr seine Mutter für eine Woche weg und ich war für den kleinen Kerl allein verantwortlich. Wir kamen wunderbar zurecht, doch allmählich erschöpfte mich die Anstrengung, da ich mich um jede Kleinigkeit kümmern musste. Ich war traurig, dass es nicht einfacher für mich war und dass ich mich allmählich überfordert fühlte. Eines Abends wurde die Traurigkeit in mir so stark, dass sie mich mit Schmerz erfüllte. Wunden meiner eigenen Kindheit brachen wieder auf. Ich legte mich aufs Bett und begann, um alle Kinder zu weinen, mich eingeschlossen, deren Eltern ihre Kostbarkeit und ihren Wert nicht bejahen konnten.

Ocean saß da gerade in seinem Hochstuhl und aß zu Abend. Als er mich so bitterlich weinen sah, wollte er aus seinem Hochstuhl heraus. Damals konnte er erst ein paar Wörter sprechen, eines davon war „runter". Da ich auf dem Bett weinte, sah er mich mit großer Ernsthaftigkeit an und sagte immer wieder: „Runter! Runter!"

„Ich kümmere mich 24 Stunden am Tag um jede Kleinigkeit", jammerte ich. „Kannst du mich nicht einfach weinen lassen?"

„Runter! Runter!", beharrte er.

„Na gut", dachte ich, „du hast gewonnen." Ich seufzte, ging zu seinem Hochstuhl, hob ihn heraus und setzte ihn auf den Teppich. Ich gab ihm einen Kuss, ging zum Bett zurück und weinte weiter.

Bei geschlossenen Augen spürte ich einen sanften Druck auf meiner Brust. Erschrocken öffnete ich sie und sah, wie Ocean liebevoll zu mir hinabsah. Er war ans Bett gekommen, hinaufgeklettert, neben mich gerobbt, hatte seine Hand auf mein Herz gelegt und sah mir mit zärtlicher Besorgnis in die Augen. Er hatte so beharrlich aus seinem Hochstuhl herausgewollt – nicht aus lauter Eigensucht, sondern weil er in meinem Kummer ganz nahe bei mir sein wollte. Er sprach ganz sanft und schaute mich mit sorgenvollen Augen an: „Johnny aua."

Es war das erste Mal, dass er zwei Wörter hintereinander sprach, es war sein erster Satz überhaupt. In diesem Moment fühlte ich mich erleichtert, denn ich erkannte, dass ich auf meinem Weg, den Kreis zu durchbrechen, einen Schritt vorangekommen war. Viele weitere Schritte lagen noch vor mir, doch langsam entdeckte ich, dass ich für meinen Sohn emotional erreichbar war und dass ich ihm trotz all meiner Schwächen und Verletzungen viel Liebe und Fürsorge geben konnte.

In den mehr als dreißig Jahren, die seither vergangen sind, war ich immer wieder beeindruckt von Oceans Güte und Mitgefühl. Seine anscheinend unendliche Liebe begleitet und inspiriert mich weiterhin. Sein Vater zu sein wurde zu einer nicht endenden Quelle der Freude und das größte Privileg in meinem Leben.

An den gebrochenen Stellen stark sein

Waren Sie als Kind einsam, wurden vernachlässigt oder misshandelt, kann die Suche nach Liebe und Heilung in sich selbst zu einer immens schwierigen Reise werden. Doch es ist möglich, dieses schmerzhafte Erbe zu überwinden und Ihr Leben zurückzuerobern. Ein Schlüssel dazu ist die Bereitschaft, mit sich selbst jetzt anders umzugehen, als mit Ihnen damals umgegangen wurde, und sich mit Menschen zu umgeben, die Ihren Wert erkennen und bejahen und in deren Gegenwart Sie ganz und liebevoll Sie selbst sein können. Sie müssen nicht in Ihrer Hoffnungslosigkeit verharren und Sie müssen sie nicht an Ihre Kinder weitergeben. Stattdessen können Sie Ihre Einzigartigkeit ausdrücken und die heilende Kraft Ihrer eigenen Art der Liebe entdecken.

Ernest Hemingway schrieb einst: „Die Welt zerbricht jeden und nachher sind viele an den gebrochenen Stellen stark." Ein gebrochenes Herz lebt immer noch. Zu den heilsamsten Dingen, die Sie tun können, gehört, dass Sie Kraft aus Ihren Verletzungen schöpfen und durch sie weiser, kreativer, mitfühlender und verbundener mit sich selbst und anderen werden.

Wenn es Ihnen gelingt, Ihren Schmerz zur Transformation anstatt zum Selbstmitleid einzusetzen, wenn es Ihnen gelingt, Ihren Verlust und Kummer dazu zu nutzen, neues Leben und Mitgefühl in sich zu wecken, dann spielt es schließlich keine Rolle mehr, wie kalt oder gestört Ihre Eltern waren. Wenn Sie die Art von Elternteil für sich und die Kinder in Ihrem Leben sein können, die Sie sich immer gewünscht haben, dann werden Sie alles lernen, was Sie über die heilende Kraft der bedingungslosen Liebe wissen müssen.

15
Wie sollen wir nun leben?

Die große Tragödie des Lebens ist nicht, dass die Menschen
dahinscheiden, sondern dass sie aufhören zu lieben.
　　　　　W. Somerset Maugham

James W. Prescott, der Gründer des Programms Entwicklungsbiologie der amerikanischen Behörden für Gesundheit und Entwicklung des Menschen, stellte im Rahmen einer Untersuchung von 49 traditionellen Kulturen fest, dass einige von ihnen Freude daran haben, ihre Feinde zu töten, zu quälen oder zu verstümmeln, andere dagegen nicht. Woran, so fragte er sich, könnte das liegen? Seine Antwort lautete: „Körperliche Zuwendung - Berühren, Halten und Tragen." Die Gesellschaften, in denen Kinder körperlich bestraft wurden, erzeugten brutale Erwachsene. Technisch ausgedrückt: Ein niedriger Wert auf der Skala der Zuwendung zu Kindern korrelierte mit einem hohen Maß an körperlicher Gewalt bei den Erwachsenen.[331]

Aber Dr. Prescott entdeckte noch etwas anderes: Die Gesellschaften, die ihren Kindern viel körperliche Zuwendung schenkten, brachten glückliche und gesunde Erwachsene hervor. In solchen Gesellschaften gingen die Menschen vertrauensvoller miteinander um, und sie führten ein stärker von Freude und weniger von Gewalt bestimmtes Leben.

Eines der Kennzeichen der für gesundes Altern beispielhaften Gesellschaften ist, dass ihre Kinder beständig geliebt, gehalten und umsorgt werden. Sie werden selten, wenn überhaupt, gescholten oder beschämt. Der Gedanke, ein Kind zu schlagen, ist ihnen vollkommen fremd. Die Befürworter körperlicher Strafen als Erziehungsmittel in der modernen Gesellschaft glauben, sie seien notwendig, um Kindern beizubringen, was richtig und was falsch ist. Doch wo ein Kind nie geschlagen wird, benehmen sich Kinder erstaunlich gut, Probleme mit der Disziplin gibt es selten. Mit Respekt behandelte Kinder bezeugen den Älteren ganz natürlich ebenfalls Respekt.

Kulturen wie Abchasien, Vilcabamba, Hunza und das traditionelle Okinawa brauchen keine Waisenhäuser. Nicht weil die Eltern nie sterben, sondern weil die Kinder in einem solchen Fall schnell von anderen Familien und der ganzen Gemeinschaft aufgenommen werden. Diese setzen alles daran, dass die Kleinen nicht nur bekommen, was sie brauchen, sondern dass sie sich auch beständig geschätzt, geliebt und unterstützt fühlen.

Es scheint ein bestimmendes Merkmal von Gesellschaften zu sein, in denen gesundes Altern die Norm ist, dass Menschen praktisch nie fallen gelassen oder zurückgewiesen werden. Menschen in Not, egal ob jung oder alt, werden stets aufgenommen und versorgt. Menschen mit Behinderungen oder besonderen Bedürfnissen werden nicht ausgelacht, beschämt oder ausgegrenzt, sondern entsprechend ihren individuellen Möglichkeiten in ihrer Teilhabe unterstützt. *Eines der großen Geheimnisse dieser gesunden Kulturen ist, dass niemandem das Gefühl vermittelt wird, er sei mangelhaft, unvollkommen oder der Liebe nicht wert.*

In der modernen Gesellschaft läuft es natürlich nicht immer so. Abbie Blair erzählt eine Geschichte, die für die immerwährende Sehnsucht des Menschen nach einem Leben spricht, in dem niemand Angst vor Zurückweisung haben muss, in dem alle willkommen sind und geliebt werden:

Ich erinnere mich, wie ich Freddie zum ersten Mal sah. Er stand in seinem Laufstall in der Adoptionsagentur, in der ich arbeite. Er schenkte mir ein breites Grinsen. Was für ein schönes Baby, dachte ich.

Die Frau, die sich im Waisenhaus um ihn kümmerte, nahm ihn in ihre Arme. „Ob Sie wohl je eine Familie für Freddie finden?"

Dann sah ich es: Freddie war ohne Arme zur Welt gekommen.

„Er ist so klug. Er ist erst zehn Monate alt, kann schon laufen und beginnt zu sprechen." Sie gab ihm einen Kuss. „Sie vergessen ihn nicht, Mrs. Blair? Sie werden's versuchen?"

„Ich werd's nicht vergessen."
Ich ging nach oben und nahm meine aktuelle Liste der schwer Vermittelbaren heraus. Ich schrieb: „Freddie ist ein zehn Monate alter weißer protestantischer Junge englischer und französischer Herkunft. Er hat braune Augen, dunkelbraunes Haar und helle Haut. Freddie wurde ohne Arme geboren, ist jedoch sonst bei guter Gesundheit. Seine Betreuerin im Waisenhaus glaubt, er sei geistig sehr weit, da er schon läuft und zu sprechen beginnt. Freddie ist ein warmherziges, anhängliches Kind, das von seiner leiblichen Mutter weggegeben wurde und nun adoptiert werden kann."
Ja, er ist bereit, dachte ich. Aber gibt es jemanden, der für ihn bereit ist?
Es war zehn Uhr an einem schönen spätsommerlichen Vormittag. Die Agentur war voll von Paaren - Paaren im Aufnahmegespräch, Paaren, die Babys besuchten, Familien, die zu entstehen begannen. Diese Paare haben fast immer denselben Traum: Sie wünschen sich ein Kind, das ihnen so ähnlich wie möglich, so klein wie möglich und vor allem kein Problemkind ist. „Wenn sich ein Problem entwickelt, nachdem wir es bekommen haben", sagen sie, „dann ist das ein Risiko, das wir wie alle Eltern haben. Aber ein Kind, das schon ein Problem hat, geht gar nicht."
Und wer wollte es ihnen übel nehmen?
Nicht nur ich allein suchte nach Eltern für Freddie. Alle Sachbearbeiter, die mit einem neuen Paar zusammentrafen, hatten am Anfang Hoffnung: Vielleicht wären das Eltern für ihn. Doch der Sommer ging in den Herbst über, und Freddie feierte seinen ersten Geburtstag bei uns. Und dann fand ich sie. Es fing an wie immer – ein neuer Fall, ein neuer Sozialbericht, zwei Menschen, die sich ein Kind wünschten. Es waren Frances und Edwin Pearson, die Frau war 41 und Hausfrau, der Mann 45 und Lkw-Fahrer.
Ich besuchte sie. Sie wohnten in einem sehr kleinen Fachwerkhaus, das in einem großen sonnigen Garten mit vielen alten Bäumen stand. Sie begrüßten mich beide an der Tür, voller Erwartung und gleichzeitig voller Angst.

Mrs. Pearson machte Kaffee und servierte frisch gebackene Kekse, die noch warm waren. Sie setzen sich vor mir auf das Sofa, eng nebeneinander, und hielten sich an den Händen. Kurz darauf begann Mrs. Pearson: „Wir haben heute Hochzeitstag. Achtzehn Jahre."
„Gute Jahre." Mr. Pearson sah seine Frau an. „Außer ..."
„Ja", sagte sie. „Außer. Immer das ‚Außer'." Sie sah sich im Zimmer um. „Es ist zu ordentlich", sagte sie. „Verstehen Sie?"
Ich dachte an mein eigenes Wohnzimmer mit meinen drei Kindern, die jetzt Teenager sind. „Ja", sagte ich. „Ich verstehe."
„Vielleicht sind wir zu alt?"
Ich lächelte. „Ich glaube nicht", sagte ich.
„Man glaubt immer, diesen Monat klappt es und dann nächsten Monat", sagte Mrs. Pearson. „Untersuchungen. Tests. Alles Mögliche. Immer wieder. Aber es hat noch nichts gebracht. Man hofft und hofft, aber die Zeit vergeht."
„Wir haben schon einmal versucht, ein Kind zu adoptieren", erklärte Mr. Pearson. „Eine Agentur sagte uns, unsere Wohnung sei zu klein, also haben wir dieses Haus gekauft. Dann sagte eine andere Agentur, ich verdiene nicht genug. Wir hatten beschlossen, das war's jetzt, aber ein Freund erzählte uns von Ihnen. Wir haben beschlossen, es ein letztes Mal zu versuchen."
„Das freut mich", sagte ich.
Mrs. Pearson sah ihren Mann voller Stolz an. „Können wir uns überhaupt eines aussuchen?", fragte sie. „Einen Jungen für meinen Mann?"
„Wir bemühen uns um einen Jungen", sagte ich. „Was für ein Junge soll es denn sein?"
Mrs. Pearson lachte. „Wie viele gibt's denn? Einfach ein Junge. Mein Mann ist sehr sportlich. In der Schule hat er Fußball gespielt, auch Basketball und Leichtathletik gemacht. Er wäre richtig für einen Jungen."
Mr. Pearson sah mich an. „Ich weiß, dass Sie es nicht genau sagen können", meinte er, „aber vielleicht ungefähr, wie schnell? Wir warten schon so lange."

Ich zögerte. Da ist immer diese Frage.
„Vielleicht klappt es ja nächsten Sommer?", fragte Mrs. Pearson. „Wir könnten ihn an den Strand mitnehmen."
„So lange?", fragte Mr. Pearson. „Haben Sie denn überhaupt keinen? Es muss doch irgendwo einen Jungen geben." Nach einer Weile fuhr er fort. „Natürlich können wir ihm nicht so viel bieten wie andere Leute. Wir haben nicht viel gespart."
„Wir haben viel Liebe", meinte seine Frau. „Davon haben wir viel gespart."
„Gut", meinte ich vorsichtig, „es gibt einen kleinen Jungen. Er ist dreizehn Monate alt."
„Oh", sagte Mrs. Pearson, „ein ganz wunderbares Alter."
„Ich habe ein Bild von ihm", sagte ich und griff nach meiner Handtasche. Ich gab ihnen Freddies Bild. „Er ist ein wunderbarer Junge", sagte ich. „Aber er kam ohne Arme zur Welt."
Sie betrachteten das Bild in Ruhe. Er sah sie an. „Was meinst du, Fran?"
„Brennball", sage Mrs. Pearson. „Du könntest ihm Brennball beibringen."
„Sport ist nicht so wichtig", antwortete Mr. Pearson. „Er kann lernen, seinen Kopf zu benutzen. Ohne Arme geht es. Ohne Kopf nicht. Er kann auf die Universität gehen. Wir werden dafür sparen."
„Eine Junge ist ein Junge", beharrte Mrs. Pearson. „Er muss spielen. Du kannst es ihm beibringen."
„Ich bring's ihm bei. Arme sind nicht alles. Vielleicht kriegen wir Prothesen für ihn."
Sie hatten mich vergessen. Aber vielleicht hat Mr. Pearson recht, dachte ich. Vielleicht könnte Freddie eines Tages Armprothesen bekommen. Er hatte kleine Hautknöpfe, wo die Arme sein sollten.
„Dann möchten Sie ihn vielleicht sehen?"
Sie sahen auf. „Wann könnten wir ihn bekommen?"
„Sie glauben, Sie könnten ihn wollen?"
Mrs. Pearson sah mich an. „Könnten?", fragte sie. „Könnten?"
„Wir wollen ihn haben", sagte ihr Mann.

Mrs. Pearson sah wieder auf das Bild und sprach mit ihm.
„Du hast auf uns gewartet, nicht wahr?"
„Er heißt Freddie", sagte ich, „aber Sie können ihn anders nennen."
„Nein", sagte Mrs. Pearson. „Frederick Pearson – das passt gut zusammen."
Es gab Formalitäten zu erledigen. Bis es so weit war, war fast Weihnachten. Ich traf die Pearsons im Wartezimmer. „Ihr Sohn ist schon da", sagte ich. „Gehen wir nach oben und ich bringe ihn."
„Mir kribbelt's im Bauch", sagte Mrs. Pearson. „Was ist, wenn er uns nicht mag?"
Ich legte meine Hand auf ihren Arm. „Ich gehe ihn holen."
Freddie sah mich aufmerksam an.
„Nach Hause gehen", sagte er fröhlich. Ich trug ihn in das kleine Zimmer hinauf, in dem die Pearsons warteten. Als wir oben waren, stellte ich ihn hin und öffnete die Tür. Freddie stand unsicher, schwankte ein wenig und blickte gespannt auf die beiden Menschen vor ihm. Sie nahmen in völlig in sich auf, nahmen ihn vollkommen an.
Mr. Pearson kniete nieder. „Freddie, komm her. Komm zum Papa."
Freddie sah mich einen Augenblick an. Dann dreht er sich um und ging langsam auf sie zu. „Nach Hause gehen", sagte er. Sie streckten ihre Arme aus und zogen ihn zu sich.[332]

Liebe und Einsamkeit

Geschichten wie die von der Adoption des kleinen Freddie berühren so ungemein, weil sie ganz tiefgründige Visionen des menschlichen Geistes ansprechen. Sie rufen die Sehnsucht nach einer Welt hervor, in der alle umsorgt werden, in der sich niemand allein, ungeliebt oder ungewollt fühlt. Sie erinnern uns daran, dass Liebe die mächtigste, magische Kraft des Universums ist, und daran, dass wir bedingungslos lieben können.

Leider fehlt vielen Menschen in der industrialisierten Welt die fürsorgliche Unterstützung, wenn sie diese brauchen. Heute gibt es in den USA 25 Prozent Einpersonenhaushalte; die Hälfte der Ehen wird geschieden (wovon Millionen Kinder betroffen sind); mehr als ein

Drittel aller Kinder in den USA werden außerehelich geboren, ihre Mütter leben nicht in festen Beziehungen.[333] Selbst in vielen intakten Familien und Ehen gibt es Beziehungsprobleme und Einsamkeit.

Es scheint leider an der Richtung der modernen westlichen Zivilisation selbst zu liegen, die ein Gemeinschaftsgefühl unterminiert und den Erhalt positiver Beziehungen erschwert. Als die United Corporation vor einigen Jahren hundert Arbeitsplätze im Telefonmarketing aus Frostburg im Bundesstaat Maryland verlegte, begründete der Vizepräsident der Gesellschaft, Ken Carmichael, dies damit, die ortsansässigen Personen seien am Telefon nicht aufdringlich genug. Das Problem sei, dass „im westlichen Maryland eine Kultur und ein Klima der Nachbarschaftshilfe, der Empathie und so etwas herrscht"[334].

Diesen Trend zur Isolation findet man überall in der industrialisierten Welt. Fast die Hälfte aller britischen Erwachsenen ist heute nicht verheiratet.[335] In Deutschland hat sich die Scheidungsrate in den letzten fünfzehn Jahren verdoppelt. In Island beträgt der Anteil der außerehelichen Geburten 65 Prozent.[336] Bis zu einem gewissen Grad repräsentieren diese Statistiken sicherlich Verwerfungen in der traditionellen Lebensweise, viele nicht verheiratete Paare leben in festen Beziehungen. Gleichzeitig deuten diese Zahlen auch an, wie stark Isolation sich im modernen Leben ausbreitet und einen schrecklichen Tribut fordert.

In fast jeder Kultur der Welt diente die Versammlung um den Tisch zum gemeinsamen Abendessen der Stärkung der familiären Bindungen. Insbesondere die Franzosen pflegten die Mahlzeiten lang als Familienritual so sehr, dass die Kinder traditionell zwischen den Mahlzeiten den Kühlschrank nicht öffnen durften. Doch die Zeiten, als man stundenlang um den Tisch saß und verschiedene Gänge in kleinen Happen sowie die Gemeinschaft untereinander genoss, sind wohl endgültig vorbei. Stattdessen ist es üblich geworden, vor dem Fernseher, beim Telefonieren und sogar allein zu essen. Da McDonald's in Frankreich beliebter als anderswo in Europa wurde, reduzierte sich die Dauer der durchschnittlichen französischen Mahlzeit von 88 Minuten vor 25 Jahren heute nur noch 38 Minuten.[337]

Die Franzosen waren lang dafür bekannt, dass sie gern miteinander sprachen, doch laut dem Staatlichen Französischen Amt für Statistik hat allein in den letzten zehn Jahren die Zeit, die mit Gesprächen verbracht wird, um mehr als 20 Prozent abgenommen. Jedes Jahr schließen Tausende französischer Cafés. Mittlerweile werden in Frankreich mehr stimmungsaufhellende Medikamente verschrieben als irgendwo sonst auf der Welt.[338]

In der modernen Welt wirken Kräfte, die uns voneinander trennen und zur Entfremdung führen. Als ich die enorme Bedeutung unserer Beziehungen zueinander für Gesundheit und Wohlergehen schätzen lernte, bedauerte ich zunehmend die in so vielen Leben herrschende Leere. Und ich verstand besser, warum selbst Menschen, die sich ausgezeichnet um ihre Ernährung und ausreichend Bewegung kümmern, gelegentlich krank werden. Die Isolation und die Einsamkeit unserer Zeit sind nicht nur eine emotionale Realität, sie fordern von jeder Zelle unseres Körpers hohen Tribut.

Wie viele von uns betäuben sich mit Zigaretten, Beruhigungsmitteln, anderen Medikamenten, Alkohol oder ungesunder Nahrung, um so dem Gefühl der Einsamkeit zu entfliehen? Wie viele von uns werden zu chronischen Workaholics oder lassen sich von anderen ungesunden Süchten beherrschen, um der innere Öde zu entkommen, die der Zerfall von Beziehungen, Familie und Gemeinschaft verursacht?

Ein Psychologe zeichnete auf, wie oft sich Paare in Cafés im Laufe einer Stunde zufällig berührten. Die Ergebnisse waren aufschlussreich. In einigen traditionellen Kulturen geschah es 180-mal, in den Vereinigten Staaten dagegen nur 2-mal. In London überhaupt nicht.[339]

Natürlich wird das Problem des Berührens und des persönlichen Abstands in unterschiedlichen Kulturen ganz unterschiedlich erlebt, und diese Studie kann kein zuverlässiger Indikator für persönliche Bindung sein. Doch als Menschen blühen wir auf, wenn wir ausreichend körperlichen Kontakt haben, und verkümmern, wenn das nicht der Fall ist. Berührung ist eine der grundlegendsten Formen der Kommunikation zwischen Menschen.

Am 17. Oktober 1995 wurden im Massachusetts-Memorial-Krankenhaus in Worcester Zwillingsmädchen geboren. Sie waren extreme Frühchen und wogen nur etwas über 900 Gramm. Auf der Neugeborenen-Intensivstation wurden sie in Brutkästen gelegt. Nach einer Woche ging es dem einen gut, doch das andere kämpfte mit einer Reihe von Problemen, unter anderem mit Schwierigkeiten beim Atmen, besorgniserregenden Blutsauerstoffwerten und Herzrhythmusstörungen. Zumindest eine der Krankenschwestern ging davon aus, dass das Kleine es nicht schaffen werde. Doch dann verstieß eine andere Krankenschwester, Gayle Kasparian, gegen die Regeln des Krankenhauses und legte die Babys gemeinsam in einen Brutkasten. Nahezu unmittelbar danach legte das gesündere Mädchen einen Arm um seine Schwester. Was dann geschah, grenzte an ein Wunder. Der erschreckend niedrige Wert der Blutsauerstoffsättigung des kleineren Babys begann zu steigen. Als die Atmung besser wurde, hörten die hektischen Bewegungen auf, der Herzschlag stabilisierte sich, die Körpertemperatur normalisierte sich. In den folgenden Tagen und Wochen ging es ihr immer besser, und sie gedieh. Später stellten die Ärzte fest, der Wendepunkt sei ganz klar die Zusammenlegung der Zwillinge gewesen.[340]

In den Jahren seither ist die gemeinsame Unterbringung frühgeborener Zwillinge in einem Brutkasten dankenswerterweise in immer mehr Krankenhäusern normal geworden.

Eine andere, äußerst hilfreiche Technik bei Frühchen wird „Känguru-Methode" genannt. Dazu gehört der ausgedehnte Hautkontakt zwischen einem Elternteil und dem Kind, der sich für die Kleinen immer wieder als enorm vorteilhaft erwies. Sie haben eine bessere Verdauung, einen regelmäßigeren Herzrhythmus, eine verbesserte Atmung, sind zufriedener und schlafen tiefer.

Natürlich ist es allgemein bekannt, dass Babys gehalten und berührt werden müssen. Aber nicht nur Babys. Ich glaube nicht, dass wir dem Bedürfnis nach zärtlichem und respektvollem menschlichen Kontakt je entwachsen. Eine der einfühlsamsten und effektivsten Therapeutinnen, die ich kenne, Virginia Satir, pflegte zu sagen, dass unabhängig vom

Alter „vier Umarmungen am Tag notwendig fürs Überleben, acht gut für den Erhalt des Ist-Zustandes und zwölf gut für das Wachstum sind."

Unter den außergewöhnlich gesunden und langlebigsten Menschen der Welt sind Berührungen, Umarmungen und andere Formen des respektvollen und liebevollen Kontakts in allen Lebensphasen alltäglich.

Natürlich sind diesen Völkern psychische und soziale Probleme nicht fremd. Sie kennen auch Härten und manchmal mehr als das. Doch sie unterliegen nicht der kräftezehrenden Einsamkeit und den sozialen Turbulenzen, die heute bei uns leider immer mehr die Oberhand gewinnen. Wenn sie leiden, können sie auf die Unterstützung und die Freundschaft anderer Menschen zählen, die sie gut kennen und sich um sie sorgen. Sie haben Freunde, Nachbarn und Verwandte, die ihnen zulächeln, wenn sie traurig sind, ihnen eine helfende Hand reichen, wenn sie sich sehr allein fühlen, und sich um sie kümmern, wenn sie alt werden.

Allein lebende ältere Menschen

Je mehr ich begreife, wie wichtig einfühlsame Beziehungen für ein gesundes Altern sind, desto mehr sind meine Gedanken bei den älteren Menschen, die nicht auf ein soziales Netz zurückgreifen können, wenn sie Unterstützung brauchen. Auch wenn es nicht unmöglich ist, sehe ich doch, wie schwierig es sein kann, im späteren Leben mit dem Aufbau bedeutsamer Beziehungen zu beginnen. Es kann eine schmerzliche Erfahrung sein, wenn man alt und einsam ist, ohne dass jemand da ist, der einen früher gekannt hat.

Vor Kurzem starb ein 84-jähriger Mann in New Jersey allein in seiner Wohnung. Seine Miete, die Rechnungen für Kabelfernsehen, Telefon, Gas und Strom wurden weiterhin automatisch von seinem Konto abgebucht. Dies ging über zwei Jahre so, ohne dass jemand merkte, dass er gestorben war. Dann hatte ein Nachbar Besuch von einer blinden Frau mit ihrem Hund. Erst das Verhalten des Hundes machte darauf aufmerksam, dass nebenan etwas nicht in Ordnung war. Schließlich fand man den Toten.

Dies ist zwar ein Extremfall, aber leider keine kulturelle Besonderheit. Heute lebt ein erschreckend hoher Prozentsatz älterer Amerikaner und Amerikanerinnen allein; sie verbringen ihre Stunden und Tage ohne Gesellschaft vor dem Fernseher. Viele Bewohner von Pflegeheimen treffen jahrelang kein Kind. Ihr einziger Kontakt mit Menschen sind andere alte Menschen und das Pflegepersonal. Sie mögen das Gefühl haben, dass sie niemandem etwas bedeuten und dass niemand sie liebt. Indessen hat eine kleine, aber leider stetig wachsende Anzahl amerikanischer Kinder ihre Großeltern nie kennengelernt. Hier stimmt etwas nicht.

Und so ist es nicht nur in den Vereinigten Staaten. Italien galt lang als Gesellschaft, in der die Familie im Mittelpunkt steht. Doch im Jahre 2005 berichteten italienische Ärzte, Tausende italienischer Großeltern hätten Weihnachten einsam im Krankenhaus verbracht, weil die Familie sie zu Hause nicht haben wollte. Roberto Messina, der Leiter des Wohlfahrtsverbandes für ältere Menschen in Rom, sprach von dem Schmerz der Älteren, die wissen, dass sie unerwünscht sind. „Am traurigsten ist es, wenn ein alter Mensch während der Besuchszeit allein bleibt", meinte er. „Sie ziehen die Decke hoch, machen die Augen zu und tun so, als ob sie schliefen, doch in Wirklichkeit weinen sie und beißen die Zähne zusammen."*

Die Einsamkeit älterer Menschen in der modernen Welt ist manchmal so groß, dass sie buchstäblich an gebrochenem Herzen sterben. In den langlebigsten und gesunden Gesellschaften hingegen werden die Älteren nie vom Leben ausgeschlossen. Sie sind vielmehr Teil von Großfamilien und haben ständig Gelegenheit, sich mit den jüngeren Generationen zum Wohle beider Seiten auszutauschen. Auf Okinawa streiten Geschwister mitunter heftig darüber, wer sich um die alternden Großeltern kümmern darf.

---

* Auch in Deutschland leben immer mehr ältere Menschen allein oder in einem Alten- oder Pflegeheim. Von tragischen Fällen, wie dem des alten Mannes, dessen Tod zwei Jahre lang unentdeckt blieb, liest man auch bei uns in der Zeitung. Anm. d. Übers.

Eine ältere abchasische Frau, die für ihre Schimpftiraden berüchtigt war, wurde einmal gefragt, welches der schrecklichste Fluch sei, der einen Menschen treffen könne. Der schlimmste Fluch, den sie sich vorstellen könne, antwortete sie, sei dieser: „Mögen keine alten Menschen in deinem Haus sein, die dir weise Ratschläge geben können, und keine jungen Menschen, die diese Ratschläge beherzigen."[341]

Die Generationen miteinander …

Obwohl ich meine eigenen Großeltern nicht besonders gut kannte, bin ich jetzt außerordentlich glücklich, dass ich in einem harmonischen Drei-Generationen-Haushalt leben darf. Nicht jeder hat natürlich diese Möglichkeit und ich bin dankbar, dass wir in meiner Familie so gut zusammenpassen und so gut aufeinander bezogen sind. Ich lebe mit meiner Frau Deo (wir sind seit vierzig Jahren verheiratet), unserem 33-jährigen Sohn Ocean, Michele, seit dreizehn Jahren seine Frau, und ihren fünfjährigen Zwillingssöhnen River und Bodhi unter einem Dach. Durch dieses Arrangement fühlen wir uns alle bereichert. Deo und ich sehen in Michele nicht unsere Schwiegertochter, sondern unsere geliebte Tochter. Wir könnten sie nicht mehr lieben, wenn sie unsere leibliche Tochter wäre.

Ich bin sicher, dass es grundsätzlich nicht ganz einfach ist, Zwillinge aufzuziehen, doch River und Bodhi wurden zweieinhalb Monate zu früh geboren und mussten ganz besonders gefördert werden. Sie kennen wahrscheinlich den Spruch, dass es ein ganzes Dorf braucht, um ein Kind aufzuziehen. In unserer Situation denke ich manchmal, wir brauchen zwei Dörfer.

Aber mit vier „Eltern" im Haus und vielen Freunden, die auch einspringen, bemühen wir uns, den kleinen Kerlen so viel Aufmerksamkeit und bedingungslose Liebe zukommen zu lassen, wie wir nur können. Deo und ich spielen gern mit den Zwillingen, insbesondere Deo widmet ihnen viel Zeit. Dafür sind Michele und Ocean ungeheuer dankbar. Sie arbeiten beide von zu Hause aus als Kovorsitzende einer außergewöhnlichen gemeinnützigen Organisation (*www.yesworld.org*).

Eines Tages dachte Michele darüber nach, wie dankbar sie Deo und mir war und wie froh, , dass es uns gab. Angesichts der vielen Zeit, die Deo mit den Zwillingen verbringt, meinte Michele zu ihr: „Du glaubst gar nicht, wie viel Geld für die Kinderbetreuung du uns sparst."

Deo warf mir ein kurzes Lächeln zu, das Bände sprach; sie wollte nicht, dass Michele sich in ihrer Schuld fühlte, und gleichzeitig zeigen, wie sehr sie es immer genoss, auf die kleinen Kerle aufzupassen. Also wandte sie sich an Michele und sagte: „So kann man es auch sehen. Aber hast du einen blassen Schimmer, was es uns kosten würde, wenn wir uns Enkelkinder mieten müssten?"

Die Älteren ehren

Unsere Lebensweise - drei Generationen unter einem Dach - ist heute in den Vereinigten Staaten ungewöhnlich, doch in vielen Stammes- und Traditionsgesellschaften ist sie gang und gäbe. Auf Okinawa, in Abchasien, Vilcabamba und Hunza wird auf Großfamilien, Ehe und Kinder großer Wert gelegt. Die Generationen werden nicht künstlich getrennt und die Menschen fühlen sich in jedem Stadium ihres Lebens als Teil des Ganzen und liefern dazu ihren Beitrag. Großeltern, die noch rüstig und vital sind, tollen mit der neuen Kleinkindergeneration herum. Urgroßeltern springen auch ein und genießen den Respekt der jüngeren Generationen. Mit zunehmendem Alter werden die Menschen immer umsorgt und müssen niemals allein zurechtkommen.

Eines der besten Merkmale dieser Kulturen, die für die Gesundheit ihrer Alten bekannt sind, ist der tiefe Respekt, der den alten Menschen entgegengebracht wird, und die Bereitschaft, sich um alle Mitglieder der Gesellschaft - insbesondere die, die am meisten Schutz brauchen - so gut wie möglich zu kümmern. Die Älteren auf Okinawa glauben, wenn jemand scheitert, sei es durch Pech oder aus einem anderen Grund, hätten die anderen die Pflicht zu helfen. Es gibt bei ihnen das Sprichwort: „Man kann in dieser Welt ohne die Unterstützung anderer nicht leben."

Auf Okinawa werden die Älteren medizinisch ausgezeichnet versorgt und genießen auch viele andere Vorteile zu geringen Kosten. Als ich dort mit einem Mann sprach, der Ende achtzig war, erzählte er mir, warum er das für eine gute Idee hielt: „Ganz klar, ich bin dafür, dass man den Älteren hilft. Es ist nur richtig. Und außerdem", fügte er mit einem Augenzwinkern zu, „werde ich irgendwann einmal auch alt sein."

Eine ältere Frau aus Okinawa erzählte mir, sie sei entsetzt, wie die Älteren im Westen im Vergleich zu Okinawa manchmal behandelt würden. „Natürlich leben wir lange", sagte sie. „Wir lieben das Leben. Wer will an einem Ort wie diesem nicht alt werden?"

In jeder Kultur, in der gesundes Altern die Regel ist, werden die Älteren verehrt. Sie sind nicht nur voll in die Gesellschaft integriert, sie werden geachtet und gefeiert. Wenn die Menschen auf Okinawa das Alter von 97 Jahren erreichen, findet eine große Feier statt (die *kajimaya* heißt), bei der sich die Menschen ihnen zu Ehren versammeln, um sich über ihr Leben zu freuen und zu bezeugen, dass sie wieder über den freien Geist eines Kindes verfügen.

Die Moral eines Volkes, hieß es, zeige sich daran, wie diejenigen behandelt werden, die in der Morgendämmerung des Lebens stehen – die Kinder – und diejenigen, die sich in der Abenddämmerung des Lebens befinden – die Älteren. Daran gemessen haben die Gesellschaften, die die größte und dynamischste Lebenserwartung hervorgebracht haben, uns in der Tat etwas Tiefgründiges beizubringen.

DAS KÖNNEN SIE TUN

Jeder von uns hat seine eigenen unverwechselbaren Möglichkeiten, Liebe auszudrücken und wichtige Beziehungen aufzubauen. Die folgenden Tipps können Ihnen helfen, positive Verbindungen in Ihrem Leben zu knüpfen und zu erhalten.

- Seien Sie nett. Sie brauchen nicht zu wissen, welche Probleme andere haben, um zu wissen, dass diese groß sind.
- Ganz gleich, wie groß die Fehler eines anderen Menschen sind, bemühen Sie sich, auch seine guten Eigenschaften zu sehen. Bedenken Sie, dass es bei nahezu jedem Menschen etwas Anerkennenswertes gibt, auch wenn es vielleicht verborgen liegt und noch nicht entdeckt wurde.
- Nehmen Sie sich Zeit, um auf die Sorgen Ihrer Angehörigen zu hören. Wenn ein Freund spricht, hören Sie ihm mit Ihrem Herzen zu und nicht mit Ihrem urteilenden Verstand. Sie können ihm vielleicht den Schmerz nicht nehmen, aber sie können ihn hören. Schreiben Sie ihm danach eine Karte oder bringen Sie ihm Blumen als Anerkennung und Dank dafür, dass er Ihnen seine Schwachstellen und seine Stärken anvertraut hat.
- Sind Sie krank oder haben Sie ein Problem, über das Sie mit anderen sprechen können, schließen Sie sich einer Selbsthilfegruppe an (oder gründen Sie eine), mit deren Teilnehmern Sie sich regelmäßig treffen können, um mit verständnisvollen Menschen über Ihre Probleme, Ängste, Hoffnungen und Träume zu sprechen.
- Suchen Sie nach Gelegenheiten, das Leben anderer Menschen zu bereichern. Fragen Sie einen Freund, eine Freundin, ob Sie Ihre Freundschaft noch verbessern können.
- Erinnern Sie sich an jemanden, der Ihnen geholfen hat, als Sie es brauchten. Drücken Sie ihm schriftlich oder mündlich Ihre Wertschätzung aus. Schreiben Sie jemanden aus Ihrer

Großfamilie oder Ihrer Gemeinde, der Ihnen einen hervorragenden Dienst erwiesen hat, einen Dankesbrief oder eine Karte, die er an die Wand hängen kann, oder bedanken Sie sich mit Blumen oder einem besonderen Leckerbissen.
- Einen emotional wichtigen Gedankenaustausch sollten Sie nicht per E-Mail führen. Treffen Sie sich mit Menschen, telefonieren Sie oder schreiben Sie Briefe, die Sie schicken oder selbst abgeben können. Menschen erhalten gern Briefe. Etwas Besonderes mit der Post zu bekommen ist heute eher selten.
- Lernen Sie die Kunst der Massage, sodass Sie Ihre Hände zur heilenden und respektvollen Berührung einsetzen können.
- Umarmen Sie andere und lassen Sie sich täglich umarmen. Sehr, sehr oft.
- Anstatt Geschenke für Freunde und Familie zu kaufen, schenken Sie Erfahrungen. Massieren Sie Nacken und Schultern. Schreiben Sie Gedichte oder Briefe, in denen Sie Ihre Wertschätzung und Liebe ausdrücken. Gehen Sie mit ihnen spazieren, putzen Sie ihr Haus, bereiten Sie ein Abendessen zu, bieten Sie sich als Babysitter an, helfen Sie, einen Frühlingsgarten anzulegen, planen Sie ein Picknick oder einen anderen besonderen Ausflug, den Sie gemeinsam genießen, laden Sie zu einer Tagestour oder zu einem Theaterabend ein oder denken Sie sich eine andere Möglichkeit aus, Ihre Zuneigung und Fürsorge auszudrücken. Wenn Sie nur ganz wenig Zeit haben, rufen Sie an und sagen Sie, dass Sie an sie denken oder dass Sie sich an eine besondere Eigenschaft oder Erfahrung erinnern, die Sie an ihnen schätzen.
- Lesen Sie Ihrer Familie und Ihren Freunden Abschnitte aus Ihren Lieblingsbüchern vor. Verschenken Sie Exemplare davon. Erzählen Sie anderen, was diese Bücher für Sie bedeuten.
- Wenn Sie Ihr Gefühl für jemanden verändern wollen, verändern Sie die Art, wie Sie ihn (oder sie) behandeln.

- Denken Sie daran, dass zu großartigen Beziehungen Liebe gehört, aber das ist nicht genug. Großartige Beziehungen passieren nicht einfach, weil Sie verliebt sind. Sie bedeuten Arbeit, viel Arbeit.
- Hüten Sie sich vor der Versuchung, sich anderer, insbesondere Ihres Ehe- oder Lebenspartners, sicher zu sein. Nutzen Sie Ihre Beziehung, um noch mehr lieben zu lernen, nicht für Ihre Bequemlichkeit.
- Werfen Sie ab und zu einen objektiven Blick auf Ihr eigenes Verhalten. Wenn jemand, der Ihnen wichtig ist, sich abwehrend verhält, fragen Sie, ob es vielleicht an Ihnen liegt.
- Hören Sie zu, bevor Sie auf Groll reagieren. Suchen Sie nach Lösungen, von denen alle etwas haben.
- Pflegen Sie die Freundschaften, bei denen Sie sich wohlfühlen. Geben Sie die auf, die ungeheuer viel Energie kosten und nur unter Stress zu halten sind.
- Respektieren Sie Menschen dafür, wie sie sind, und nicht wegen der Rolle, die sie spielen.
- Lesen Sie einem älteren Menschen vor, der Kleingedrucktes nicht mehr erkennt. Nehmen Sie das Gelesene auf Band auf, damit er es so oft hören kann, wie er will. Helfen Sie einem alten Nachbarn bei der Hausarbeit, etwa beim Fensterputzen, Schneeschaufeln oder Anstreichen. Wenn er ein Haustier hat, bieten Sie an, den Hund Gassi zu führen, das Katzenklo zu reinigen oder Tierfutter oder Sonstiges einzukaufen.
- Seien Sie der Trainer, Freund oder Lehrer, der die Bemühungen eines Kindes bemerkt und „Gut gemacht!" sagt. Seien Sie der ältere Freund, der sieht, dass ein Kind mehr kann, als sein Verhalten vermuten lässt, und es auf die Höhe seiner Fähigkeiten bringt, indem er ihm gute Manieren, Freundlichkeit und verantwortungsvolles Verhalten beibringt. Seien Sie das Familienmitglied, das ehrlich zu einem Kind ist und ihm darin als Vorbild dient. Seien Sie der Lehrer, der

das kindliche Innenleben anerkennt und Kinder nach ihren Ideen und Meinungen zu Themen befragt, die ihnen wichtig sind. Seien Sie der spleenige Verwandte, der einem Kind zeigt, dass es in Ordnung ist, man selbst zu sein.

- Wenn Sie in Ihrem Leben keine jungen Menschen um sich herum haben, gehen Sie in die nächstgelegene Kindertagesstätte und bieten Sie an, den Kindern vorzulesen. Gehen Sie ehrenamtlich in das örtliche Krankenhaus und schaukeln Sie Babys auf dem Arm. Nehmen Sie Kinder aus der Nachbarschaft auf eine Naturwanderung mit. Begleiten Sie ein Kind zur Schule oder nach Hause.
- Zeigen Sie Ihre Fürsorge für Kinder, die nicht Ihre eigenen sind. Nehmen Sie Nachbarkinder mit in die Bibliothek, wenn Sie mit Ihrem Kind dort hingehen. Versorgen Sie sie mit gesundem Proviant und haben Sie ein offenes Ohr, denn Sie wissen, wie wichtig es ist, gehört zu werden.
- Treffen Sie sich mit anderen, damit Sie bei weiteren Schritten zu liebevolleren Beziehungen Unterstützung finden. Treffen Sie sich regelmäßig und vereinbaren Sie jedes Mal, welche Schritte jeder vor dem nächsten Treffen unternimmt. Sprechen Sie über Ihre Schwierigkeiten und Erfolge.
- Lernen Sie von Menschen, die anders sind als Sie. Begegnen Sie Ihnen mit echter Neugier, denn Sie wissen, dass Sie ungeachtet der Unterschiede ganz Sie selbst bleiben können. Lassen Sie nicht zu, dass Meinungsverschiedenheiten zu Entfremdung führen.
- Sagen Sie anderen, was Sie an Ihnen schätzen. Vergewissern Sie sich, dass jeder Ihrer Freunde weiß, dass es etwas Besonderes an ihm gibt, das Sie schätzen. Schreiben Sie Ihnen Karten oder Briefe, die sie daran erinnern, dass sie Ihnen etwas bedeuten.
- Backen Sie etwas extra und verteilen Sie es. Bringen Sie Menschen gutes Essen mit, die sich in einer Übergangsphase, im Stress oder in einer Krise befinden. Kochen Sie ein paar Mal

im Monat doppelt so viel zum Abendessen und bringen Sie die Extraportionen jemandem, der besonders viel Arbeit hat oder eine schwere Zeit durchmacht. Das muss keine komplette Mahlzeit sein – einfach etwas, das die Last desjenigen mindert und ihn daran erinnert, dass Sie sich Gedanken über ihn machen.

Teil 5

Der Geist des Menschen

16
Befreiung aus der kulturellen Trance

*Die gute Anpassung an eine zutiefst kranke Gesellschaft
ist kein Maß für Gesundheit.*
Jiddu Krishnamurti

Heute wird der Ausdruck „Kultur" weithin als systematischer Bezugsrahmen für angelerntes Verhalten verstanden, das von den Eltern, den Schulen und Gemeinschaften an die Kinder weitergegeben wird. Vor nicht allzu langer Zeit jedoch gehörte dieser Begriff zum Vokabular einer nur kleinen Fachgruppe professioneller Anthropologen. Es war bis dahin noch nicht weithin anerkannt, dass die Sitten und Bräuche, in die wir hineingeboren werden, vom Augenblick unserer Geburt an einen ungeheuren Einfluss auf unsere Erfahrung und unser Verhalten ausüben.

Dies änderte sich mit der Arbeit einer der weltweit angesehensten Anthropologinnen, der Bestsellerautorin Ruth Benedict. Nach ihrer Schülerin, Freundin und Kollegin Margaret Mead ist es hauptsächlich Ruth Benedicts Arbeit geschuldet, dass der Ausdruck „in unserer Kultur" weit verbreitet ist und verstanden wird. Es ist größtenteils ihr zu verdanken, dass wir gelernt haben, wie tief wir von der Kultur geprägt werden, in der wir leben.

In seinem Buch *A Language Older Than Words* (Eine Sprache, die älter ist als Worte), beschreibt Derrick Jensen, wie sehr Ruth Benedict verstehen wollte, warum manche Kulturen prinzipiell friedlich und gesund sind, andere hingegen nicht; warum Frauen, Kinder und Alte in manchen Kulturen gut behandelt werden, in anderen nicht; und warum manche Kulturen auf Zusammenarbeit ausgerichtet sind und andere auf Wettbewerb.[342] Durch die Untersuchung von 700 Gesellschaften erkannte Benedict ein Muster, das all diese Variationen zu erklären schien.

An einem Ende des Spektrums fand sie Gesellschaften, die sie als „synergistisch" - zusammenwirkend - bezeichnete. In diesen Kulturen werden Verhaltensweisen belohnt, von denen die ganze Gruppe profitiert, solche, die der Gruppe als Ganzes schaden, sind hingegen verboten. Edelmut und Mitgefühl werden hoch geschätzt, das Horten gilt dagegen als schändlich. Daher ist Vermögen ständig im Umlauf in der ganzen Gemeinschaft und darf sich nicht in der Hand eines Einzelnen ansammeln. In diesen Gesellschaften, schrieb sie, „verschafft der Besitz von Fleisch oder Gartenprodukten oder eines Pferdes oder von Rindern einem Mann kein Ansehen, es sei denn, sie kommen durch ihn der ganzen Gruppe zugute"[343]. Solche Kulturen sind tendenziell harmonisch, friedlich, gesund und respektvoll gegenüber Frauen, Kindern und den Älteren. Einzelne Mitglieder sind in der Regel glücklich, fühlen sich geborgen und haben Vertrauen.

In diesen Gemeinschaften wird Kindern das Teilen von klein auf beigebracht. Jack Kornfield erzählt von einer Zeremonie amerikanischer Eingeborener, bei der kleine Kinder mit Nahrung, Getränken und Kleidung überschüttet werden. Dann rufen die Übrigen: „Ich bin hungrig, ich bin durstig, mir ist kalt." Und die Kinder werden angeleitet, von ihrem Überfluss an Menschen in Not abzugeben. Durch solche Spiele lernen die Kinder, die Not der anderen für ebenso wichtig zu erachten wie ihre eigene.

Am anderen Ende des Spektrums fand Ruth Benedict Kulturen, die sie „mürrisch und böse" nannte. Sie belohnen Verhaltensweisen, die dem Einzelnen Vorteile auf Kosten der Gemeinschaft bringen, und schätzen alle, die Reichtum anhäufen. Menschen in diesen Gesellschaften sind eher „paranoid, engherzig, militant und ausfallend gegen Frauen, Kinder und die Älteren". Die einzelnen Mitglieder dieser Gesellschaften betrachten sich tendenziell als Konkurrenten oder Bedrohung und denken ausschließlich an ihre eigenen Interessen, sind selbstherrlich, ohne inneren Halt, misstrauisch und feindselig. Reichtum ist in den Händen einiger weniger konzentriert.

Die Verteilung des Wohlstands und die Gesundheit des Menschen

Ich glaubte einmal, je größer der Wohlstand einer Gesellschaft sei, desto besser stehe es um die Gesundheit ihrer Bürger. Es stimmt sicher, dass die Nationen, die heute weltweit ein Pro-Kopf-Einkommen von weniger als 5000 bis 10.000 Dollar im Jahr haben, oft unter schlechten sanitären Verhältnissen und Mangelernährung leiden und die schlechteste Gesundheit aufweisen. Doch Studien haben übereinstimmend ergeben, dass oberhalb dieser Schwelle die Gesundheit einer Nation nicht mehr eine Frage des absoluten Einkommens ist, sondern tatsächlich eher eine Frage der Kluft zwischen Reich und Arm. *Darüber hinaus ist die Gesundheit umso schlechter, je größer diese Kluft ist.*[344]

Gesellschaften, in denen jeder ein anständiges Stück vom Kuchen erhält, sind gesünder; da ihre Grundbedürfnisse gedeckt werden, neigen die Menschen dazu, sich in ihre Gemeinschaft einzubringen, einander zu vertrauen und zum gegenseitigen Nutzen zu kooperieren. Sie schließen Freundschaften. Sie kümmern sich umeinander. Ihre Beziehungen sind von Unterstützung, Vertrauen und Geselligkeit geprägt.

Heute haben die Menschen in Japan die höchste Lebenserwartung unter allen Nationen der Welt (und die auf Okinawa hatten viele Jahre lang die höchste Lebenserwartung in ganz Japan). Wie nur gelingt es den Japanern, so unglaublich gesund zu sein (was angesichts der Tatsache, dass dort sehr viel geraucht wird, umso bemerkenswerter scheint)? Ein Schlüsselfaktor mag sein, dass das heutige Japan das wirtschaftlich gerechteste Land aller wohlhabenden Nationen der Welt ist.

Das war nicht immer so. Vor dem Zweiten Weltkrieg war die Wohlstandsverteilung in Japan grob ungleich und die Lebenserwartung kaum besser als in verarmten Drittweltländern. Nach dem Krieg änderte sich das, als General Douglas MacArthur die Aufsicht über den Wiederaufbau des Landes erhielt. MacArthur hatte seine Fehler, und doch nannte ihn Dr. Stephen Bezruchka, der sehr viel über die medizinischen Folgen der Ungleichheit des Reichtums geschrieben hat, den „größten Gesundheitsarzt für die Bevölkerung aller Zeiten"[345]

MacArthur forderte von den Japanern drei grundlegende Dinge. An erster Stelle stand die Entmilitarisierung – Japan durfte keine Truppen besitzen. An zweiter Stelle kam die Demokratisierung – sein Mitarbeiterstab schuf eine bis heute gültige Verfassung, die eine repräsentative Demokratie, eine kostenlose, umfassende Bildung, das Recht der Gewerkschaften, Tarifverhandlungen zu organisieren und durchzuführen, das Frauenwahlrecht und das Recht eines jeden Menschen auf ein angemessenes Leben vorsah. Und an dritter Stelle stand die Dezentralisierung – MacArthur löste die Familiendynastien auf, die die großen Unternehmen führten und das Land kontrollierten. Er setzte eine Verdienstobergrenze für Wirtschaftsführer und Firmenleiter fest. Er führte auch die erfolgreichste Landreform der Geschichte durch. Das Land wurde von Großgrundbesitzern gekauft und zum gleichen Preis an die Pächter weiterverkauft. Diese erhielten dafür zinslose Darlehen mit einer Laufzeit von dreißig Jahren. Im Wesentlichen schuf er faire Rahmenbedingungen. Infolge seiner Reformen stiegen Gesundheit und Langlebigkeit mit einer Geschwindigkeit an, die es in der Weltgeschichte in einem Land dieser Größe noch nicht gegeben hatte.

Aus der in hohem Maße durch soziale Schichtung gekennzeichneten japanischen Gesellschaft der Vorkriegszeit wurde nach dem Krieg eine Nation, die das Gleichheitsprinzip pflegte. Als die Wirtschaft Anfang der 1990er in eine Krise geriet, reagierten japanische Firmenchefs und Manager mit Lohnkürzungen statt mit Entlassungen. Noch im Jahre 2000 verdiente der japanische Premierminister nur das Vierfache eines durchschnittlichen Arbeiters, Firmenchefs erhielten lediglich das Zehnfache des Anfangslohns eines Arbeiters.

Als jedoch Junichiro Koizumi 2001 Premierminister wurde, führte er nach Art des ehemaligen amerikanischen Präsidenten Ronald Reagan Ausgabenkürzungen, Privatisierungen, Deregulierungen und Steuervergünstigungen für die Besserverdienenden ein. Infolgedessen begann die lange unter Kontrolle gehaltene Kluft zwischen Arm und

Reich zu wachsen. Doch immer noch wollten einige wenige Japaner eine Gesellschaft, in der es Gewinner und Verlierer gab. Die großen japanischen Tageszeitungen titelten: „Geteiltes Japan" und „Licht und Dunkelheit" und sprachen sich entschieden gegen eine Politik aus, die die Reichen auf Kosten des Durchschnittsjapaners begünstigte. Selbst Premierminister Koizumi meinte, dass „Gewinner und Verlierer nicht in diesen Kategorien gefangen bleiben sollten. Auch wer verliert, verdient eine zweite Chance".

Mittlerweile in den USA ...

Die Vereinigten Staaten selbst schlugen nach dem Zweiten Weltkrieg jedoch eine andere Richtung ein. Am Ende des Krieges gab es wenige obdachlose Menschen auf den amerikanischen Straßen. Selbst noch 1970 war Obdachlosigkeit in Amerika selten. Seither ist die wirtschaftliche Ungleichheit jedoch enorm angestiegen.[346] Im Jahre 1998 kam ein einzelner Amerikaner (Bill Gates) zu der zweifelhaften Ehre, mehr zu besitzen als das gesamte Reinvermögen der ärmsten 45 Prozent der amerikanischen Haushalte.[347] Heute verdienen viele Manager in ein paar Stunden mehr Geld als ein durchschnittlicher Fabrikarbeiter im Jahr.[348] Das wohlhabendste eine Prozent der Amerikaner besitzt mehr als die unteren 90 Prozent zusammen.[349] Und mittlerweile ist der Mindestlohn in den Vereinigten Staaten inflationsbereinigt seit 1968 um 37 Prozent gesunken und zum niedrigsten aller Industrieländer geworden.

Diese Kluft wirkte sich gesundheitlich verheerend aus. 45 Millionen Amerikaner haben nicht einmal die elementarste Krankenversicherung; viele Millionen mehr sind ernstlich unterversichert. Viele Amerikaner sind mit dem Risiko des finanziellen Ruins und sogar des vorzeitigen Todes konfrontiert, weil sie ihre Arzt- und Medikamentenrechnungen nicht bezahlen können. Und natürlich trifft es die Armen am härtesten. Heute hat ein afroamerikanischer Mann in Harlem eine geringere Lebenserwartung als ein Mann in Bangladesch, einem der ärmsten Länder der Welt.[350]

Obwohl ihr Anteil an der Weltbevölkerung weniger als fünf Prozent beträgt, entfallen fast 50 Prozent der Ausgaben für das Gesundheitswesen auf die Vereinigten Staaten. Dennoch liegt das Land bei der Lebenserwartung nur auf Rang 26 und auf Rang 28 bei der Kindersterblichkeit.[351] Es mag Zufall sein, aber in keinem einzigen der anderen 25 Länder, in denen die Lebenserwartung höher ist als in den Vereinigten Staaten, und in keinem einzigen derjenigen 27 Länder, in denen die Kindersterblichkeit niedriger ist, gibt es eine so breite Kluft zwischen den reichsten und den ärmsten Bürgern.

Die Geschichte lehrt uns, dass ungleiche Verteilung des Vermögens immer spaltet. Solche Gesellschaften geben tendenziell weniger Geld für das Gesundheitswesen, für Bildung und soziale Absicherung aus. Sehr viele Menschen fühlen sich übergangen, machtlos, besorgt, zornig und haben Angst. In solchen Gesellschaften ist jeder – egal ob er zu den Besitzenden oder zu den Habenichtsen gehörte – seinem Nachbarn gegenüber tendenziell misstrauischer und weniger hilfsbereit. Kriminalität und Gewalt nehmen zu, es kommt zu einer Steigerung von Herzerkrankungen, Depressionen und vielen anderen kräftezehrenden und tödlichen Krankheiten bei Arm und Reich.

Ist es Zufall, dass die Länder, die bei der Verteilung des Reichtums an erster und zweiter Stelle stehen (Japan und Schweden), dieselben Positionen auch bei der Lebenserwartung einnehmen? Und ist es Zufall, dass die Vereinigten Staaten, die unter den Industrienationen bei der Verteilung des Reichtums an letzter Stelle stehen, nun auch bei der Lebenserwartung fast den letzten Platz einnehmen?

In den 1990er Jahren erwirtschaftete kein Bundesstaat der USA mehr Reichtum als Kalifornien. Silicon Valley, das Epizentrum der Computerindustrie, und Hollywood, der Mittelpunkt der weltweiten Unterhaltungsbranche, brachten im Minutentakt neue Millionäre hervor. Doch dieser Reichtum lief nicht in der ganzen Kultur um, sondern konzentrierte sich auf einen immer kleineren Teil der Bevölkerung. Das reichste eine Prozent der Kalifornier verdient nun mehr pro Jahr als die unteren 60 Prozent zusammen.

Ruth Benedict stellte fest, dass in Kulturen, denen mehr an der

Akkumulation von Reichtum als an seiner Verteilung liegt, die Reichen sich tendenziell in geringerem Maße für das Wohlergehen der weniger vom Glück Begünstigten interessieren. Sie hat recht damit: Viele wohlhabende Kalifornier verbarrikadieren sich in geschlossenen Wohnanlagen und hinter verriegelten Fenstern. Öffentliche Gelder werden lieber für den Bau von Gefängnissen ausgegeben als für die Verbesserung der sozialen Zustände. Es spricht Bände, dass die beiden größten Wachstumssparten der kalifornischen Bauindustrie seit 1990 die Errichtung von geschlossenen Wohnanlagen und Gefängnisse sind.

Trotz der mutigen Bemühungen vieler besorgter Bürger und Organisationen, einschließlich der Kampagne „Bildung statt Knast" der kalifornischen Niederlassung des Ella-Baker-Zentrums Oakland (die sich dafür einsetzt, mehr Geld für die Förderung von Kindern auszugeben), gibt es dort die höchste Zahl jugendlicher Gefängnisinsassen im ganzen Land. Gegenwärtig sitzen fünfmal mehr afroamerikanische Männer in den kalifornischen Gefängnissen ein als an den staatlichen Universitäten des Landes studieren.

Das wirkt sich auch dramatisch auf die Volksgesundheit aus. Kalifornien rangierte bei der Gesundheitsstatistik einmal fast an der Spitze der Nation, doch das ist leider nicht mehr der Fall. Heute gehört das Land zu den Staaten mit dem höchsten Prozentsatz nicht krankenversicherter Familien. Für Kinder in einer ärmlichen Umgebung gibt es oft keinen Platz, wo sie gefahrlos spielen können. Eine hohe Zahl von Gewaltverbrechen und Infektionskrankheiten korreliert mit den niedrigsten Ausgaben für das öffentliche Gesundheitswesen im Land.

In manchen kalifornischen Städten leidet heute die Hälfte der Erwachsenen an Bluthochdruck.[352] Drei Viertel der kalifornischen Kinder entsprechen nicht den staatlichen Mindestanforderungen für körperliche Fitness.[353] Kalifornien hat die fünftgrößte Wirtschaft der Welt, aber seine Bürger spüren die Auswirkungen der bevorzugten Konzentration von Reichtum in der Hand weniger auf das Wohlergehen vieler deutlich.

Der Tribut

Wenn eine kleine Minderheit über einen großen Anteil des Reichtums verfügt, bleibt der großen Mehrheit der Menschen nicht viel anderes übrig, als ihre kostbare Zeit und Energie mit der ständigen Jagd nach Geldquellen zu verbringen. Die ungeheure Belastung, die dadurch für die Gesundheit der Allgemeinheit sowie für Ehen und Familien entsteht, kann man gar nicht übertreiben. Viele Paare erleben nur wenige schöne Stunden miteinander, viele Eltern haben erschütternd wenig Zeit für ihre Kinder.

Eine Freundin von mir, eine alleinerziehende Psychotherapeutin, muss sehr viel arbeiten, um in Kalifornien mit seinen extrem hohen Mietpreisen über die Runden zu kommen. Eines Tages war ihr achtjähriger Sohn so frustriert, weil sie nie da war, und sagte: „Wenn ich dir mein ganzes Taschengeld gebe, hast du dann Zeit, mir zuzuhören?"

In der übermäßig auf Wettbewerb ausgerichteten modernen Welt sind wir meist schon daran gewöhnt, dass uns Zeit für unsere Beziehungen fehlt. Uns ist gar nicht richtig bewusst, was wir eigentlich verloren haben. In den gesündesten und langlebigsten Kulturen der Welt haben Beziehungen oberste Priorität. Ist jemand in Not, helfen die anderen, wann immer das möglich ist. Die Menschen schließen ihre Häuser nicht ab, wenn sie ausgehen. Man erwartet, dass ein Besucher, der das Haus leer vorfindet, hineingeht, sich etwas zu essen nimmt und wartet, bis die Familie kommt.

Diebstahl ist selten und ungewöhnlich. Dagegen ist in vielen modernen Städten ein Tag, an dem kein Mord geschieht, ein besonderer Tag.

Es gibt natürlich viele wunderbare und positive Dinge in der modernen Welt. Ich sehe die Lösung unserer Probleme auf keinen Fall darin, dass wir auf den materiellen Fortschritt verzichten. Doch ich glaube, das etwas an dem ist, was J. R. R. Tolkien sagt: „Wenn mehr von uns Essen und Freude und Gesang höher schätzten als einen Haufen Gold, dann wäre es eine fröhlichere Welt."

Bruttonationalglück

Das Bruttoinlandsprodukt (BIP) gilt in der industrialisierten Welt heute als fundamentale Messgröße für den Erfolg einer Nation. Man geht davon aus, dass es einem Land umso besser geht, je höher das BIP ist. Es ist so universell, dass die Menschen sich oft nicht klarmachen, dass es Alternativen dazu gibt. Das kleine Königreich Bhutan im Himalaja hat, von uns unbemerkt, einen ganz anderen Weg mit beachtlichen Resultaten eingeschlagen.

Bhutan, ungefähr so groß wie die Schweiz, ist die einzige unabhängige buddhistische Monarchie der Welt und das einzige Land weltweit mit der tantrischen Form des Mahayana-Buddhismus als Staatsreligion. Im April 1987 wurde Bhutans junger König Jigme Singye Wangchuk von der *Financial Times* interviewt. Nach der wirtschaftlichen Entwicklung seines am unteren Rand der Skala rangierenden Landes gefragt, antwortete er: „Das Bruttonationalglück ist wichtiger als das Bruttoinlandsprodukt."[354]

Obwohl Bhutan seine Probleme hat[355], war König Wangchucks Aussage nicht nur so dahingesagt. Unter seiner Führung wurde das Bruttonationalglück offizieller Index in Bhutan für die Bewertung seiner Entwicklung. Infolgedessen richteten sich alle Konzepte Bhutans daran aus, dass Wohlstand der ganzen Gesellschaft zugutekommt, kulturelle Traditionen geachtet werden, die Umwelt geschützt wird und die Regierung sich um die tatsächlichen Bedürfnisse der Bevölkerung kümmert. Die Ökonomen im Westen machten sich zwar über die Ideen des Königs lustig und nannten sie „naiven Idealismus", und doch sprechen die Ergebnisse für sich.

Obwohl das durchschnittliche Haushaltseinkommen weiterhin zu den niedrigsten der Welt gehört, hat das Volk von Bhutan eine der weltweit faszinierendsten Gesellschaften geschaffen. Das Land hat mehr Mönche als Soldaten, es gibt keine einzige Verkehrsampel, kein Einkaufszentrum, aber es engagiert sich beispielhaft für Bildung. Vor vierzig Jahren gab es in Bhutan kein staatliches Schulsystem, nun gibt es alle Schultypen. Die Alphabetisierungsrate, die noch Anfang der

1990er weniger als zehn Prozent betrug, liegt jetzt höher als 50 Prozent und steigt rasch weiter.

Als der König 1972 den Thron bestieg, gab es im Land kein einziges Krankenhaus. Heute ist das Gesundheitswesen für alle Einwohner Bhutans kostenlos. Wer mit nicht-akuten Problemen ins Krankenhaus muss, kann zwischen westlicher und traditioneller Medizin wählen. Die Regierungspolitik gewährleistet, dass die Menschen viel freie Zeit mit ihren Familien verbringen. Dazu gehört auch der Mutterschaftsurlaub. Die älteren Menschen werden von ihren Großfamilien und durch die staatliche Rente versorgt. Bhutan war 2005 das erste Land, das den Verkauf von Tabak und das Rauchen auf öffentlichen Plätzen offiziell verbot.[356]

Als Buddhisten töten die Bhutaner keine Tiere, um sie zu essen. (Sie essen jedoch das Fleisch verendeter Rinder.) Sie ernähren sich hauptsächlich von rotem Reis mit Chilischoten und anderen Gemüsen, alle aus eigenem Anbau; gelegentlich essen sie Käse aus der Milch heimischer Kühen. Es gibt im ganzen Land keine einzige Filiale von McDonald's, Burger King, KFC (Kentucky Fried Chicken) oder Pizza Hut.[357]

Am bemerkenswertesten an Bhutans Engagement für das Bruttonationalglück ist wohl der fantastische Einsatz für die Erhaltung der natürlichen Ressourcen. Obwohl die Wälder der umliegenden Staaten in den letzten Jahren alle dezimiert wurden, hat Bhutan von allen Ländern der Welt den größten Anteil an ursprünglichen Waldflächen.[358] Die Jagd ist verboten, ebenso das Fischen in den Flüssen. Das Weiden der Nutztiere, das Abholzen und der Bergbau werden streng kontrolliert und begrenzt. Plastiktüten sind verboten, ebenso Zweitaktmotoren. Die Treibstoffqualität ist gesetzlich vorgeschrieben. Die Nation begeht einen jährlichen Feiertag zu Ehren des Königs, doch statt mit Prunk und Paraden zu feiern, erklärte er den Tag zum Sozialtag des Aufforstens. Nun verbringen ihn die Menschen damit, Bäume zu pflanzen. In Übereinstimmung mit der buddhistischen Lehre vom Respekt für alles Leben wird derzeit an einer Verfassung gearbeitet, die allen wild lebenden Tieren, Bäumen und Menschen unveräußerliche Rechte einräumt.[359]

Wie hat sich all das auf die Gesundheit der Menschen ausgewirkt? In verblüffend kurzer Zeit hat das Land eine in der Weltgeschichte spektakuläre Erhöhung der Lebenserwartung erfahren. Im Jahre 1984 betrug sie in Bhutan 47 Jahre. Nur vierzehn Jahre später, 1998, war sie auf 66 Jahre angestiegen.[360]

Wo unsere wahren Reichtümer liegen ...

Die Bhutaner würden das abchasische Sprichwort „Wenn Geld spricht, schweigt die Wahrheit" verstehen. Im Westen hatten wir dagegen beliebte TV-Shows wie *Lifestyles of the Rich and Famous* (So leben die Reichen und Berühmten), die einen aufwendigen Lebensstil verherrlichen. Ich habe Menschen kennengelernt, die gern in der Stadt umherfahren und die teuersten Häuser und Autos bestaunen. Und ich habe gesehen, wie diese Beschäftigung ihre Art, mit Menschen umzugehen, beeinflusst. Wenn sie zum ersten Mal jemanden treffen, schätzen sie seinen wirtschaftlichen Status ein und ändern ihr Verhalten entsprechend. Wer als Angehöriger der Oberschicht erkannt wird, wird mit Hochachtung behandelt, der Rest mit Gleichgültigkeit.

Es ist ein bitteres Zeichen unserer Zeit, dass heute das meistverkaufte Brettspiel Monopoly ist, bei dem man seine Mitspieler ruinieren und selbst den gesamten Reichtum anhäufen soll. Monopoly wurde mehr als 200 Millionen Mal verkauft und wird gegenwärtig in 26 Sprachen produziert.

Wir Menschen sind komplexe Wesen. In jedem von uns steckt ein bisschen Donald Trump; dieser Teil wird in einer Gesellschaft, die Erfolg hauptsächlich mit materiellen Maßstäben misst, oft belohnt und verstärkt. Doch es gibt auch ein kleines bisschen Mutter Teresa in uns. Jeder von uns – selbst Donald Trump, da bin ich mir sicher – ahnt zumindest, dass die Beziehungen zu anderen Menschen, zum eigenen Geist und zum Leben selbst, wichtiger sind.

Was wohl geschähe, wenn wir unseren Beifall und unsere Wertschätzung denen zuteilwerden ließen, die sich durch Geben auszeichnen, anstatt diejenigen zu glorifizieren, die gut im Nehmen sind? Was, wenn wir den vielen mutigen Menschen Anerkennung zollten, die tagaus, tagein arbeiten, nicht, um möglichst viel „Kohle zu machen", sondern um die Welt zu verbessern?

Für mich sind die wirklich Reichen nicht die mit den dicksten Bankkonten, sondern die, denen jeder Augenblick wertvoll ist und die sich über ihre Möglichkeiten freuen, am Leben anderer mitwirken zu können.

Ob sie es wissen oder nicht – solche Menschen tragen die Traditionen der Bewohner von Abchasien, Vilcabamba, Hunza, Okinawa und vieler anderer Völker weiter, die verstanden haben, wie wertvoll wir füreinander sein können, und die ihren finanziellen Reichtum dafür einsetzen, im Leben anderer etwas zu bewirken. Wie mir eine Frau aus Okinawa sagte: „Manche Menschen haben mehr Geld als andere. Wenn man mehr hat, kann man denen helfen, die es nicht haben. Was bringt es, wenn wir einander nicht helfen können?"

Mein steiniger Weg

Mein Vater (Irv Robbins) und mein Onkel (Burt Baskin) gründeten und besaßen ein Eiscreme-Unternehmen. Sie fingen mit nichts an und waren außerordentlich erfolgreich. Baskin-Robbins (31 Geschmacksrichtungen) wurde zum größten Eiscreme-Unternehmen der Welt, mit mehreren Tausend Niederlassungen weltweit und jährlichen Umsätzen in Milliardenhöhe. Wir hatten einen Swimmingpool in Form einer Eistüte in unserem Garten, meine Haustiere wurden nach den Geschmacksrichtungen der Eiscreme benannt, und ich aß tonnenweise Eis. Wenn heute Menschen hören, dass ich überhaupt kein Eis mehr esse, tue ich ihnen manchmal leid. „Bitte nicht", sage ich dann. „Ich habe als Kind so viel Eis gegessen, das es für zwanzig Leben reicht." Manchmal aß ich Eis zum Frühstück.

Es war der Traum meines Vaters, dass ich eines Tages die Firma übernehmen würde. Von meiner frühesten Kindheit an war er bestrebt, mich als seinen Nachfolger aufzubauen. Wie fast alle Kinder liebte ich Eis. Doch mein Onkel Burt Baskin starb mit nur 51 Jahren an einem Herzinfarkt. Ein massiger Mann, der das Familienprodukt immer genossen hatte. Ich fragte meinen Vater, ob er glaube, dass die große Menge Eis zu seinem tödlichen Herzinfarkt beigetragen haben könne. „Nein", sagte er. „Seine Pumpe war einfach müde und hörte auf zu arbeiten."

Ich verstand, warum mein Vater nicht in Betracht ziehen wollte, das Eis könne damit zu tun haben. Bis dahin hatte er mehr Eis hergestellt und verkauft als jeder andere Mensch auf dem Planeten. Er wies den Gedanken von sich, dass Eis jemandem schaden oder dass es gar zum Tod seines geliebten Schwagers und Partners beigetragen haben könnte. Außerdem wusste man Ende der 1960er allgemein noch nicht viel über den Zusammenhang zwischen Eiscreme und Krankheit.

Doch ich sah den Zusammenhang, so wie ich ihn auch sah, als mein Vater an Diabetes und Bluthochdruck litt, und Jahre später, als Ben Cohen, der Mitbegründer des Eiscreme-Unternehmens Ben & Jerry's, mit 49 Jahren fünf Bypässe brauchte.

Ein einziger Becher Eis schadet natürlich niemandem. Doch auch wenn es köstlich schmeckt – Eis enthält viel Zucker und gesättigte Fettsäuren. Die medizinischen Daten sprechen eine absolut eindeutige Sprache: Je mehr Zucker und gesättigte Fettsäuren man zu sich nimmt, desto wahrscheinlicher wird man an Herzkrankheiten, Diabetes und Fettleibigkeit leiden.

Mein Vater verwirklichte den amerikanischen Traum. Aber mich rief eine andere Sehnsucht. Genug Geld für seine Grundbedürfnisse zu haben ist notwendig und wichtig, doch es gibt andere Dinge, die auch sehr viel bedeuten. Ich wollte sehen, ob ich dazu beitragen konnte, die Welt gesünder zu machen. Ich wollte, dass Ehrfurcht vor dem Leben meine Schritte leitete.

In den 1960ern gehörte ich wie viele Amerikaner zur Bürgerrechtsbewegung. Ich marschierte und arbeitete mit Dr. Martin Luther King jr. und mochte und bewunderte ihn sehr. Als dieser Apostel des Friedens und der Liebe ermordet wurde, fühlte ich mich, als habe eine Kugel auch mein Herz getroffen.

Wie Dr. King und viele andere Amerikaner verabscheute ich die Gewalt und den Irrsinn des Krieges in Vietnam. Nur wenige Monate nach dem Mord an Dr. King fiel mit Robert F. Kennedy ein weiterer vielen von uns als Hoffnungsträger geltender Mann einem Attentat zum Opfer. Dies waren sehr dunkle Zeiten, und ich war verzweifelt. In einer Welt, die zunehmend in Gewalt, Zynismus, Hoffnungslosigkeit und Angst dahinzutreiben schien, suchte ich händeringend nach einem Weg zu Vernunft und Liebe. Ich wollte Teil einer fundamentalen globalen Transformation sein. Obwohl ich mir nicht genau vorstellen konnte, wie eine so riesige und idealistische Aufgabe anzupacken war, wusste ich bestimmt, dass für mich die Herstellung und der Verkauf von Eiscreme nicht dazugehörten.

Ich fand es jedoch nicht leicht, meinem Vater meine Gedanken und Gefühle zu erklären, einem konservativen Geschäftsmann, der stolz auf die vielen Dinge war, die er sich mit seinem großen Reichtum leisten konnte, und der, soweit ich weiß, niemals einen Tag ohne die Lektüre des *Wall Street Journal* verbrachte. Er war während der großen Wirtschaftskrise in den Dreißigern erwachsen geworden, ich dreißig Jahre später. Unterschiedliche Zeiten prägten unsere Leben.

„Die Welt ist jetzt anders als zu der Zeit, in der du aufgewachsen bist", sagte ich zu ihm. „Die Umwelt verschlechtert sich rapide durch das menschliche Handeln. Alle zwei Sekunden stirbt irgendwo ein Kind an Hunger, während woanders reichlich vorhandene Ressourcen verschwendet werden. Die Kluft zwischen Arm und Reich wird breiter. Wir leben jetzt unter einem nuklearen Schatten, und jeden Augenblick könnte das Entsetzliche geschehen. Kannst du verstehen, dass eine 32. Sorte nicht das ist, was ich mir für mein Leben wünsche?"

Für meinen Vater war das sehr schwer. Er hatte sein ganzes Leben hart gearbeitet, war finanziell außergewöhnlich erfolgreich und wünschte sich nun sehr, diese Errungenschaften an seinen einzigen Sohn weiterzugeben. Er hielt mich für einen hoffnungslosen Idealisten und warnte mich eindringlich davor, dass Idealisten in Armut und Elend enden. Doch das Leben, das er für mich vorgesehen hatte, zog mich nicht an. Hoffnungslos idealistisch oder nicht – ich wollte zu denen gehören, die sich für eine mitfühlendere und gesündere Welt einsetzen. Ich fühlte mich berufen, für eine erfolgreiche, gerechte und nachhaltige Lebensweise für alle einzutreten.

Unter diesen Umständen kam ich zu dem Schluss, dass ich nichts Mutigeres und Lebensbejahenderes tun konnte, als aus dem Familienbetrieb auszusteigen und alle Verbindungen zum Vermögen meiner Familie zu kappen. Das schien mir am ehrlichsten und befreiendsten. Ich entschied mich für meine Integrität.

Diese Entscheidung konnte mein Vater damals jedoch nicht verstehen. Leider entfremdeten wir uns dadurch. Er hieß meinen Weg nicht gut und konnte nicht begreifen, warum ich die einmalige Gelegenheit ausschlug, die er mir bot.

Ich fand es furchtbar, ihn zu enttäuschen, doch musste ich mir selbst treu bleiben. 1969 zogen meine Frau Deo und ich in den abgelegenen Teil einer kleinen Insel vor der Küste von British Columbia in Kanada. Wir bauten ein Blockhaus mit einem Zimmer und lebten die nächsten zehn Jahre dort. Das meiste bauten wir völlig ökologisch selbst an. Das Geld, das wir brauchten, verdiente ich mit Yoga- und Meditationskursen. Finanziell gesehen waren wir arm und gaben in vielen Jahren weniger als 1000 Dollar aus, doch wir brauchten nicht viel. Uns verband eine tiefe Liebe. Unsere Zeit gehörte uns. Und wir lernten viel über den Anbau von Nahrungsmitteln, über das Heilen und über uns selbst.

Wir lebten schon vier Jahre auf der Insel, als 1973 unser Sohn Ocean geboren wurde, zu Hause, direkt in meine Hände. Als er heranwuchs, lebten wir weiterhin sehr sparsam, damit wir Zeit füreinander und für andere Dinge hatten, die uns wichtig waren. Wir verstanden, was Thoreau meinte: „Ich mache mich reich, indem ich meine Bedürfnisse gering halte." Wir zelebrierten Einfachheit.

Als Ocean größer wurde, hatte ich natürlich Erwartungen an ihn. Doch noch wichtiger, als dass er sie erfüllte, war mir, dass seine innere Stimme ihm deutlich genug sagte, wann meine Erwartungen sich mit seiner Bestimmung deckten und wann nicht. Auf keinen Fall wollte ich ihn mit meinen eigenen Ängsten und unerfüllten Wünschen tyrannisieren. Es zählte nicht, ob er mich enttäuschte, sondern dass er seine eigene Seele nicht verriet.

Schließlich zogen wir wieder nach Kalifornien, und mehrere meiner Bücher über unsere eigene Heilung und die Heilung der Welt wurden zu Bestsellern und gaben uns ein gewisses Maß an finanzieller Sicherheit. Die Presse nannte mich gern „Rebell ohne Eistüte" und „Prophet der Brotlosigkeit".

Mittlerweile hatte mein Vater seine Ernährung gründlich umgestellt, da er an Diabetes und Bluthochdruck erkrankt war. Allmählich verzichtete er auf den Genuss von Eiscreme oder Zucker in jeder Form und schränkte seinen Fleischkonsum deutlich ein. In der Folge verbesserte sich seine Gesundheit beträchtlich. Er erinnerte mich gern daran, dass er „kein überzeugter Vegetarier" sei, doch so langsam begann er meine Lebensweise und meine Arbeit zu respektieren.

Etwa ein Jahr nach der Geburt meiner Zwillingsenkel kamen uns meine Eltern, die nun Mitte achtzig waren, für ein paar Tage besuchen. Sie sahen, wie wir in unserem Drei-Generationen-Haushalt auf eine Weise zusammenlebten, die sie nicht gewohnt waren. Sie beobachteten, wie wir alle Freuden und Herausforderungen der Fürsorge für die Babys teilten und uns bemühten, die besonderen Bedürfnissen der Kleinen geduldig und gütig zu erfüllen.

Die Kinder, die als extreme Frühchen geboren worden waren, hatten fast die ersten beiden Monate ihres Lebens auf der Neugeborenen-Intensivstation verbracht. Sie waren schwach und voller Lebensangst aus dem Krankenhaus nach Hause gekommen. Kinder, die so früh geboren werden, haben oft eine außerordentliche Abneigung gegen Berührung. Wir waren von den Ärzten gewarnt worden, dass sie vielleicht nie normal auf menschlichen Kontakt reagieren könnten. Deshalb hielten wir mit den Kleinen praktisch 24 Stunden am Tag Körperkontakt, sogar nachts, wenn sie schliefen. Meine Eltern – die in einer Zeit groß wurden, als man Überzeugungen vertrat wie „Wer mit der Rute spart, verzieht das Kind" und „Nimm Babys nicht auf den Arm, sonst verziehst du sie" – sahen, wie wir den Kleinen zahllose Möglichkeiten zum Körperkontakt gaben. Und sie beobachteten, was dabei herauskam: Die Zwillinge entwickelten sich zu fröhlichen, neugierigen kleinen Kerlen, die es liebten, geknuddelt zu werden.

Ich ging davon aus, dass meine Eltern nur schwer mit ansehen konnten, dass wir die Kleinen so ganz anders erzogen, und dass bei uns Männer und Frauen Windeln wechselten, das Haus putzten und Essen kochten. Da sich ihr Leben allmählich dem Ende zuneigte, waren sie vielleicht altersmilde geworden und akzeptierten diese Unterschiede mehr, als ich das früher bei ihnen erlebt hatte. Es war mir jedoch nicht klar, wie weit diese Akzeptanz ging.

Einmal nahm mich mein Vater zur Seite. „Als du bei Baskin-Robbins ausgestiegen bist", erinnerte er sich, „dachte ich, du wärst verrückt."

„Ja", antwortete ich. „Das weiß ich noch."

„Nun", sagte er, sprach nun langsamer und sah mich an, „es hat sich gezeigt, dass du recht damit hattest, deinem eigenen Stern zu folgen."

Als ich das hörte, fühlte ich zum ersten Mal, dass mein Leben seinen Segen hatte. Und als sie wieder nach Hause fuhren, sagte auch meine Mutter etwas, das ich sie niemals vorher sagen hörte: „Ihr seid vielleicht in materieller Hinsicht nicht reich", meinte sie, „aber ihr seid offensichtlich reich an Liebe." Sie holte tief Luft. „Und das ist auf lange Sicht wirklich wichtiger."

Worauf es ankommt

Die Liebe spielt im Leben des Menschen wahrscheinlich die wichtigste Rolle und ist die Quelle der größten Heilung. Das scheint mit dem modernen Hang zu Reichtum und Berühmtheit nicht mehr ganz kompatibel zu sein, dennoch ist diese Einsicht uralt. Die Kolumnistin Rochelle Pennington erzählt eine alte Geschichte neu:

Die Frauen, die in den Mauern der Burg Weinsberg in Deutschland lebten, wussten sehr wohl um die Reichtümer, die es dort gab: Gold, Silber, Juwelen und unglaublichen Wohlstand.
Dann kam der Tag im Jahre 1141, als ihr gesamter Schatz bedroht

wurde. Ein feindliches Heer belagerte die Burg und forderte die Festung, das Vermögen und das Leben der Männer, die dort wohnten. Es gab keine andere Möglichkeit, als sich zu ergeben.
Obwohl der siegreiche Anführer allen Frauen und Kindern freien Abzug unter bestimmten Bedingungen gewährte, weigerten sich Ehefrauen und Kinder, Weinsberg zu verlassen, wenn nicht auch ihnen eine Bedingung erfüllt werde. Es solle ihnen erlaubt sein, so viel Besitz mitzunehmen, wie sie tragen konnten. Da man wusste, dass die Frauen das Vermögen kaum schmälern könnten, wurde der Forderung stattgegeben.
Als sich die Burgtore öffneten, mussten die Eroberer weinen: Jede Frau trug ihren Mann.[361]

Die älteste Kultur der Erde

Die ältesten Kulturen der Welt sind die, die den größten Wert auf die zwischenmenschlichen Beziehungen legen, wie die Pygmäen in Afrika. Der verstorbene Jean-Pierre Hallet, ein international bekannter Ethnologe und die weltweit führende Autorität auf dem Gebiet der afrikanischen Pygmäen, beschrieb, wie einfach und offen die Mitglieder des Efé-Volks in Zentralafrika ihre Fürsorge füreinander ausdrückten, und die häufigen Berührungen und die Zuneigung, die sie füreinander zeigten.[362] Babys und Kleinkinder werden ständig gehalten und getragen. Ältere Kinder und Erwachsene berühren einander oft. Er war beeindruckt, wie oft die Pygmäen sich umarmen, wie oft sie sich an den Händen halten oder beim Sitzen einen Arm um einen Freund legen oder ihren Kopf in den Schoß eines anderen legen.

Eine wesentliche Erkenntnis in der Welt der Pygmäen ist, dass wir für Gemeinschaft und Beziehung geschaffen sind. Gibt es wenig zu essen, werden zuerst die Kinder und die Alten versorgt – diejenigen, die am meisten gefährdet sind. Die eingehende Beschäftigung mit ihrer Religion brachte Hallet zu dem Schluss, dass „das gesamte Wesen und die Bedeutung der Religion bei den Pygmäen in der Maxime besteht: ‚Sei gut zu anderen Menschen. Respektiere, schütze und bewahre.'"

Jeder Anthropologe und Ethnologe, der in der Gesellschaft der Pygmäen gelebt hat, war von ihrer Sanftmut und ihrer Zuneigung zur Familie tief bewegt. Alle Kinder werden wertgeschätzt, Jungen und Mädchen gelten gleich viel. Es gibt keine Waisenhäuser, denn jedes verwaiste Kind wird sofort mit offenen Armen von Verwandten oder freundlichen Nachbarn aufgenommen.

Die Frauen der Pygmäen genießen traditionell völlige Freiheit und Gleichheit. Es gibt keine Verbrechen, keine Polizei, niemand wird je bestraft. Jeder Mensch ist es gewohnt, mit Respekt und Fürsorge behandelt zu werden. Dies führt dazu, dass Menschen jeden Alters einen bemerkenswerten Grad an Selbstsicherheit und Geborgenheit in sich selbst erleben. Verblüffenderweise gibt es weder Gier, Aggression noch Neid.

Ihre Sprache kennt kein Wort für „Hass" und keines für „Krieg". Doch die Pygmäen kennen eine beträchtliche Anzahl von Wörtern, um die unterschiedlichen Arten von Zuneigung und Fürsorge zu beschreiben.

Man kann eine Menge über ein Volk lernen, wenn man entdeckt, was als größte Sünde gilt. Bei den Pygmäen besteht die schlimmste Verletzung ihrer Gesetze und Vorschriften in der Grausamkeit gegen Kindern oder alte Menschen.[363]

Der Arzt Bernie Siegel ist von der geistigen Gesundheit der Pygmäen so begeistert, dass er schreibt: „Wenn wir eine Generation der Kinder auf der Welt so liebten wie die Pygmäen ihre Kinder lieben, würde sich der Planet verändern und unsere Probleme verschwänden."[364]

Forscher, die sich mit den Pygmäen beschäftigten, sprechen nicht nur von ihrer emotionalen und spirituellen Gesundheit, sondern auch von ihrer Lebenskraft und Sinnesschärfe. Laut Hallet „sehen diese gesunden, erfreulich glücklichen und in hohem Maße ausdrucksstarken Menschen ... von allen lebenden Menschen am schärfsten".

Die Pygmäen sind nicht nur eine lebensbejahende Gesellschaft. Untersuchungen ihrer DNA haben bestätigt, dass sie zu den Urkulturen des *Homo sapiens* zählen. Ein Anthropologe schlussfolgerte, dass sie

„älter als die Sphinx, älter als die Pyramiden, älter als die auf Papyrus, Kamelknochen, Bronze, Ziegel oder Stein geschriebenen Texte sind".[365] Er und viele andere Wissenschaftler behaupten, dass die Pygmäen den Titel „älteste Kultur der Menschheitsgeschichte" verdienen.

Die Verbundenheit miteinander und ihr Respekt vor der natürlichen Umwelt haben die Pygmäen seit geschätzten 50.000 Jahren beibehalten. Das ist hundertmal länger als die Zeit, die seit Kolumbus verstrichen ist. Leider wurde ihre Waldheimat im letzten Jahrhundert durch Kräfte von außen dezimiert, und diese gütigen Menschen haben sehr gelitten. Es erfüllt mich mit tiefer Sorge, dass sie heute vom Aussterben bedroht sind.

Heilen macht unsere Herzen glücklich

Die Pygmäen sind nicht die einzige alte Gesellschaft, deren Lebensweise uns etwas Grundlegendes über die Fähigkeiten sagen kann, die für das Gedeihen einer Kultur im Laufe vieler Tausend Jahre wesentlich waren. Die Buschmänner – in Südafrika auch als das Volk der San bekannt – gehören ebenfalls zu den ältesten Gesellschaften der Welt. Sie sind vielleicht genauso alt wie die Pygmäen. Die meisten Anthropologen stimmen darin überein, dass es die Buschleute als Kultur seit mindestens 40.000 Jahren, vielleicht sogar noch viel länger, gibt.

Der in den 1980ern populäre Film *Die Götter müssen verrückt sein* zeigte vielen Menschen im Westen die außergewöhnliche Anmut, Güte und Arglosigkeit dieses Volkes. Der Star des Films war der Buschmann N!xau, der bis dahin mit der Außenwelt nur wenig Kontakt gehabt hatte. Er hatte in seinem Leben nur drei Menschen weißer Hautfarbe gesehen und noch nie eine Siedlung zu Gesicht bekommen, die größer war als die paar Hütten seines San-Volkes. Da er keine Ahnung von Geld hatte, ließ er seinen ersten Lohn, 300 Dollar in bar, einfach vom Wind wegwehen. Viele Millionen Menschen sahen den Film, und praktisch alle ließen sich von seiner tiefen menschlichen Wärme, seiner strahlenden Fröhlichkeit und seinem inneren Frieden bezaubern.

Wir können sowohl von den Buschmännern als auch von den Pygmäen eine Menge lernen, nicht nur über ihre Kultur, sondern auch über die menschliche Natur und über uns als Menschen.[366] Sie lebten schon immer in Würde und waren der gegenseitigen Gesundheit und dem Glück verpflichtet. Seit Zehntausenden von Jahren sind sie ein durch und durch hilfsbereites Volk und leben in nahezu völliger Harmonie zusammen. Obwohl ihre Umwelt so karg ist, dass ihr Überleben fast an ein Wunder grenzt, haben sie auf die Kargheit und die Härten ihrer Umgebung nie damit reagiert, dass sie Dinge horteten oder gewalttätig waren, sondern damit, dass sie alles teilten, was sie besaßen. Sie sind überzeugt, dass das Wohlergehen des Einzelnen untrennbar mit dem Wohlergehen der Gruppe verbunden ist, zu der er gehört.

Einer meiner Freunde, Tom Burt, hat viel Zeit bei den Buschmännern verbracht. Er erzählte mir: „Als ich dort war, konnte ich jede Nacht ganz in der Nähe ihrer Hütten sitzen und zuhören, mit welcher Freude sie sich unterhielten und lachten. Es ist bemerkenswert, wie viel Glück sie aus ihrem alltäglichen Leben ziehen. Die bedingungslose Liebe, die sie füreinander und für das ganze Leben empfinden, hat für den Rest der Welt Modellcharakter und ist nachahmenswert."

Bei den Buschmännern herrscht wie bei den Pygmäen fast völlige Gleichheit zwischen den Geschlechtern. Auch sie erschrecken bei dem Gedanken an Gewalt und Grausamkeit, auch gegen Tiere, zutiefst. Kinder und ältere Menschen werden wertgeschätzt, sie lehren die Jugendlichen, dass ihre wichtigste Ressource die Gunst ihrer Nachbarn ist. Krankheiten jeder Art behandeln sie in erster Linie mit einem Heiltanz, zu dem die Gemeinde zusammenkommt und der den existenziellen Geist des Teilens pflegt, den das Volk für ganz wichtig erachtet.[367]

Im Vergleich zu modernen Heilmethoden wie Genmanipulation und Organtransplantation erscheint ein Heiltanz ziemlich primitiv. Doch bevor wir solche Praktiken völlig von uns weisen, sollten wir uns daran erinnern, dass wir es hier mit einem Volk zu tun haben, dem es über Zehntausende von Jahren gut ging, und ich bezweifle ernsthaft, dass man das in der fernen Zukunft von unserer Form der

Zivilisation auch sagen wird. Was die heilende Kraft liebevoller menschlicher Kontakte angeht, so scheinen die Buschmänner wie auch die Pygmäen ziemlich viel zu wissen, was die moderne Medizin und die ganze moderne Gesellschaft vielleicht wieder lernen muss, wenn wir überleben wollen.

Die Pygmäen und die Buschmänner, die ältesten Völker der Erde, erinnern uns daran, dass unsere Fähigkeit zu Gegenseitigkeit, Kooperation und Empathie ebenso real und ganz genauso ein Teil unserer Menschlichkeit sind wie unsere Fähigkeit zu Gier, Konkurrenz und Exklusivität. Sie erziehen ihre Kinder mit grenzenlosem Respekt und behandeln jeden Menschen, als sei er unendlich wertvoll. So haben sie länger überlebt als jede andere Kultur, die die Wissenschaft kennt. Die Pygmäen und die Buschmänner sind der lebendige Ursprung der Menschheit, als Gesellschaften verkörpern sie das biblische Gebot „Du sollst deinen Nächsten lieben wie dich selbst" auf eine Weise, wie ich sie auf der Welt nicht großartiger kenne.

Leider ist das Überleben der Kultur der Buschmänner ebenso wie das der Pygmäen heute sehr gefährdet. Es ist tragisch, dass es für diese lebensbejahenden Völker, die so wenige Ansprüche an ihre Umwelt gestellt und die seit 40.000 Jahren überlebt haben, in unserer modernen Welt keinen Platz mehr gibt.

Ich glaube, wir können von diesen Menschen viel lernen, doch ich plädiere nicht dafür, dass wir zu ihrem technologisch primitiven Stand zurückkehren, noch dass wir uns von allen Formen des Fortschritts abwenden. Unsere materielle und wissenschaftliche Entwicklung hat uns so vieles gegeben, für das ich zutiefst dankbar bin. Wenn wir jedoch die Herausforderungen und Schwierigkeiten der künftigen Zeiten meistern wollen, müssen wir, so glaube ich, die Nutzung der technologischen Vorteile mit etwas verbinden, das die Pygmäen und die Buschmänner wie die Menschen in Abchasien, Vilcabamba, Hunza und die Älteren auf Okinawa längst verstanden haben: Jeder ist ein Teil des anderen. Wir brauchen einander. Ohne die Liebe füreinander und für diese wunderschöne Welt in unseren Herzen werden wir untergehen.

Das Überleben des Stärkeren – oder: Liebe deinen Nächsten wie dich selbst

Im Laufe der Geschichte haben große Denker über die dem Menschsein zugrunde liegende fundamentale Einheit gesprochen. Sie wussten und lehrten, dass jeder von uns wahrhaftig Teil einer großen Familie ist, zu der alle Menschen überall auf der Welt gehören. Doch die Zukunft selbst hängt heute von mehr als nur einer Handvoll Weiser ab, die dies begriffen haben. Die Lebensqualität der zukünftigen Menschheit hängt davon ab, dass immer mehr Menschen diese Erkenntnisse in den Alltag integrieren. Gesundheit und Überleben der Spezies Mensch in künftigen Zeiten hängen davon ab, wie sehr wir verinnerlichen, dass wir wirklich voneinander abhängig sind.

Viele von uns glauben, die menschliche Natur sei wettbewerbsorientiert und destruktiv. Wir hören von „egoistischen Genen", als ob unser Erbgut vorherbestimmte, dass wir Egoisten sein und miteinander kämpfen werden.[368] Man sagt uns, dass unsere Spezies einen angeborenen „Killerinstinkt" besitze und dass für uns Krieg und Massaker normal und unvermeidlich seien. Der Glaube ist weit verbreitet, dass wir von „Killeraffen" abstammen, die brutal und grausam aggressiv sein mussten, um unter den feindlichen Bedingungen der prähistorischen Zeiten zu überleben.[369] Angesichts solcher Vorstellungen ist die Natur eine unbarmherzige Schlacht ums Überleben. Es sei eine romantische Täuschung, dass die Menschen über einen beträchtlichen Zeitraum miteinander und mit ihrer Umgebung in Frieden leben können. „Krieg", sagte Dick Cheney 2004, als er noch Vizepräsident der USA unter George W. Bush war, „ist der Naturzustand des Menschen."[370]

Cheney und andere, die wie er denken, halten den Menschen von Natur aus für erbarmungslos konkurrenzorientiert. Alle menschlichen Erfahrungen sind demnach Ausdruck des darwinistischen Prinzips vom „Überleben des Stärkeren". Haben sie recht, dann ist unsere Spezies angesichts der Existenz von Atomwaffen mit ziemlicher Sicherheit dem Untergang geweiht. Doch in seinem Werk *Die Abstammung des Menschen* erwähnt Darwin das Überleben des Stärkeren nur zweimal und davon einmal, um sich für den seinem Gefühl nach unpassenden und irreführenden Ausdruck zu entschuldigen. Dagegen spricht er 95-mal von der Liebe. In seine späteren Schriften betont er wiederholt, das Modell der natürlichen Selektion vom „Überleben des Stärkeren" habe im Laufe der menschlichen Evolution an Bedeutung verloren und sei durch moralisches Feingefühl, Erziehung und Bildung sowie Kooperation ersetzt worden.[371]

Manchmal sehen wir uns im Grunde einfach als hübsch angezogene Schimpansen und stellen fest, dass diese einen ziemlichen Hang zu Hinterhältigkeit, Gewalt, Diebstahl, Kindesmord und sogar zum Kannibalismus haben. Allerdings versöhnen sich die härtesten Rivalen unter den Schimpansen nach einem Kampf, reichen einander die Hände, lächeln, küssen und umarmen sich. Und außerdem gibt es noch einen anderen Primaten, der genetisch so eng mit uns verwandt ist wie der Schimpanse – der Bonobo, eine im Kongo heimische Affenart. Hätten wir statt der Schimpansen die Bonobos auf Hinweise über die Ursprünge des menschlichen Verhaltens untersucht, wären wir zu ganz anderen Schlüssen gekommen. Statt des Killeraffen-Modells hätten wir das Liebesaffen-Modell, denn diese Primaten zeigen eine phänomenale Sensibilität für das Wohlbefinden der anderen. „Heute", schreibt Marc Barasch in seinem 2005 veröffentlichten Buch *Field Notes on the Compassionate Life* (etwa: Empirisches Material über das mitfühlende Leben), „finden Primatenforscher in den Bonobos den Beweis dafür, dass nicht Rivalität auf Gedeih und Verderb, sondern Einigung, Zuneigung und Kooperation möglicherweise das zentrale Organisationsprinzip der Evolution des Menschen darstellen."[372] Einer der führenden Experten der Welt auf dem Gebiet des Verhaltens von Primaten, Frans de Waal, spricht vom „Überleben der Nettesten".[373]

Welche Art von Kreaturen sind wir also? Manche glauben, Menschen seien von Grund auf egoistisch, andere halten uns im Wesentlichen für sanfte Kreaturen, die nur Liebe brauchen, um zu gedeihen; doch ich gehöre keinem Lager an. Vielleicht sollte ich sagen, ich gehöre zu beiden. Mir scheint es, als hätten wir ein nahezu unbegrenztes

Potenzial in beiden Richtungen. Teilweise egoistisch und teilweise göttlich inspiriert, haben wir das Potenzial sowohl zur Rivalität als auch zur Kooperation. Wir können Gesellschaften bilden wie die, die Ruth Benedict „mürrisch und böse" nannte, und solche, die sie als „synergistisch" bezeichnete. Je nachdem, was wir in uns und unseren Kindern bejahen und fördern, können wir diesen Planeten kollektiv in eine Hölle oder in ein Paradies verwandeln. Ob es uns gefällt oder nicht, ob wir es akzeptieren oder nicht, es kommt ganz erheblich darauf an, wie wir uns entscheiden. Es ist immer wichtig, wie wir uns selbst und andere behandeln.

Die wahre Neuigkeit auf diesem Planeten

Deshalb glaube ich, dass uns die gesündesten und langlebigsten Völker eine Vision der Hoffnung für unsere Zeit bieten. Auf Okinawa, Abchasien, Vilcabamba und Hunza gibt es ein tiefes Gespür für menschliche Beziehungen und soziale Integrität. Die Menschen helfen einander ständig und glauben aneinander. Menschen können Fehler immer wiedergutmachen, und es wird ihnen verziehen, sie werden also praktisch nie ausgegrenzt oder zurückgewiesen. Reichtum wird geteilt und nicht gehortet. Ein abchasisches Sprichwort drückt es so aus: „Ich bin ganz, weil du ganz bist."

In diesen Gesellschaften, die durch den großen Respekt geprägt sind, mit dem Frauen, Kinder und alte Menschen behandelt werden, gibt es sehr wenig Gewalt oder Grausamkeit, keine harten Strafen und kaum Kriminalität. Die Menschen sind nicht von Neid und Gier erfüllt, sondern von einer Haltung des Vertrauens und der Zuversicht, nicht nur zu anderen Menschen, sondern auch zur Natur.

In Hunza lebte ich in einer anderen Welt, einer Welt voller Freundlichkeit und Gutmütigkeit. Habsucht, Neid und Eifersucht gab es nicht; um die Ordnung aufrechtzuerhalten, brauchte man keine Polizei; unverschlossene Türen stellten keine Versuchung dar.
　　　　　　　　　　　　　　Dr. Allen Banik, Autor von *Hunza Land*

Ich hatteiik das Glück, viele Orte zu bereisen und eine große Vielfalt verschiedener Kulturen kennenzulernen, doch es gibt etwas wirklich Einzigartiges in der Kultur von Okinawa, das meiner Meinung nach großenteils für das lange Leben verantwortlich ist. Die Menschen dort sind bei Weitem die nettesten, ruhigsten, warmherzigsten, die ich je traf.
David Puzey, langjähriger Einwohner von Okinawa

Ich besuchte [die Menschen in Vilcabamba], denn ich hatte gehört, dass sie alt seien. Doch ich blieb bei ihnen, weil sie sie selbst waren, ein äußerst liebenswertes Volk, von dem ich etwas lernen wollte. Jeder definierte sich nach dem, was er verschenkte. Ich habe nie zuvor Menschen erlebt, die so wenig hatten und so freigiebig handelten.
Grace Halsell, Autorin von Los Viejos (Die Alten)

Natürlich weiß ich, dass es für uns in der modernen Welt weder praktikabel noch dienlich wäre, wenn wir genauso leben wollten wie Menschen in Abchasien, Vilcabamba, Hunza oder die Älteren von Okinawa. Wir haben andere Probleme, andere Möglichkeiten und andere Schicksale; es wäre nichts damit gewonnen, ihre Lebensweise nachzuahmen. Doch gleichzeitig glaube ich, dass wir etwas von ihrem Beispiel lernen können, um gesünder, menschlicher und liebevoller zu werden. Sie zeigen uns, dass wir etwas tun können, um uns unserer Menschlichkeit und Gesundheit zu versichern, selbst wenn wir inmitten einer Gesellschaft leben, in der das Credo „Jeder ist sich selbst der Nächste" zu lauten scheint.

Wenn Sie sich heute für ein Netzwerk der Fürsorge, Unterstützung, Glaubwürdigkeit und des Vertrauens innerhalb Ihres Freundeskreises und Ihrer Familienmitglieder sowie der größeren menschlichen Gemeinschaft einsetzen, können Sie damit einen Akt der größtmöglichen Heilung vollbringen. Um die Isolation und Trennung, die unser Leben prägt, zu überwinden, müssen wir Beziehungen aufbauen, pflegen und ihnen den Vorrang einräumen. Sie müssen in der Erkenntnis verankert sein, dass jedes menschliche Leben wertvoll ist und dass jeder von uns einzigartige Gaben besitzt und einzigartige Formen von Liebe geben kann.

Viele von uns sind nicht in einem Milieu aufgewachsen, das uns die dringend benötigte Fürsorge und Förderung gewährte. Als Erwachsene leiden viele immer noch unter einem Mangel an Anschluss, Zuneigung und Unterstützung im Leben. Wir wissen, dass diese Einsamkeit nicht nur eine Quelle emotionalen Leidens ist, sondern auch ernste gesundheitliche Folgen hat.

Nur wenige Aufgaben sind wichtiger als die, dieses Erbe der Lieblosigkeit hinter uns zu lassen. Ihre Bemühungen in diese Richtung werden wahrscheinlich zur Heilung und zu einer größeren Lebenserwartung bei Ihnen und bei Ihren Angehörigen führen. Doch der Einfluss Ihrer Fürsorge hört dort nicht auf. Die kleinen Wellen, die entstehen, wenn Sie helfen und wertschätzen, breiten sich aus und schaffen ihrerseits Realitäten. Ich glaube, Sie werden auf die größeren politischen und spirituellen Richtungen unserer Zeit Einfluss nehmen. Sie werden nicht nur Ihr Leben und das Leben derjenigen verbessern, um die Sie sich kümmern. Sie werden auch unsere kollektive Zukunft zum Besseren beeinflussen.

Wir sind weit mehr miteinander verbunden, als wir denken. Wir sind tief miteinander verflochten und tragen durch unsere Art, miteinander zu sprechen, zu Wohlbefinden oder Krankheit und durch unsere Art, wie wir einander behandeln, zu Erfüllung oder Frustration bei. Wir teilen unsere Hoffnungen, unsere Heilung, unsere Träume.

Wenn wir heute darüber entscheiden, wie wir miteinander umgehen, wie wir unsere Kinder erziehen und welche Familien und Gemeinschaften wir bilden, entscheiden wir über unsere Zukunft. Wir können uns so verhalten, dass wir Menschen mit einer Neigung zum Tod heranziehen, die verzweifelt und bösartig sind. Wenn wir auf eine andere Weise miteinander umgehen, wenn wir unsere fundamentale Güte und unsere Fähigkeit zu liebevoller Verbindung fördern und erhalten, können wir eine gesunde und heile Gesellschaft von Menschen schaffen, die denen, die sie berührt, Heilung, Frieden und Freude bringt.

Ich glaube, dass die wahre Neuigkeit auf diesem Planeten die Liebe ist – warum es sie gibt, woher sie kam und wohin sie geht. Letztlich ist es die Liebe in unserem Leben, durch die wir ganz heil werden und lang leben.

Ob wir es uns eingestehen oder nicht, wir haben die Wahl, entweder Erfüllungsgehilfen des Status quo – oder jeden Tag ein Revolutionär zu sein. Wir haben die Wahl, ob wir der kulturellen Trance erliegen, Fast Food essen und aneinander vorbeirennen oder ein Leben voll Fürsorge, Substanz und Heilung aufbauen. Davon hängt so viel ab.

17
Schmerz und Heilung

Es wird eine Zeit kommen, da glauben Sie, alles sei zu Ende.
Und doch ist es erst der Anfang.
            Louis L'Amour

Zählt man das Maß an bedingungsloser Liebe in der Gemeinschaft zu den wichtigsten Zeichen einer Hochkultur, dann ist die westliche Kultur wohl primitiver, als wir gewöhnlich denken, während die Pygmäen und die Buschmänner führend sind. Umso mehr Sorgen bereitet es, dass diese beiden Völker heute vom Aussterben bedroht sind.

Und noch trauriger ist, dass nicht nur sie betroffen sind. Die moderne Welt wird für viele traditionelle Gesellschaften immer unwirtlicher.

In Abchasien ist die idyllische Abgeschiedenheit, die die Region lang genossen hat und in der die legendäre Gesundheit und Langlebigkeit ihrer Bewohner gedeihen konnte, in den Jahren seit dem Zusammenbruch der Sowjetunion erheblich gefährdet. Vor 1993 gehörte das Land zur Sowjetrepublik Georgien, hatte aber seine eigene Kultur und seinen eigenen Glauben. Während viele Abchasen friedlich nach alter Sitte lebten, begannen andere, die alten Pfade zugunsten der Moderne zu verlassen, und interessierten sich zunehmend für Politik. Als sich Georgien Anfang der 1990er Jahre von der Sowjetunion abspaltete, beschlossen die abchasischen Behörden, ihren Wunsch nach einer autonomen Republik weiterzuverfolgen, und erklärten die Unabhängigkeit der Region. Fast augenblicklich schickte Georgien seine Streitkräfte nach Abchasien, um das Gebiet zurückzuholen. Tragischerweise kam es 1993 zu einem verheerenden Krieg mit mehr als 100.000 Toten, gewaltigen Umwälzungen und Zerstörung.

Wie die Zukunft für Abchasien aussieht, ist ungewiss, doch der

Krieg und die damit verbundenen Ereignisse des vergangenen Jahrzehnts haben die sozialen und wirtschaftlichen Strukturen im Kaukasus grundlegend beschädigt. Nicht zum ersten Mal in der Geschichte der Menschheit haben Krieg und Gewalt eine lebensbejahende Gesellschaft dezimiert. Wahrscheinlich wird es nicht das letzte Mal gewesen sein. Ich glaube, dass diejenigen von uns, die nicht direkt von solcher Gewalt betroffen sind, es den Betroffenen schulden, mit aller Kraft eine Kultur des Friedens, Wohlstands und der Gerechtigkeit in der Welt aufzubauen, damit sich solche tragische Ereignisse möglichst nie wiederholen.

In der ganzen Welt kämpfen heute die weisesten und ältesten Kulturen um ihr Überleben. Auf Okinawa leben die nachfolgenden Generationen nicht mehr so, wie es die Älteren so lang und mit bemerkenswerten Ergebnissen getan haben. Durch die massive Militärpräsenz der USA kamen die jüngeren Einwohner dort mit Junkfood in Kontakt und wurden zu eifrigen Konsumenten von Burgern, Limonade, Donuts, industriell verarbeitetem Fleisch und Konserven – mit verheerenden gesundheitlichen Folgen. Ähnliches gilt auch für China, wo das Bestreben, die amerikanischen Essgewohnheiten nachzuahmen, die Raten von Fettleibigkeit, Krebs und Herzkrankheiten explodieren lässt.

Man kann auf der Welt kaum noch durch eine Stadt schlendern, ohne von der Werbung für Limonaden, McDonald's, KFC, Baskin-Robbins erschlagen zu werden. Multinationale Konzerne errichten überall dort in rasender Geschwindigkeit Geschäfte, wo Menschen Geld ausgeben können. Die Schnellrestaurant-Kette Dunkin' Donuts verkauft täglich 6,4 Millionen Donuts (aneinandergelegt reichen sie zweimal um die Welt).[374] Und McDonald's verkündet stolz, man habe nun mehr als 100 Milliarden Burger verkauft. Das seien rund sechzehn für jeden Mann, jede Frau und jedes Kind auf der Welt.

In manchen Städten gibt es jetzt Restaurants mit sogenannten „Minutenbuffets – alles, was Sie essen können", wo die Kunden nicht für das bezahlen, was sie essen, sondern dafür, wie lang sie am Tisch sitzen. Es überrascht nicht, dass Menschen in diesen Restaurants kaum miteinander sprechen. Zielstrebig essen sie so schnell wie möglich so viel nur geht.

Es gehört zur Misere unserer Zeit, dass eine toxische Nahrungsmittelwelt, die zu Gewichtszunahme, Herzkrankheiten, Krebs und Diabetes führt, sich rasch über den Globus verbreitet. Dadurch nehmen Fettleibigkeit und ihre Begleitkrankheiten heute in jedem Land der Welt zu. Diese Trends, das muss ich leider sagen, dringen auch in früher isolierte und unberührte Orte wie Hunza und Vilcabamba vor.

Neue Entwicklungen in Hunza

Das Hunzatal blickt immer noch auf einige der überwältigendsten Bergmassive, die es auf der Erde gibt. Bis vor ein paar Jahrzehnten führte der einzige Zugang über einen gefährlichen, stellenweise in den Fels geschlagenen Pfad. Manchmal fror der Hunza-Fluss im Winter zu und konnte überquert werden. Aber zu anderen Zeiten mussten Menschen auf allen vieren auf den gefährlichen Seilbrücken über den tosenden Wassern kriechen, um nach Hunza zu gelangen.

Ende der 1960er Jahre begann sich das zu ändern. Die pakistanische Regierung, die im Fall eines Krieges mit Indien Hilfe von China erhalten wollte, begann mit dem Bau einer primitiven Straße, die mit Spezialfahrzeugen befahren werden konnte.

Als Alexander Leaf 1973 die Hunza für die Zeitschrift *National Geographic* aufsuchte, waren die Folgen der Existenz dieser Straße bereits offenkundig. Er schrieb:

Früher stellten sie jedes Kleidungsstück, die sie trugen, aus dem Tuch her, das sie aus der Wolle ihrer eigenen Schafe webten, nun jedoch tragen sie farbenfrohe Baumwolldruckstoffe aus Japan. Importierter Tee löst die traditionellen Fruchtsaftgetränke ab. In den Dörfern entstehen kleine Geschäfte, da die Einheimischen Handel anstatt Landwirtschaft treiben, um ihren Lebensunterhalt zu verdienen. Die alten Leute sagten uns immer wieder, dass „niemand mehr Zeit zur Erholung und für Feste hat".[375]

Das Oberhaupt der Hunza beklagte sich bei Dr. Leaf:

Seit es die Straße gibt, gehen die jungen Leute nach Pakistan zum Wehrdienst oder zur Arbeit. Sie kommen zurück und verändern die Traditionen meines Volkes. Die Ernährung verändert sich, und die Gesundheit wird schlechter. Es gibt jetzt weniger alte Menschen.[376]

Im Jahr 1979 wurde dieses Reich im Hochgebirge durch die Fertigstellung der befestigten Karakorum-Fernstraße für die Welt noch besser erschlossen. Diese Meisterleistung der Ingenieurskunst wurde aus fast 1000 Kilometer senkrechtem Bergfelsen herausgemeißelt. Obwohl Zehntausende von chinesischen Arbeitern daran beteiligt waren, dauerte der Bau fast zwanzig Jahre. Mehr als tausend Männer kamen durch Lawinen und Arbeitsunfälle ums Leben. Die Fertigstellung wirkte sich unmittelbar auf die zeitlose Beschaulichkeit von Hunza aus.

Wenige Jahre später beschrieb einer der Ältesten der Hunza, Gulam Mohamad Beg, einem amerikanischen Reporter, wie der Einfluss der Außenwelt alles verändert hatte:

Hunza ist nicht mehr dasselbe, seit die Karakorum-Fernstraße in unser ruhiges Leben eingedrungen ist. Vorher verschloss niemand seine Tür. Diebstahl war unbekannt. Vorher war der soziale Druck zur Ehrlichkeit stark. Außerdem gab es nicht viel Geld zu stehlen. Jetzt sind alle hinter dem Geld her, damit sie ihre Gesundheit mit gekauften Konserven aus Karachi ruinieren können. Jedes Jahr nimmt die Kriminalität zu. Noch vor zehn Jahren hatten wir kein Gefängnis und keine Polizei! Doch am traurigsten ist, dass das Volk der Hunza seine eigene Kultur vergisst. Wir haben einmal alles geteilt. Während des Winters tanzten wir jeden Tag stundenlang. Wir hatten ein Gemeinschaftsleben, und das war genug.[377]

Die Fertigstellung der Karakorum-Fernstraße schuf für die Hunza eine völlig neue soziale und wirtschaftliche Realität. Noch 1965 waren sie ein Volk ohne Geld. Die Menschen zahlten keine Steuern und hatten keine Banken. Sie betrieben nur Tauschhandel. Aber jetzt gibt es Hotels, Geschäfte und eine Tourismusbranche, die hauptsächlich von den Menschen lebt, die wegen der ungewöhnlichsten Aussicht der Welt kommen und die Berge besteigen wollen. Eine Stipendiatin am Amerikanischen Institut für Pakistan-Studien (American Institute of Pakistan Studies), Dr. Julie Flowerday, nennt den Wandel, den Hunza in den letzten zwanzig Jahren vollzogen hat, „so außergewöhnlich wie ein kulturelles Erdbeben".

Seit dem Bau der Straße schossen viele neue Siedlungen aus dem Boden, viele Hunza sind in die größeren Städte und Dörfer in Pakistan gezogen. Junge Hunza-Männer meldeten sich zur pakistanischen Armee und hatten sich, als sie zurückkamen, mit Tabak und Süßigkeiten angefreundet.

In den letzten Jahren wurde Hunza formell von Pakistan annektiert. Doch in mancher Hinsicht bewahrt das Volk seine eigene Kultur noch immer. In Pakistan gehen zum Beispiel viele Frauen vollkommen verschleiert, die Frauen in Hunza jedoch tragen keinen Schleier und nehmen viel freier am größeren Gemeinschaftsleben teil als die Frauen im restlichen Pakistan. Die Hunza bewirtschaften noch immer ihre wunderbaren Terrassen völlig biologisch. Doch jeden Tag verliert Hunza ein wenig mehr von seiner Identität und gleicht sich dem übrigen Pakistan an. Trotz seiner idyllischen Vergangenheit kann Hunza sich nicht länger von der größeren pakistanischen Gesellschaft isolieren.

Die jüngeren Leute in Hunza beginnen in ihrer Ernährung und ihrem Lebensstil den Westen nachzuahmen. Fleischprodukte in Konserven, Schokoriegel und Weißmehl werden zunehmend alltäglich. Es kommt zu bislang unbekannten Krankheiten.

Die phänomenale Gesundheit und Langlebigkeit der Hunza, die Tausende von Jahren überdauerten und 10.000 Lawinen in den Bergen des Karakorum überstanden, werden nun leider unter der größeren Lawine der modernen westlichen Zivilisation begraben.

Vilcabamba heute

Auf der anderen Seite der Welt gibt es noch eine Gesellschaft, die lang für ihre Gesundheit und Langlebigkeit berühmt war: Vilcabamba. Wie in Hunza begann die Moderne in den 1970er Jahren dort Einzug zu halten. In den 1990ern war der Fortschritt angekommen: Es gab eine befestigte Fernstraße, Elektrizität, einfache Telefone, Fernsehen und ein breites Spektrum stark verarbeiteter und raffinierter Nahrungsmittel, einschließlich Coca-Cola und Schokoriegeln.

Im Gefolge der Fernstraße kamen moderne Arztpraxen. Über Ecuadors Programm für die medizinische Versorgung auf dem Land trafen eifrige junge Universitätsabsolventen ein, die in Vilcabamba Antibiotika und andere Medikamente zu verschreiben begannen. Obwohl dies einige Vorteile hatte, starben innerhalb einiger Monate nach Ankunft der jungen Ärzte mehrere der Älteren an Durchfallerkrankungen, nachdem die Antibiotika die gute Darmflora vernichtet hatten.[378]

Mit dem Verlust der Abgeschiedenheit änderten sich auch die Einstellungen. „Wo man die Alten früher für ihre Lebensklugheit und Erfahrung verehrte", sinniert ein langjähriger Bewohner Vilcabambas, „werden sie heute einfach nur noch als alt betrachtet. Ihre traditionelle Rolle als mündliche Übermittler von Geschichte und Kultur, als Quelle der Weisheit in Krisenzeiten, ist erschüttert. Sie gelten jetzt als Anachronismus."[379]

Bis vor sehr kurzer Zeit war der einzige Weg, der von Loja (der nächstgelegenen Stadt) nach Vilcabamba führte, beschwerlich, zeitraubend und tückisch. Heute erreicht man es von Loja aus über eine zweispurige Schnellstraße mit Buslinien und Taxidiensten. Noch vor wenigen Jahren war das Zentrum vom Vilcabamba ein heiterer Ort mit einem kleinen Park und einer Kirche. Die Luft war sauber. Es gab keine Autos, keine Elektrizität, keinen Gehsteig. Jetzt ist der Platz während der Reisezeit von Lärm und den Abgasen der Jeeps und Geländewagen erfüllt. Es gibt Internetcafés, die die amerikanischen Rucksacktouristen und die reichen Ecuadorianer verpflegen. Vilcabamba hat sogar ein eigenes Fremdenverkehrsbüro.

Das mineralreiche Wasser, das durch die Stadt fließt, darf immer noch zum Baden benutzt werden, und das Klima ist nach wie vor paradiesisch. Aber wenn Sie heute Vilcabamba in der Erwartung besuchen, dort viele gesunde Hundertjährige auf einem Haufen zu finden, werden Sie wahrscheinlich enttäuscht. Sie treffen vermutlich keine Dorfältesten mehr, die auf dem Platz „Hof halten" oder dort einfach sitzen. Viele von ihnen haben sich weit hinauf in die Berge zurückgezogen. Was Sie sehen werden, sind Mitglieder der jüngeren Generation, die Schokoriegel essen, Limonade trinken und Videospiele spielen. Sie sind versessen darauf, in die große Stadt zu ziehen, obwohl sie oft nicht einmal ansatzweise begreifen, was dort mit ihnen geschehen wird, oder sich des Wertes dessen bewusst sind, was zunehmend verloren geht.

Es ist traurig zu sehen, wie gesunde Kulturen und Lebensweisen, die unzählige Jahrhunderte gediehen, vor unseren Augen verschwinden. Manchmal kann natürlich Transformation und Entwicklung nur stattfinden, wenn man die Tradition hinter sich lässt. Doch mich schaudert, wenn ich sehe, dass westliches Konsumverhalten zur herrschenden Moral wird und fett- und zuckerreiche Nahrungsmittel die Welternährung dominieren.

Heute befürchten viele Menschen, das Überleben der Menschheit sei durch den Zusammenbruch der modernen Gesellschaft, wie wir sie kennen, bedroht. Ich frage mich, ob unser Überleben nicht vielleicht durch die Fortführung der modernen Gesellschaft, wie wir sie kennen, ebenso bedroht ist.

Ein trauriges Leben

Es gibt viel Gewalt und Verlust in der Welt. Zu viel ist vom Aussterben bedroht, wie die Buschmänner und die Pygmäen, die ältesten und vielleicht die von allen menschlichen Gesellschaften am bedingungslosesten Liebenden. Und viele der gesündesten und lebensbejahendsten traditionellen Kulturen der Welt kämpfen angesichts der sich fortlaufend ausbreitenden westlichen Konsumkultur ums Überleben.

Diese Realitäten betreffen uns alle. Wenn wir in diesen Zeiten Heilung finden wollen, müssen wir hinsehen, was geschieht, unseren Schmerz eingestehen und im Interesse dessen handeln, was wir lieben.

Vielen von uns wurde beigebracht, unseren Schmerz zu verleugnen. Doch wenn wir das tun, kämpfen wir gegen die Wahrheit über uns selbst, und dadurch entsteht auf vielen Ebenen Krankheit. Zu den großen uneingestandenen Krankheitsursachen der modernen Welt gehört die Unterdrückung unserer Gefühle und in der Folge der Verlust unserer Fähigkeit, Freude und Lebendigkeit zu empfinden.

Wenn wir uns gegen die Erfahrung von Verlust wappnen, zehrt uns das aus und verhindert, dass Heilung geschieht. Es strengt an, Emotionen ständig zu unterdrücken. Vermeiden wir unseren Schmerz, werden wir tendenziell dumpf und gefühlsunfähig. Wir werden passiv und gleichgültig, nicht, weil es uns nichts ausmachte, sondern weil wir nicht trauern. Wir schotten uns ab, denn wir haben zugelassen, dass wir so viel Verlust in unserem Herzen tragen und nun keinen Platz mehr zum Fühlen haben. Ruhe, Sport, Spiel, die Aufgabe unrealistischer Erwartungen helfen uns bei der Bewältigung. Doch manchmal heilen wir erst wirklich, wenn wir lernen, mit unserem Schmerz zu leben, wenn wir mit unserem Leiden tief vertraut werden, wenn wir lernen zu trauern.

Das ist nicht immer leicht, doch wenn wir den Schmerz der Auseinandersetzung mit dem, was geschieht, zu vermeiden trachten und um jeden Preis Trost suchen, sind wir letztlich unfähig zur Liebe und zu emotionaler Verbindung mit anderen; doch das brauchen wir, um gesund und heil zu sein. Wenn wir unseren Schmerz unterdrücken, ersticken wir unser Herz.

In der modernen Gesellschaft und in jedem Kopf gibt es tausend Stimmen, die uns von der Traurigkeit in unserem Leben ablenken wollen. Wir lernen früh, Leid als Feind zu betrachten, der bekämpft werden muss, und Unangenehmes, Schwieriges oder Enttäuschendes abzuwehren. Oft verurteilen wir uns streng für unsere Verwundbarkeit. Doch Heilung ist nicht die Abwesenheit von Leid. Heilung setzt bei unserem Leid an und ermöglicht Antworten, die uns zu größerer Ganzheit führen und uns zu vollkommeneren Menschen machen. Heilung beginnt damit, dass wir sind, wer wir sind, damit, dass wir ehrlich in Bezug auf unsere eigene Realität und die unserer Welt sind. Mitgefühl verlangt den Mut, uns mit dem Leid auseinanderzusetzen.

Eines der Geheimnisse der Kulturen, in denen die Menschen oft lange, gesund und glücklich leben, besteht darin, dass sie Möglichkeiten haben, ihre Freude und, was vielleicht noch wichtiger ist, ihre Ängste und ihren Kummer auszudrücken und mit anderen Menschen zu teilen. Sie erkennen, dass wir uns alle manchmal überfordert, unterlegen und schrecklich allein fühlen. Wir sind dann versucht, uns in eine Ecke zu verkriechen und uns selbst zu bemitleiden. Sie wissen um die dunkle Nacht der Seele, die es bei uns allen gibt, und sie verstehen, dass man in solchen Zeiten andere Menschen braucht, an die man sich wenden, bei denen man emotional verletzlich und ehrlich sein darf. So werden wir inmitten unserer Verzweiflung daran erinnert, dass wir Teil einer Gemeinschaft sind, dass es andere Menschen gibt, die sich um uns kümmern, und dass wir immer noch am Leben teilhaben. Unser Schmerz wird zur Quelle der Verbindung mit dem, was wir sind, mit unserer Leidenschaft, unserem Engagement, unserem Mut und unserer Verletzlichkeit.

Es ist enorm wichtig, dass wir das heute verstehen, denn ich glaube nicht, dass jemand wahrnehmen könnte, was an Unermesslichem in unserer Welt geschieht, ohne den Schmerz um das Leben und die Angst um unsere kollektive Zukunft zu fühlen. Jeder von uns hat natürlich sein eigenes Leid, seine persönlichen Verluste, Enttäuschungen und Frustrationen. Doch der innere Schmerz geht heute über das Persönliche hinaus. Er betrifft das individuelle Leben von uns allen und zudem etwas Größeres. Die Zukunft des Lebens auf der Erde steht auf dem Spiel.

Diese Sorge ist unteilbar, sie gehört uns allen. Sie liegt in der Natur unserer Zeit und wir müssen sie uns zu eigen machen. In den Tiefen unseres geteilten Schmerzes können wir auch unsere gemeinsame Fürsorge, unsere gemeinsamen Gebete und die Wurzeln unserer

Handlungsfähigkeit erfahren. Der Schmerz, den wir fühlen, ist das Aufbrechen der Hülle, die unsere Fähigkeit zu reagieren umgibt. In Zeiten wie diesen kann etwas Wertvolles ans Licht kommen. In unserem geteilten Schmerz mühen wir uns damit ab, ihm zur Geburt zu verhelfen.

Wir leben jetzt in einer Zeit, die „die große Wende" genannt wurde. In einer solchen Zeit ist es, glaube ich, unsere Aufgabe, dem Blick standzuhalten, uns darum zu kümmern, was stirbt und was geboren wird, was verletzt und was schön ist. Wir sind aufgerufen, keine Angst vor dem Schmerz und keine Angst vor der Freude zu haben, uns daran zu erinnern, dass kein Gefühl endgültig ist. Durch unsere Kraft der Bejahung können wir etwas bewirken.

Wir sind heute Zeuge von Kriegen, Zerstörung, Seuchen und einer Pest von biblischen Ausmaßen. Aber was wir mit der Katastrophe anfangen, liegt ganz bei uns. Wir können zulassen, dass unsere Entschlossenheit und unser Gefühl für das Mögliche zunichtegemacht werden. Oder wir können den Schmerz dazu nutzen, unser Engagement für all das zu vertiefen, was gut und lebensspendend in uns und der Welt ist.

Ich glaube, es hilft, wenn man sich daran erinnert, dass in diesem Moment, in jedem Moment, Babys geboren werden, Kinder spielen und Menschen singen. Menschen lernen lesen, Menschen lernen zuzuhören und Menschen lernen sich selbst und andere zu verstehen. Während Menschen neue Wege zur Lösung von Konflikten finden, werden Freundschaften geschlossen und vertieft. Gerade jetzt übernehmen Millionen von Menschen die Verantwortung für ihre Gesundheit und widmen sich dem Wohlergehen ihrer Familie und ihrer Gemeinschaft.

Es ist grundlegend wichtig, dass wir uns selbst und andere nicht aufgeben, dass wir den Glauben an die Möglichkeiten der menschlichen Natur behalten. Es stimmt, dass wir als Spezies Kulturen hervorgebracht haben, die Ruth Benedict als „mürrisch und böse" bezeichnete, deren Menschen kriegerisch und engherzig sind. Aber unsere Spezies hat auch die Pygmäen und die Buschmänner, die Abchasen und die Menschen von Vilcabamba, die Hunza und die Leute von Okinawa sowie zahllose andere Gesellschaften hervorgebracht, in denen Menschen mit Respekt voreinander und vor der großen Weltgemeinde lebten.

Es ist keine einfache Zeit, um uns selbst und den größeren Möglichkeiten des Menschen gerecht zu werden, auch nicht, um vertrauensvoll in unsere kollektive Zukunft zu blicken. Es macht mich unendlich traurig, dass Menschen so destruktiv sein können. Aber ich schöpfe Kraft aus der Tatsache, dass wir als Spezies auch Menschen wie Dr. Martin Luther King jun., Nelson Mandela, Aung San Suu Kyi und Millionen andere weniger bekannte hervorgebracht haben, deren Leben ebenso für Großzügigkeit, Weisheit und Mut standen.

Ich denke zum Beispiel an die vielen Hunderttausend Menschen, die jahrzehntelang jeden Tag dafür arbeiteten, dass wir jetzt endlich kurz davorstehen, die letzten Spuren von Pocken und Kinderlähmung von der Erde zu tilgen. Und an die vielen Hundert Millionen Menschen weltweit, die sich darum bemühen, ein für die Umwelt nachhaltiges, spirituell erfüllendes und sozial gerechtes Dasein für die Menschen zu schaffen.

Wenn Ihnen wieder einmal jemand erzählt, es komme nicht darauf an, wer Sie sind oder dass Ihre Taten und Ihre Liebe keine Bedeutung haben, dann sollte er Folgendes wissen: Jeder, der mit seinem Leben für das einsteht, was ihm etwas bedeutet, ist Teil von etwas ganz Großem. Der Kampf um Gerechtigkeit ist so alt wie die Tyrannei selbst, und die Sehnsucht nach einer von Liebe geleiteten Welt ist so alt wie das menschliche Herz.

18
Tod und Erweckung

Ich weiß, dass jeder früher oder später sterben muss.
Ich dachte nur, bei mir würde man eine Ausnahme machen.
William Saroyan

Vor ein paar Jahren erhielt ich einen Brief von einer Frau aus Südkalifornien. Sie schrieb, sie und ihr Mann hätten viele Jahre lang mit großer Begeisterung gesund gelebt. Ihre Lebensweise sei wohl beispielhaft gewesen. Sie hätten Yoga betrieben, meditiert und alles peinlich genau gemieden, was raffinierten Zucker enthielt. Sie bewegten sich regelmäßig und nahmen keine Medikamente, nicht einmal Aspirin. Sie seien sehr glücklich miteinander gewesen, schrieb sie, und hätten geglaubt, sie würden nie krank werden, weil sie sich gesund ernährten und auch sonst sorgfältig auf ihre Gesundheit achteten.

Doch nun war sie erbittert und wütend. Sie fühlte sich betrogen. Als ihr Mann in den Fünfzigern war, erkrankte er an Krebs und starb. Wozu, beklagte sie sich, diese ganze Mühe wegen der Gesundheit, wenn so etwas trotzdem geschah? Verzweifelt und mit dem Gefühl, betrogen worden zu sein, hatte sie alles aufgegeben, was auch nur gesund wirkte. Nun stopfte sie sich mit Hamburgern, Süßigkeiten und dem ganzen ungesunden Essen voll, auf das sie jahrelang verzichtet hatte. Sie bewegte sich nicht mehr und hatte in den drei Jahren seit dem Tod ihres Mannes mehr als 30 Kilo zugenommen. Sie war an Diabetes erkrankt und außerordentlich depressiv.

Der Brief der Frau berührte mich. Ich bedauerte, dass sie ihren Mann verloren hatte und dass sie so depressiv, mutlos und verbittert war. Und ich bedauerte, dass sie und ihr Mann dem Irrglauben erlegen waren, dass ihre Ernährung und ihre Lebensweise ihnen dauerhafte Gesundheit garantieren könnten.

Der Glaube, gesunde Ernährung und ausreichend Bewegung allein garantiere Schutz vor Krankheit, hat etwas Unschuldiges und Naives. Wir alle haben etwas in uns, das gern eine magische Regel befolgen oder einer unfehlbaren Obrigkeit gehorchen will – mit der Garantie, dass uns alles Leid erspart bleibt. Doch so funktioniert das Leben nicht. Es ist viel unberechenbarer und viel rätselhafter.

Ich kenne Rohkostfans, die alles Gekochte für ungesund halten. Werden sie krank, machen sie den einen Bissen Gekochtes dafür verantwortlich, den sie kurz zuvor gegessen haben. Ich kenne eifrige Atkins-Anhänger, die Kohlenhydrate verteufeln und leiden, weil sie in einem Augenblick der Willensschwäche eine Ofenkartoffel aßen. Ich kenne Menschen, die glauben, dass sie ewig leben, weil sie nur unverfälschte Nahrung zu sich nehmen und für Tausende von Dollars Nahrungsergänzungsmittel schlucken.

Eine gute Ernährung und ein gutes Bewegungsprogramm sind wichtig, eine gesunde Lebensweise kann enorm viel ausmachen. Doch viele weitere Faktoren in unserem Leben üben ebenfalls großen Einfluss auf unsere Gesundheit aus. Jemand kann mit fünfzig Jahren an Hautkrebs sterben, weil er als Teenager einen Sonnenbrand hatte.[380] Mancher Krebs – insbesondere in der Brust, der Gebärmutter, den Eierstöcken und der Prostata – beginnt schon im Mutterleib und wird durch die Ernährung der Mutter und die Chemikalien in ihrer Umgebung verursacht.[381]

Wir leben in einer Welt der zunehmenden Vergiftung und Verschmutzung. Wir sind vielen Schadstoffen ausgesetzt, gegen die wir nichts tun können. Es gibt Krankheiten mit völlig rätselhaften Ursachen, und sie brechen scheinbar aus heiterem Himmel über uns herein, ganz gleich, wie wir leben. Andere sind eng mit sozialen Faktoren wie Armut und gefährlichen Arbeitsbedingungen verknüpft. Es gibt einflussreiche Kräfte auf unserer Welt, die Beziehungen untergraben, indem sie Menschen zu wahnsinnigen Arbeitszeiten zwingen und unsere Luft und unser Wasser vergiften.

Da wir unsere Ernährung oft selbst bestimmen, messen wir ihr manchmal eine unrealistische Bedeutung bei. Das vermittelt uns die

Illusion, dass wir am Drücker sind. Wir glauben vielleicht, dass uns nichts Schlimmes passiert, solange wir uns nur streng genug an die Ernährungsvorschriften halten, die wir mit so viel magischen Kräften ausgestattet haben. Aber selbst Menschen, die sich perfekt ernähren, erkranken manchmal an Krebs. Auch denen, die es gar nicht verdient haben, können schreckliche Dinge passieren, und sie passieren ihnen auch.

Die Frau, die mir diesen Brief schrieb, hatte geglaubt, dass der Lebensstil, den sie und ihr Mann pflegten, ihnen ein langes, gesundes Leben garantieren würde. Als dieser Glaube so schmerzhaft erschüttert wurde, brach ihre Welt zusammen und sie wurde nicht damit fertig. Ihre Geschichte ist sehr traurig, und ich erzähle sie hier nicht, um sie zu beschämen oder zu kritisieren, sondern weil ich hoffe, dass andere Menschen aus ihrer Erfahrung lernen.

Ich antwortete ihr, wie sehr ich mit ihrem Verlust und ihrem Leid fühlte, und erzählte ihr von Schmerz und Enttäuschung in meinem Leben, als Ideale und Träume, an die ich geglaubt hatte, um mich herum zusammenbrachen, und von dem Leben, zu dem ich jenseits von Enttäuschung und Verzweiflung gefunden hatte.

Ich schrieb ihr, ich hoffte, sie werde mit der Zeit erkennen, dass es möglich sei, sich für die Gesundheit zu entscheiden; nicht in dem Glauben, Krankheit und Tod vermeiden zu können, sondern in dem Wissen, dass Leid im Leben jedes Menschen vorkommt, und in dem Wunsch, so viel Krankheit wie möglich zu verhindern und so viel Leid wie möglich zu lindern. Sie könne Verantwortung für ihre Gesundheit und ihr Leben übernehmen, schrieb ich, nicht um jede schmerzliche menschliche Erfahrung zu vermeiden, sondern um das Leid zu verringern und mit Weisheit und Liebe zu bereichern und zu beleuchten, wer sie sei.

Ihr Brief, schrieb ich, erinnere mich an etwas, das ich einmal von einem Weisen gehört habe: „Wenn du vorwärtsgehst, wirst du sterben. Wenn du rückwärtsgehst, wirst du sterben. Also gehe lieber vorwärts."

Vorwärts gehen

Wenn man vorwärtsgeht – wenn man daran arbeitet, sein Leben als positiven Ausdruck seiner höchsten Vision zu gestalten –, geht es nicht darum, Leid und Tod abzuwenden, denn das liegt nicht in der Macht des Menschen. Es geht vielmehr darum, allen seinen Lebenserfahrungen, auch den schwierigsten, mit den einem innewohnenden Liebes- und Heilkräften zu begegnen. Das Geschenk, vorwärtszugehen, besteht nicht darin, dass man nie körperlich verfällt oder krank wird, sondern darin, dass dies mit größerer Wahrscheinlichkeit nicht vorzeitig geschieht. So ist man besser in der Lage, sich voll und ganz auf das Leben einzulassen, und kann sich der Welt mit Anmut und Weisheit stellen.

Nehmen Sie naturbelassene Nahrungsmittel zu sich, joggen oder meditieren Sie, weil es Ihnen damit besser geht, weil Sie sich dabei lebendiger fühlen, dann werden Sie nicht bereuen, dass Sie sich um sich gekümmert haben, selbst wenn Sie früher sterben, als es Ihnen lieb ist. Wenn Sie Erfahrungen mit einer besonderen Ernährungsweise oder einem Lebensstil machen, damit Sie sich mehr im Hier und Jetzt fühlen und größeres Wohlbefinden erleben, ist das eine gute Entscheidung, was immer auch geschieht. Wenn Gewichtheben, Yoga oder Aerobic Sie enger mit sich selbst in Kontakt bringt, wenn Sie dadurch Gleichgewicht und Stärke erfahren, wenn es Ihnen hilft, Ihren Körper wahrzunehmen, dann werden Sie selbst im Falle einer schweren Krankheit froh sein, dass Sie im Interesse Ihres Wohlbefindens alles in Ihrer Macht Stehende getan haben, und dankbar auf Ihr Leben zurückblicken.

Eine gesunde Ernährung und eine gesunde Lebensweise führen immer zu einem längeren und gesünderen Leben. Sie sorgen für mehr Lebenskraft, eine bessere Immunität und ein größeres Gespür für Ganzheit und Freiheit. Doch selbst der ausgefeilteste Bewegungs- und Ernährungsplan besiegt die Unvermeidlichkeit des Alterns nicht für immer. Schließlich wird auch der am besten behandelte Körper schwächer und funktioniert nicht mehr so wie früher.

In unserer so auf die äußere Erscheinung ausgerichteten Gesellschaft kann Altern wie ein Unglück wirken. Doch im Laufe des Alterungsprozesses gewinnen die Menschen oft Einsichten, die für die Vervollkommnung und Erfüllung ihres Lebens von großer Bedeutung sind. Sie erfahren etwas über Verlust und Akzeptanz. Sie haben vielleicht enorme Schwierigkeiten zu bewältigen – einen sterbenden Ehemann, eine Ehefrau, die an Krebs erkrankt, gar den Tod eines Kindes. Sie erfahren, wie verletzbar jeder ist. Sie verstehen, dass es keine einfachen Antworten gibt und dass das Leben zeitweise für alle schwer ist.

Wir können von den Alten so viel lernen. In dem Comic „Yuppie-Angst" der Wochenzeitung *The New Yorker* sagt ein Mann: „Ach, wie tragisch! Ich habe mir Cappuccino aufs Jackett gekleckert." Ältere, die ihre Familie und Freunde sterben, die Generationen von Kindern zur Welt kommen sahen, haben eine tiefer gehende Auffassung von Tragik. Sie stehen dem Tod näher und sind sie in engerem Kontakt zu den Kreisläufen des Lebens. Sie wissen, was ein Leben lebenswert macht. Sie wissen, dass ein niedriger Cholesterinspiegel und steinharte Bauchmuskeln wenig bedeuten, wenn man sein Leben nicht liebt.

Schönheit gibt es überall

Eine Mutter bat ihre kleine Tochter, beim Frühstück das Tischgebet zu sprechen. Das Mädchen war einverstanden und begann: „Lieber Gott, wir danken dir für diesen wunderschönen Tag."

„Danke für das Gebet", sagte die Mutter, „aber schau mal aus dem Fenster. Es ist dunkel und regnet."

„Mutter", antwortete das kleine Mädchen. „Beurteile den Tag nie nach dem Wetter."[382]

Das Kind begriff, wie wichtig es ist, dass wir alle unsere Stimmungen und Erfahrungen lieben. Das heißt, wir müssen in jeder Phase unseres Lebens das Schöne erkennen und für die Chancen danken. Das ist nicht immer leicht, aber außerordentlich wichtig.

Wir alle stehen schutzlos und nackt vor den Geheimnissen des Lebens. Manchmal, wenn wir uns tief und ehrlich auf unsere Verwundbarkeit einlassen, entdecken wir unsere Kraft, unsere Freude und unseren Lebenswillen. Wir erkennen, dass wir Unzulänglichkeiten akzeptieren können. Perfektion ist keine Voraussetzung für ein wertvolles Leben.

Auch das menschliche Leben kennt Jahreszeiten, ganz ähnlich wie die Erde, und jede hat ihre eigene Schönheit und ihre Chancen. Wenn wir dauerhaften Frühling vom Leben verlangen, machen wir den natürlichen Lebensprozess zu einem Prozess des Verlierens anstatt des Feierns und Wertschätzens.[383]

Die Dinge werden schön, wenn man sie liebt

Es gibt Menschen, die, sobald sie im Spiegel Anzeichen des Alters sehen – ein neues graues Haar, eine neue Falte oder einen Schönheitsfehler – sofort zu einer Creme, Salbe oder Schminke greifen, um sie zu verdecken. Es ist kein Fehler, dass man „gut aussehen" möchte; steht man aber mit dem Alterungsprozess auf Kriegsfuß, kann man nur verlieren. Wer so tut, als altere er nicht, findet sich in einem hoffnungslosen Wettlauf mit dem Tod wieder. Wie Morrie Schwartz sagte: „Wenn du immer gegen das Älterwerden kämpfst, bist du immer unglücklich, denn du kannst nichts dagegen machen."

Vor einigen Jahren hatte der Werbechef einer großen Firma für Schönheitsprodukte eine großartige Idee. In Anzeigen bat die Firma Leser, Fotos mit kurzen Briefen über die schönsten Frauen einzusenden, die sie kannten. Innerhalb kurzer Zeit gingen über 1000 Bilder und Briefe ein.

Ein ganz besonderer Brief erregte die Aufmerksamkeit des Angestellten, der die Eingangspost öffnete und sortierte. Schließlich gelangte er bis zum Generaldirektor. Er war voller Schreib- und Satzzeichenfehler und stammte von einem Jungen aus einer sehr rauen Wohngegend. Er beschrieb eine schöne Frau, die in seiner Straße wohnte. „Ich besuche sie jeden Tag, sie gibt mir das Gefühl, dass ich das wichtigste Kind auf der Welt bin. Wir spielen Dame, und sie hört sich meine Probleme an und gibt mir Äpfel. Sie versteht mich. Wenn ich wieder gehe, ruft sie immer so laut aus der Tür, damit es die ganze Welt hören kann, dass sie stolz auf mich ist."

Der Brief des Jungen endete so: „Ich weiß nicht, ob das Bild auf dem Bild so gut zu sehen ist, aber sie ist die schönste Frau, die ich je gesehen habe. Ich hoffe, dass ich einmal eine Frau habe, die genauso schön ist wie sie."

Der Generaldirektor war neugierig geworden und wollte das Bild sehen. Seine Sekretärin reichte es ihm. Es zeigte eine lächelnde Frau, deren schütteres graues Haar im Nacken zu einem Knoten zusammengebunden war. Sie war schon recht betagt, ihr Gesicht hatte viele Falten und sie saß im Rollstuhl. Doch ihre Augen leuchteten voller Güte und Freude.[384]

Der Jungbrunnen

Was wirklich zählt, ist nicht, ob Sie Ihre Haare färben oder sich Botox spritzen lassen. Was zählt, ist, dass Sie Ihre Lebenserfahrungen, auch die Zeichen des Alterns, mit Liebe und Akzeptanz und nicht mit Geringschätzung begrüßen. Jedem Lebensabschnitt wohnen einzigartige Geschenke und Kräfte inne. Am wichtigsten ist, dass Ihre innere Schönheit Ihr Leben durchstrahlt.

Die gesunden Wege können nichts dafür, dass sie, wie schließlich alle Wege, an die Schwelle führen, an der Sie diese Welt verlassen. Eine Lebensführung, die dazu beitragen kann, dass Ihre Tage erfüllt, friedlich und zufriedenstellend verlaufen, ist keine geringe Leistung. Eine Lebensweise, die Ihnen mehr Jahre schenkt, die Ihnen hilft, Ihre inneren Ressourcen zu mobilisieren, die dazu beiträgt, dass Sie sich wohl und geborgen fühlen, und die es Ihnen ermöglicht, dass Ihre geistigen Kräfte Ihre Tage erhellen, ist eine große Gnade.

Die gesündesten Kulturen der Welt betrachten das Alter nicht als Fluch und den Tod nicht als Feind. Vielmehr gilt es, die ganze Bandbreite des Menschseins als eine sich ständig verändernde Reihe von Chancen auf Wachstum, Erfüllung und Liebe anzusehen. Wenn Menschen sterben, trifft sich ihre ganze Gemeinschaft, um den sich kontinuierlich vollziehenden Wandel des Lebens zu feiern.

Diese Kulturen verstehen und akzeptieren den gesamten Kreislauf des Lebens. Der Tod ist real und nah, die Menschen werden ständig an die Vergänglichkeit des Lebens erinnert. Rituale zu Ehren der kürzlich Verstorbenen werden in das tägliche Gemeinschaftsleben eingewoben.

Im Westen sind wir dagegen nicht darauf konditioniert, den Tod zu leugnen, sondern auch, ihn als Versagen zu betrachten. Die meisten von uns wollen zu Hause auf natürliche Weise sterben und nicht im Krankenhaus an lebensverlängernde Maschinen angeschlossen werden, doch dieser Wunsch erfüllt sich nur wenigen.

Es ist bezeichnend, was ein 78 Jahre alter Mann in einem westlichen Krankenhaus erlebte. Nachdem er Zeuge einer Intubation und eines erfolglosen Reanimationsversuchs bei einem Mitpatienten geworden war, wollte er davon verschont bleiben. „Hören Sie, Herr Doktor", beschwor er seinen Arzt, „ich möchte nicht mit Schläuchen sterben, die überall aus meinem Körper hängen. Ich will nicht, dass meine Kinder ihren Vater so in Erinnerung behalten. Mein ganzes Leben lang habe ich versucht, ein grundanständiger Mensch zu sein, verstehen Sie? ... Reich war ich nie, aber ich habe meinen Söhnen eine höhere Schulbildung ermöglicht. Ich wollte erhobenen Hauptes dastehen, Würde haben, auch wenn ich nicht viel Geld hatte. Jetzt liege ich im Sterben. In Ordnung. Ich beklage mich nicht, ich bin alt und müde und kenne das Leben, das können Sie mir glauben. Aber ich möchte immer noch ein Mensch sein, nicht ein Gemüse, das jeden Tag von jemandem gegossen wird – nicht wie er dort."

Obwohl dieser erwachsene Mann im Vollbesitz seiner geistigen Kräfte war und seine Wünsche deutlich geäußert hatte, akzeptierte man sie nicht. Er wurde vom Krankenhauspersonal „codiert", das heißt, er wurde für die Reanimation um jeden Preis gekennzeichnet. Schließlich gelang es ihm, die Schläuche zu entfernen. Für seinen Arzt hinterließ er eine handgeschriebene Notiz: „Nicht der Tod ist der Feind, Herr Doktor. Die Unmenschlichkeit ist es."[385]

Es sind nun etwa vierzig Jahre vergangen, seit die Hospiz-Bewegung ins Leben gerufen wurde. Sie legt Wert darauf, es den Menschen zu ermöglichen, in Würde und Frieden, oft in ihrer häuslichen Umgebung, zu sterben. Doch in der modernen Welt regiert die Apparatemedizin bis zum letzten Atemzug. Wenn der Tod naht, bekämpfen wir ihn grundsätzlich auf jedem Schritt.*

Lernen, den Tod zu akzeptieren

Manchen von uns fällt es besonders schwer, den Tod zu akzeptieren. Als der Baseballstar Ted Williams 2002 starb, ein Nationalheld der USA, wurde unmittelbar nach dem Tod das Rückenmark durchtrennt und der Kopf vom Körper getrennt. Dann wurden Kopf und Körper mit einer Lösung auf Glyzerinbasis beschichtet, in eine Wanne mit flüssigem Stickstoff gelegt, auf eine Temperatur von -206,5 °C gekühlt und in diesem tiefgefrorenen Zustand aufbewahrt. Dieses Verfahren, das mehrere Hunderttausend Dollar kostet, wurde auf Bitten von Williams' Sohn durchgeführt. Er hoffte, sein Vater könnte vielleicht eines Tages, wenn die medizinische Wissenschaft noch viel weiter fortgeschritten ist, wieder zum Leben erweckt werden.

Die meisten von uns „Normalsterblichen" haben ihre Schwierigkeiten mit dem Tod in weniger dramatischer Form, doch für alle kann die Konfrontation mit ihm sehr schwer sein. „Selbst die Weisen fürchten den Tod", sagte Buddha. „Leben klammert sich an Leben." Einige mögen diese Furcht überwunden haben, aber die meisten haben Angst vor dem Sterben. Dafür muss man sich nicht schämen, denn das gehört zu unserer Natur. Wir alle verspüren den Wunsch, den Tod von uns zu schieben, so zu tun, als würde das Leben nie enden. Und dennoch sterben täglich Hunderttausende von Menschen.

Dieser Rhythmus ist so beständig wie der Herzschlag, Tag und Nacht, sommers und winters setzt er sich überall dort unvermindert

---

* In Deutschland ist eine Patientenverfügung möglich. Anm. d. Übers.

fort, wo Menschen leben. Stephen Levine, der jahrzehntelang unheilbar Kranke beriet, erinnert uns daran, dass manche Menschen an Unterernährung, andere an Überernährung sterben, dass manche verdursten und andere ertrinken. Manche sterben schon als Kinder, andere aus Altersgründen. Manche Menschen sterben verwirrt und leiden unter einem Leben, das sie bis zu einem gewissen Grad nicht leben, und unter einem Tod, den sie nicht akzeptieren können. Andere sterben, weil sie sich fügen, mit offenem Geist und Frieden im Herzen.[386]

Oft konstruieren wir einen Unterschied zwischen „den Sterbenden", unter denen wir jene verstehen, die die Grenze schon in etwa kennen, die ihrem Leben gesetzt ist, und uns anderen, die wir nicht wissen, wie viel Zeit uns noch bleibt. Wenn wir so denken, müssen wir nicht über unser eigenes Sterben nachdenken. Wenn wir die Menschen an der Schwelle des Todes als separate Gruppe betrachten, können wir uns vorstellen, dass wir nicht sterben. Wir können so tun, als ob es uns nicht passierte. Aber mit jedem verstreichenden Tag kommen wir dem eigenen Tod unaufhörlich näher. Jedem von uns geht es so, und so geht es jedem, den wir kennen und jedem, den wir lieben.

In der buddhistischen Überlieferung gibt es die Geschichte einer Frau, deren einziger Sohn stirbt. Voller Kummer trägt sie den Körper ihres toten Kindes von Haus zu Haus und fragt nach einer Medizin, damit er wieder gesund wird. Manche Menschen reagieren mit Mitleid, andere gehen ihr aus dem Weg, aber alle spüren, dass der Schmerz über den Verlust ihres Sohnes zu viel für sie gewesen ist und sie in den Wahnsinn getrieben hat. Schließlich geht die Frau zu Buddha und schreit heraus: „Herr, gib mir die Medizin, die mir meinen Sohn zurückbringt!"

Buddha antwortet: „Ich helfe dir. Aber zuerst brauche ich eine Handvoll Senfsamen." Die Mutter ist überglücklich und verspricht, sich sofort darum zu kümmern. „Aber jedes Samenkorn muss aus einem Haus stammen, das den Tod noch nicht gesehen hat, aus einem Haus, in dem keiner ein Kind, einen Ehemann, einen Elternteil oder einen Freund verloren hat."

Wieder geht die Mutter im Dorf von Haus zu Haus und bittet um

Senfsamen. Gern möchte ihr jeder die Samenkörner geben, doch wenn sie fragt: „Ist ein Sohn oder eine Tochter, ein Vater oder eine Mutter in eurer Familie gestorben?", antwortet man ihr: „Leider ja" und erzählt ihr von den verstorbenen Angehörigen. Sie sucht tagelang, doch sie kann kein Haus finden, in dem keiner einen Angehörigen an den Tod verloren hat.

Schließlich findet sich die Frau erschöpft und ohne Hoffnung am Straßenrand wieder. Sie beobachtet die Lichter der Stadt, die flackern und am Ende des Tages gelöscht werden. Schließlich ist es überall dunkel und sie sitzt da und sinnt über das unabänderliche Schicksal der Menschheit nach.

Als sie zu Buddha zurückkehrt, sagt er zu ihr: „Das Leben der Sterblichen auf dieser Welt ist sorgenvoll und kurz und mit Leid verbunden. Denn es gibt keine Mittel, mit deren Hilfe die Geborenen das Sterben abwenden können." Die Mutter nimmt ihren Schmerz nun an und begräbt ihren Sohn im Wald. Sie verleugnet die Wahrheit nicht länger und gelobt, ihr restliches Leben der Pflege von Mitgefühl und Weisheit auf der Welt zu widmen.

Nach Hause gehen

Als Dr. med. Rachel Naomi Remen Leiterin der Kinderstation am Mount-Zion-Krankenhaus in San Francisco war, hörte sie eines Tages, als sie zur Arbeit kam, verärgerte Stimmen aus ihrem Zimmer. Dort standen aufgebracht mehrere Schwestern und Ärzte. Anscheinend hatte jemand einem fünfjährigen Jungen mit Leukämie im Endstadium erzählt, dass er an diesem Tag nach Hause gehen könne. Er hatte aufgeregt auf seinen winzigen Koffer im Wandschrank gezeigt und einer Schwester gesagt, sie solle seine Sachen packen. „Ich gehe heute nach Hause", hatte er ihr erzählt. Dr. Remen beschreibt die Szene:

> *Die Schwester war entsetzt. Wer hatte diesem furchtbar kranken kleinen Jungen nur gesagt, er könne nach Hause gehen, wenn er keine Thrombozyten hätte? Es wussten doch alle, dass er zu zer-*

brechlich war und bei der kleinsten Verletzung verbluten konnte? Sie fragte die anderen Schwestern ihrer Schicht und der vorherigen Schicht, ob sie es dem Kind gesagt hätten. Niemand hatte etwas gesagt.
Die aufgebrachten Schwestern beschuldigten dann die jungen Ärzte. Diese waren erbost über die Andeutung, dass es jemand von ihnen gewesen sei, der dem Jungen kaltschnäuzig etwas so Unmögliches versprochen hatte. Die Debatte wurde hitziger und in den privaten Bereich meines Büros verlegt. „Könnte er vielleicht nur für eine Stunde mit dem Krankenwagen nach Hause gebracht werden?", fragten sie mich, weil sie ihn nicht enttäuschen und seine Hoffnungen nicht zerstören wollten. Es schien zu gefährlich. „Hat ihn irgendjemand gefragt, wer das gesagt hat?", wollte ich wissen. Natürlich hatte niemand mit ihm darüber sprechen wollen ...
Ein paar Stunden später meinte das Kind, es sei müde. Es legte sich hin, zog die Decke über den Kopf und stahl sich heimlich davon. Die Belegschaft traf sein Tod schwer. Er war ein lieber kleiner Junge, sie hatten ihn lang gepflegt. Doch viele erzählten mir im Vertrauen, sie seien froh, dass er starb, bevor er entdeckt hatte, dass er angelogen worden war und nicht nach Hause gehen konnte.[387]

Da wir alle darauf konditioniert sind, den Tod für einen Feind zu halten, zog die Belegschaft des Krankenhauses nicht in Betracht, dass der kleine Junge vielleicht sogar tief drinnen auf seinen Tod eingestellt war und spürte, dass er tatsächlich an jenem Tag „nach Hause" ging.

Unsere Gesellschaft hat uns beigebracht, den Tod zu fürchten, doch man kann ihn auch anders betrachten. „Der Tod löscht nicht das Licht", schrieb der indische Dichter und Seher Rabindranath Tagore. „Er löscht die Lampe, weil der Tag anbricht."

Der libanesische Dichter und Philosoph Kahlil Gibran, bei Arabisch sprechenden Menschen seit Langem wegen seines Werks bekannt und beliebt, verbrachte die letzten zwanzig Jahre seines Lebens in den Vereinigten Staaten. In seinem Buch *Der Prophet* lesen wir:

Denn was heißt Sterben,
außer nackt im Wind zu stehen und sich in der Sonne aufzulösen?
Und was heißt zu atmen aufhören,
außer den Atem aus seinen ruhelosen Gezeiten zu befreien,
damit er aufsteigen und sich ausdehnen und unbelastet nach Gott suchen kann?
Erst wenn du aus dem Fluss der Stille trinkst, kannst du wirklich singen.
Und wenn du den Berggipfel erklommen hast, steigst du wirklich auf.
Und wenn die Erde deine Glieder einfordert, beginnst du erst zu tanzen.[388]

Das Erwachen

Die Haltung unserer Gesellschaft, in der der Tod als Versagen des Arztes oder des Patienten gilt, steht im Widerspruch zu derjenigen in fast jeder traditionellen Kultur. Aber sie ist tief in uns alle eingedrungen. Könnte die Verleugnung des Todes in unserer Kultur der Angst von dem Altern und dem mangelnden Respekt vor den Älteren zugrunde liegen?

Was änderte sich in unserem Leben, wenn uns klar wäre, dass niemandem ein Morgen versprochen ist? Wie veränderte sich unser Leben, wenn wir verstünden, dass unsere Zeit nur geliehen ist, dass uns unsere Tage nur auf Treu und Glauben zur vorübergehenden Verwahrung übergeben wurden?

Sollten wir voll erfassen, dass auch wir eines Tages sterben, hülfe uns das, die Frage der Dichterin Mary Oliver zu beantworten: „Was hast du mit deinem einen wilden und wertvollen Leben vor?"

Es heißt, dass es im Leben eines jeden Menschen zwei wichtige Tage gibt. Der eine ist der Tag, an dem wir geboren werden. Der andere ist der Tag, an dem wir wissen, warum wir geboren wurden. Ich kenne viele Menschen, die diesen zweiten Tag nie erlebt, die den Zweck ihres Lebens nie verstanden haben und an das Ende ihres Lebens gelangt sind, ohne zu wissen, ob sie wirklich gelebt haben. Der

Methodisten-Bischof Gerald Kennedy beschrieb die tragischste Art einer Trauerfeier, die ein Priester abhalten muss:

> *Es ist nicht die offenkundig tragische Art. Es ist nicht der Gottesdienst für einen Jugendlichen, dessen Leben vernichtet wurde, noch bevor er erwachsen war, auch nicht der für ein Kind, das keine Chance im Leben erhält. Es ist vielmehr der Gottesdienst für die, die nie zu leben gelernt haben, die ohne Freunde bei ihren letzten Stunden ankommen sind und aus der Zeit und den Talenten, die ihnen anvertraut wurden, nichts gemacht haben.*[389]

Ähnlich hat es Dr. Martin Luther King jr. einmal ausgedrückt: „Die größte Tragödie ist nicht, jung zu sterben, sondern zu leben, bis ich 75 bin, und doch noch nicht wirklich gelebt zu haben." Obwohl King im Alter von erst 39 Jahren einem Attentat zum Opfer fiel, kannte er eines der größten Geheimnisse menschlicher Erfahrung: Es zählt nicht so sehr, in welchem Alter man diese Welt verlässt. Die Qualität des menschlichen Lebens kann nicht in Jahren gemessen werden. Was wirklich zählt, ist, mit wie viel Liebe, Weisheit und Mut man das Leben bereichert, das einem geschenkt wurde.

Den Jungbrunnen zu finden heißt nicht, ewig zu leben. Es geht darum, sein Leben von der Schönheit der Seele leiten zu lassen. Es geht darum, den Quell der Freude und den Brunnen des Lebens zu finden. Es geht darum, das Leben so auszukosten, dass man weiß: Man hat wirklich gelebt. Es geht darum, so sehr zu lieben, dass man weiß: Man hat wirklich geliebt.

Mögen Sie den Jungbrunnen finden, nicht als exotischen Ort irgendwo versteckt und weit weg, sondern in sich selbst, als den Weg, auf dem Sie durch Ihr Leben gehen. Mögen Ihre Sorgen wie auch Ihre Freuden der Eingang zu Ihrem größeren Herzen sein. Mögen Sie Ihren Weg durch das unergründliche Rätsel Ihres Lebens finden und zur Quelle all dessen gelangen, was gut und wahr ist. Als Sie geboren wurden, haben Sie geweint und die Welt war glücklich. Mögen Sie so leben, dass die Welt weinen wird und Sie glücklich sind, wenn Sie sterben.

DAS KÖNNEN SIE TUN

- Sprechen Sie über das, worauf es für Sie ankommt. Auch wenn Ihre Stimme zittert, sagen Sie die Wahrheit, wie Sie sie sehen.
- Lachen Sie oft. Weinen Sie, wenn es nötig ist. Seien Sie demütig angesichts der Größe des Universums.
- Feiern Sie Übergänge. Schaffen Sie Rituale, die zu jedem neuen Stadium Ihres Lebens passen.
- Feiern Sie die Sommer- und die Wintersonnenwende und die Tagundnachtgleiche im Frühjahr und im Herbst. Achten Sie auf die Gaben und Schönheiten jeder Jahreszeit.
- Freuen Sie sich an kleinen Dingen. Widersetzen Sie sich dem Märchen, dass mehr immer besser ist. Erfreuen Sie sich an der Macht der Bescheidenheit. Erinnern Sie sich daran, dass klein schön ist.
- Denken Sie immer daran, dass es die alltäglichen, kleinen, einfachen Dinge sind, mit denen Sie die Welt erhellen.
- Überlegen Sie sich, was Sie gern täten, wenn Sie wüssten, dass Sie nur noch sechs Monate zu leben haben. Schauen Sie, was davon Sie in den nächsten beiden Jahren tun können.
- In welcher Lebensphase Sie auch sind, schaffen Sie eine Affirmation oder Visualisierung für die Ziele, die Sie sich gesetzt haben. Wiederholen Sie Ihre Affirmation oder Visualisierung innerlich zweimal täglich, wenn Sie morgens aufwachen und wenn Sie abends einschlafen. Verwirklichen Sie Ihre Ziele mithilfe Ihrer Vorstellungskraft.
- Nicht sein zu können, was Sie gern sein möchten, darf Sie nicht davon abhalten, das zu sein und wertzuschätzen, was Sie sein können.
- Stehen Sie zu Ihrer Vision dessen, was möglich ist, und unterschätzen Sie niemals Ihre gestaltende Kraft.
- Singen Sie, auch wenn Sie glauben, dass Sie es nicht können.
- Schämen Sie sich der Privilegien nicht, die Ihnen in Ihrem

Leben zuteilwerden. Schämen Sie sich der Begabungen nicht, die Sie empfangen haben. Nutzen Sie sie, um uns allen etwas Gutes zu tun.
- Schlafen Sie ausreichend. Merken Sie sich Ihre Träume und erzählen Sie sie. Führen Sie ein Traumbuch. Achten Sie auf wiederkehrende Bilder oder Themen. Schauen Sie, was Sie daraus lernen können.
- Nehmen Sie sich Zeit zum Meditieren, zum Gedichteschreiben oder um ein Tagebuch zu führen.
- Erzählen Sie Ihrer Familie oder Ihren Freunden eine Geschichte oder beschreiben Sie in Ihrem Tagebuch eine Zeit, in der Sie von der Natur gedemütigt, beruhigt oder eingeschüchtert wurden.
- Danken Sie für Ihr Leben, für Ihre Gesundheit und für diese wunderschöne Erde.
- Sitzen Sie ruhig in der Natur und lauschen Sie. Respektieren Sie alles Leben.
- Streicheln Sie Katzen, Hunde und andere Tiere. Und umarmen Sie Menschen - viele Menschen. Sie sind nie zu alt dafür, um eine Umarmung zu bitten, und nie zu alt dafür, selbst zu umarmen.
- Begleiten Sie einen Sterbenden. Meditieren Sie, beten, singen oder lesen Sie ihm vor.
- Arbeiten Sie ehrenamtlich in einem Hospiz.
- Unterstützen Sie die Familie oder den Partner, die Partnerin von jemandem in Ihrer Gemeinde, der an der Schwelle des Todes steht. Bringen Sie Essen, machen Sie Besorgungen, putzen Sie das Haus, massieren Sie die Schultern.
- Sprechen Sie mit einem Ihnen nahestehenden Menschen über die wichtigen Krankheiten in Ihrem Leben. Würdigen Sie die Erkenntnisse über sich und Ihren Lebensweg, die Sie durch die Krankheit gewonnen haben.
- Wenn Sie einer ernsten gesundheitlichen Herausforderung gegenüberstehen, sorgen Sie für die bestmögliche medizinische

Hilfe und für Ihre Seele, Ihr Herz und Ihren Geist. Sehen Sie die Krise nie als Hindernis, das es zu überwinden gilt; nutzen Sie sie als Chance, um zu entdecken, was Ihnen in Ihrem Leben am wichtigsten ist. Halten Sie alles Beängstigende, Schmerzliche und Vernachlässigte in sich genauso sanft und mitfühlend wie ein Neugeborenes. Denken Sie daran, dass Sie nichts haben oder sein müssen, um glücklich oder liebenswert zu sein.

- Wenn Sie einen großen Verlust erlitten haben, führen Sie ein Trauerbuch. Schreiben Sie als tägliche Übung zur Selbst-Erforschung und zum Selbst-Ausdruck alle Ihre Gefühle hinein. Schreiben Sie auf, was Sie empfinden, auch Wut und Verzweiflung, wenn diese Gefühle auftauchen.
- Suchen Sie sich einen Vorfahren oder eine historische Person, dessen oder deren Abstammungslinie Sie sich zugehörig fühlen. Tun Sie etwas, um seinen oder ihren Geist zu würdigen.
- Begehen Sie Todestage und feiern Sie Geburtstage. Schaffen Sie am Todestag eines Angehörigen die Möglichkeit, sich an ihn zu erinnern und zu würdigen, dass sein Geist in Ihnen weiterlebt. Bauen Sie einen Erinnerungsaltar mit Bildern, Briefen und Dingen, mit denen Sie Erinnerungen verbinden.
- Schreiben Sie über Ihren Tod in Ihrem Tagebuch oder sprechen Sie mit Freunden oder der Familie darüber. Beschreiben Sie, wie Sie sterben möchten.
- Denken Sie daran, dass die Frage am Ende Ihrer Tage auf dieser Erde nicht sein wird, wie viel Sie haben, sondern wie viel Sie gegeben haben; nicht wie viel Sie gewonnen, sondern wie viel Sie geliebt haben.
- Feiern Sie Ihre Einzigartigkeit, erkennen Sie, dass es auf der Welt niemanden mit Ihren Talenten, Ihren Augen und Ihrem Herzen, Ihren Fingerabdrücken und Ihren Träumen gibt.
- Geben Sie sich das uneingeschränkte Versprechen, gesund, glücklich und im Frieden sein zu dürfen.
- Denken Sie daran, dass jemand, der die Sprache der Dankbarkeit vergisst, niemals mit dem Glück sprechen kann.

Anhang

Anmerkungen

Einleitung

1 „Writer's Plot to ‚End Pain'", *Associated Press, The Australian*, 25. Feb. 2005

2 B. R. Levy et al., „Longevity Increased by Positive Self-Perceptions of Aging", *Journal of Personality and Social Psychology* 2002, 83(2):261-270. Siehe auch M. B. Brewer, V. Dull und L. Lui, „Perceptions of the elderly: Stereotypes as prototypes", *Journal of Personality and Social Psychology* 1981, 41:656-670; B. Levy, „Improving memory in old age by implicit self-stereotyping", *Journal of Personality and Social Psychology* 1996, 71:1092-1107; B. R. Levy, O. Ashman und I. Dror, „To be or not to be: The effects of aging self-stereotypes on the will-to-live" *Omega: Journal of Death and Dying* 1999-2000, 40:409-420; B. Levy, J. Hausdorff, R. Hencke und J. Wei, „Reducing cardiovascular stress with positive self-stereotypes of aging", *Journals of Gerontology* 2000, 55:205-213

3 Ken Dychtwald, *Age Power: How the 21st Century Will be Ruled by the New Old* (Jeremy P. Tarcher, 1999)

4 Laut einer Analyse von Peter R. Uhlenberg, Professor an der Universität von North Carolina, zitiert in Tamar Levin, „Financially Set, Grandparents Help Keep Families Afloat, Too", *New York Times*, 14. Juli 2005

5 Marla Dickerson, „Old News Travels South: Experts say a wave of senior citizens is poised to hit Latin America", *Los Angeles Times*, 1. November 2004

6 Ebd.

TEIL 1

1. Abchasien – die Alten aus dem Kaukasus

7 Alexander Leaf, „Every day is a gift when you are over 100", *National Geographic* 1973, 143(1):93-119. Siehe auch Leaf, „Getting old", *Scientific American* 1973, 229:45-52, und „Long-lived Populations: Extreme old Age", *Journal of the American Geriatrics Society* 1982, 30(8):485-487

8 Alexander Leaf, *Youth in Old Age* (McGraw-Hill, 1975), S. 3

9 Ebd., S. 18

10 „161 Years Old and Growing Strong", *Life*, 16. Sept. 1966, S. 121-127

[11] Alexander Leaf, a. a. O., S. 8-9
[12] Ebd., S. v, S. 8
[13] Ebd., S. 14
[14] Ebd., S. 20-22
[15] Ebd.
[16] Zores Medvedev, „Caucasus and Altay Longevity: A Biological or Social Problem?" *The Gerontologist*. Bd. 14, Nr. 5, Okt. 1974, und „Aging and Longevity", The Gerontologist Bd. 15, Nr. 3, Juni 1975. Siehe auch Medvedev, „Age Structure of Soviet Populations in the Caucasus: Facts and Myths", in *The Biology of Human Aging*, herausgegeben von A. H. Bittles und K. J. Collins, Society for the Study of Human Biology, Symposium 25 (Cambridge University Press, 1986), S. 181-200
[17] Shoto Gogoghian half Alexander Leaf dabei, die ältesten Abchasen zu finden, die verstreut in Dörfern und auf Kolchosen lebten. Mit Gogoghians Ansichten setzt sich Dan Georgakas in seinem Buch *The Methuselah Factors: Learning from the World's Longest Living People* (Academy Chicago Publishers, 1995), S. 37-66, auseinander.
[18] G. N. Schinawa, N. N. Sachuk und Sh. D. Gogoghian, „On the Physical Condition of the Aged People of the Abkhasian ASSR", *Soviet Medicine* 5, 1964
[19] Nikos Baibas et al., „Residence in montainous compared with lowland areas in relation to total and coronary mortality", *Journal of Epidemiology and Community Health* 2005, 59:274-278
[20] Sula Benet, *Abkhasians: The Long-Living People of the Caucasus* (Holt, Rinehart and Winston, 1974), S. 20
[21] Alexander Leaf, a. a. O., S. 112
[22] Sula Benet, *Abkhasians*
[23] Sula Benet, *How to Live to Be 100: The Lifestyle of the People of the Caucasus* (New York: Dial Press, 1976), S. 42
[24] Ebd., S. 42
[25] Sula Benet, *Abkhasians*, S. 3
[26] Ebd., S. 9
[27] Ebd., S. 3
[28] Ebd., S. 14
[29] Ebd., S. 105

[30] Ebd., S. 9
[31] Ebd., S. 30
[32] Jedes Jahr unterzieht sich eine halbe Million von Amerikanern einer kosmetischen Gesichtsoperation und jede Woche werden diese Prozeduren in Imagewechsel-Shows verklärt. Einen realistischeren Blick darauf finden Sie in Jill Scharff und Jaedene Levy, *The Facelift Diaries: What It's Really Like to Have a Facelift* (Booksurge, 2004).
[33] Die Sängerin und Kabarettistin Laura Ainsworth spricht in ihrer satirischen Musikshow *My Ship Has Sailed* darüber und bringt viele andere Beispiele über den Druck, der im Kampf ums Jungsein ausgeübt wird.
[34] Dan Georakas, a. a. O., S. 50
[35] Sula Benet, *Abkhasians*, S. 9
[36] Ebd., S. 95-97
[37] Ebd., S. 69
[38] Ebd., S. 34, 69
[39] Ebd., S. 71. Siehe auch Sula Benet, *How to live*, S. 154
[40] Ebd., S. 107
[41] Ebd., S. 32
[42] Dan Georgakas, a. a. O., S. 51
[43] Sula Benet, *Abkhasians*, S. 22
[44] Ebd., S. 21
[45] Ebd., S. 35

2. Vilcabamba – das Tal der ewigen Jugend

[46] Morton Walker, *Secrets of Long Life* (Devin-Adair, 1984), zitiert in *Vilcabamba: The Sacred Valley of the Centenarians* (CIS Publishing, 2004), S. 31-32
[47] Alexander Leaf, *Youth in Old Age* (McGraw-Hill, 1975), S. 51-52
[48] Eugene H. Payne, „Islands of Immunity: Medicine's Most Amazing Mystery", *Reader's Digest*, Nov. 1954
[49] „90, 100, 130 ... who's counting?" *The Guardian*, 15. Feb. 2003
[50] Michael James, *New York Times*, 28. Sept., 1956.
[51] Grace Halsell, *Los Viejos: Secrets of Long Life from the Sacred Valley* (Rodale Books, 1976), S. 13. Siehe auch Alexander Leaf, a. a. O., S. 217

52 David Davies, *The Centenarians of the Andes* (Anchor Press/Doubleday, 1975) und „A Shangri-La in Ecuador", *New Scientist* 1973, 57:226-238

53 *Vilcabamba: The Sacred Valley of the Centenarians* (CIS Publishing, 2004), S. 25 f.

54 N. Okudaira et al., „Sleep Apnea and Nocturnal Myoclonus in Elderly Persons in Vilcabamba, Ecuador", *Journal of Gerontology*, 1983, 38:436-438

55 Steve Silk, „In the Valley of the Ancient Ones in the Southern Ecuador Village of Vilcabamba, Centenarians Are Common, Thanks to a Fertile Climate, Peaceful Setting and the Mineral-Rich Agua d'Oro", *Los Angeles Times*, 12. Dez. 1993, S. 13

56 Steven N. Austad, *Why We Age: What Science Is Discovering About the Body's Journey Through Life* (John Wiley & Sons, 1997), S. 24

57 R. Mazess und S. Forman, „The Longevity and Age Exaggeration in Vilcabamba, Ecuador", *Journal of Gerontology* 1979, 34(1):94-98. Siehe auch R. Mazess und R. Mathisen, „Lack of Unusual Logevity in Vilcabamba, Ecuador", Human Biology 1982, 54(3):517-24, und R. Mazess, „Health and Longevity in Vilcabamba, Ecuador", *Journal of the American Medical Association* 1978, 240(19):1781 (Brief)

58 Guillermo Vela Chiriboga, *Secretos de Vilcabamba para vivir siempre joven* (Corporación de Estudios y Publicaciones, 1989)

59 Ebd.

60 Grace Halsell, *Los Viejos*

61 Grace Halsell, *Soul Sister* (Crossroads International Publishing, 1999)

62 Grace Halsell, *Bessie Yellowhair* (Morrow, 1973)

63 Grace Halsell, *The Illegals* (Stein and Day, 1978)

64 Grace Halsell, *In Their Shoes* (Texas Christian University Press, 1996)

65 Grace Halsell, *Los Viejos*, S. 16, S. 20

66 Ebd., S. 7 f.

67 Ebd., S. 154

68 Ebd., S. 66

69 Ebd., S. 157

70 Ebd., S. 157

71 Ebd., S. 144

72 Ebd., S. 142

73 Ebd., S. 150 f.
74 Ebd., S. 151
75 Ebd., S. 25
76 Dale Turner, *Different Seasons* (High Tide Press, 1997), S. 136
77 Grace Halsell, *Los Viejos*, S. 41
78 Ebd., S. 45
79 Ebd., S. 99
80 Ebd., S. 98
81 Barrie Robbinson, *Ageism* (University of California at Berkley School of Social Welfare, 1994)

3. Die Hunza – ein Volk, das noch mit neunzig Jahren tanzt

82 Eine anschauliche Darstellung der Schwierigkeiten, unter denen man zu den Hunza gelangt, bietet das Video *Health Secrets of the Shangri-La-Hunza* von Renée Taylor.
83 Alexander Leaf, *Youth in Old Age* (McGraw-Hill, 1975), S. 35
84 Ebd., S. 39
85 Robert McCarrison, *Studies in Deficiency Diseases* (Henry Frowde and Hodder & Stoughton, 1921), und Robert McCarrison und H. M. Sinclair, *Nutrition and Health* (Faber and Faber, 1961). Siehe auch Robert McCarrison, „Faulty Food in Relation to Gastro-Intestinal Disorder", *Sechste Mellon Vorlesung vor der Gesellschaft für biologische Forschung an der medizinischen Fakultät der Universität Pittsburgh*, 18. Nov. 1921, und „The Relationship of Diet to the Physical Efficiency of Indian Races", *The Practitioner*, Jan. 1925, S. 99 f.
86 *American Heart Journal*, Dez, 1964. Siehe auch Brian Goodwin, *How the Leopard Changed its Spots: The Evolution of Complexity* (Princeton University Press, 1994), S. 207
87 Jay M. Hoffman, *Hunza: Secret of the World's Healthiest and Oldest Living People* (New Win Publishing, 1968), S. 1 f.
88 Eric Shipton, *Mountains of Tartary* (Hodder & Stoughten, 1951)
89 J. I. Rodale, *The Healthy Hunzas* (Rodale Press, 1948), S. 123
90 Captain C. Y. Morris, *Journal of the Royal Geographic Society*, Juni 1928
91 R.C.F. Schomberg, *Between the Oxus and the Indus* (Martin Hopkinson, 1935)

92 J. I. Rodale, a. a. O., S. 188
93 R.C.F. Schomberg, a. a. O.
94 Allen E. Banik und Reneé Taylor, *Hunza Land: The Fabulous Health and Youth Wonderland of the World* (Whitehorn Publishing, 1960), S. 146
95 Ebd., S. 140
96 Senator Charles Percy, „You Live to Be 100 in Hunza", *San Francisco Chronicle* (ohne Datum)
97 Jay M. Hoffman, a. a. O., S. 51 f.
98 J. I. Rodale, a. a. O.
99 Jay M. Hoffman, a. a. O., S. 35
100 J. I. Rodale, a. a. O., S. 44, S. 90
101 Ebd., S. 80
102 Vernon Gill Carter und Tom Dale, *Topsoil and Civilization* (University of Oklahoma Press, 1975)
103 Die Angaben für Abchasien stammen von Sula Benet, *Abkhasians: The Long-Living People of the Caucasus* (Holt, Rinehart and Winston, 1974), S. 21-26, und aus anderen Quellen. Die Angaben für Vilcabamba entstammen einer Analyse von Dr. Guillermo Vela Chiriboga, einem Ökotrophologen aus Quito, Ecuador, der in Leaf, *Youth in Old Age*, auf S. 74 zitiert wird, und von Grace Halsell, *Los Viejos: Secrets of Long Life from the Sacred Valley* (Rodale Press, 1976), S. 13, sowie aus anderen Quellen. Die Daten für Hunza sind einer Umfrage zur Ernährung männlicher Erwachsener in Hunza von Dr. Maqsood Ali entnommen und werden in Leaf, *Youth in Old Age*, auf S. 74 zitiert. Leaf machte auch Angaben (S. 73) zu der bekannten Tatsache, dass sich Frauen und alte Menschen viel kalorienärmer ernähren als Männer und jüngere Erwachsene. Alis Umfrage erfasste erwachsene Hunza-Männer jeden Alters. Vela Chiriboga, der nur die Älteren einschließlich der Frauen untersuchte, fand, dass sich die durchschnittliche tägliche Ernährung in Vilcabamba auf 1200 Kalorien belief. Um in der Tabelle die Kalorienaufnahme von erwachsenen Männern jeden Alters in jeder Kultur darzustellen, habe ich die entsprechenden Zahlen von Vela Chiriboga in Übereinstimmung mit den fest etablierten Zahlenverhältnissen nach oben angepasst.
104 Jay M. Hoffman, a. a. O., S. 54

[105] John Clark, Geologe und Autor des Buches von 1957, Hunza: *Lost Kingdom of the Himalayas*, sagt, dass er Ende der 1940er Jahre 35 Monate lang in Hunza gelebt und Rachitis, Skorbut, Lungenentzündung und Malaria gesehen habe. Er sagt ferner, dass Augenprobleme wie Trachom, Bindehautentzündung und Blindheit verbreitet waren. Ich tue mich jedoch schwer damit, Clarks Behauptungen zu glauben, denn wie sollte ein Optiker wie Banik die Augenprobleme übersehen haben, von denen Clark meint, sie seien verbreitet gewesen. Es ist auch schwer zu verstehen, dass die Ernährung der Hunza „Vitamin-A-frei" sei, denn er wusste, welche große Rolle Aprikosen und Karotten dort spielen. Karotten und Aprikosen sind ausgezeichnete Quellen für Betacarotin, das im menschlichen Körper in Vitamin A umgewandelt wird. Und, ganz wichtig, es gibt die Aussage von Oberstleutnant D. L. R. Lorimer, der mehr als fünf Jahre bei den Hunza lebte und der im Gegensatz zu Clark ihre Sprache beherrschte. Sein 1935 erschienenes Buch *The Burushaski Language* ist die klassische Beschreibung der Sprache und Kultur der Hunza zu jener Zeit. J. I. Rodales Buch *The Healthy Hunzas* beginnt mit den Worten: „Dieses Buch muss sofort die unermessliche Dankesschuld zum Ausdruck bringen, die ich, wie sich auf vielen Seiten zeigt, Oberstleutnant D. L. R. Lorimer gegenüber empfinde, für die Durchsicht des Manuskripts und den mehr als eng beschriebene 40 Seiten langen Kommentar dazu, eine kritische Darstellung, die für sich genommen leicht ein schmales Buch hätte füllen können. Da ich die überwiegende Mehrzahl seiner fachlichen Vorschläge übernommen habe, kann ich *The Healthy Hunzas* getrost in der Überzeugung vorlegen, dass das Buch eine zuverlässige Arbeit ist." Rodale und Lorimer sprechen von der „phänomenal einzigartig guten Gesundheit der Hunza. Sie zählen nicht zu den isolierten oder sporadischen Fällen von körperlicher Perfektion, noch sind sie eine bevorzugte Gruppe für ein paar Hundert Laborproben. Sie sind eine Gruppe von 20.000 Menschen, von denen niemand am Krebs oder einer Herzkrankheit stirbt. Probleme mit dem Herzen sind in diesem Land in der Tat unbekannt. Schwachsinn und Nachlassen der geistigen Kräfte, in den USA gefährlich grassierende Zustände, sind den lebhaften Hunza ebenso fremd." (Rodale, *The Healthy Hunzas*, S. 31-32). Es gibt noch viele offene und möglicherweise nicht zu beantwortende Fragen über die Hunza. Die Kultur und ihre Menschen sind leider nicht mit der Sorgfalt untersucht worden, die für ein definitives Ergebnis erforderlich ist, und neuere Entwicklungen haben die traditionelle Kultur unwiederbringlich verändert. Doch selbst der ausgesprochene Hunza-Skeptiker John Clark schrieb, dass es im Volk der Hunza „viele

Krankheiten nicht gab, die in unserer Zivilisation verbreitet sind", so zum Beispiel keinen Krebs, keine Geisteskrankheiten, keine Magengeschwüre, keine Blinddarmentzündung oder Gicht, und dass Herzkrankheiten ziemlich selten seien. (John Clark, „Hunza in the Himalayas: Storied Shangri-La undergoes scrutiny", *Vegetarian Voice*, April/Juni 1979.)

106 Dale Turner, *Different Seasons* (High Tide Press, 1977), S. 112

4. Die Hundertjährigen von Okinawa

107 Bradley J. Willcox, D. Craig Wilcox und Makoto Suzuki, *The Okinawa Program: Learn the Secrets to Health and Lognevity* (Three Rivers Press, 2001)

108 Ebd., S. 5

109 B. J. Willcox, D. C. Willcox und M. Suzuki, „Evidence-based Extreme Longevity: The Case of Okinawa, Japan", *Journal of the American Geriatric Society*, 2001, 49(4):397. Siehe auch „Built to last? Past Medical History of Okinawan-Japanese Centinarians", *Journal of the American Geriatrics Society*, 2002, 50(4):394

110 Thomas T. Perls, „Centinarians: The older you get the healthier you have been", *Lancet* 1999, 354:652

111 Thomas T. Pearls und Margery Hutter Silver, *Living to 100: Lessons in Living to Your Maximum Potential at Any Age* (Basic Books, 1999), S. 47

112 Bradley J. Willcox, D. Craig Willcox und Makoto Suzuki, *The Okinawa Diet Plan* (Clarkson Potter, 2004), S. 2

113 Bradley J. Willcox et al., *The Okinawa Program*, S. 12

114 Ebd., S. 1

115 N. Ogawa, „Japan's limits to growth and welfare", in T. Kuroda, Hrsg., „Population Aging in Japan: Problems and Policy Issues in the 21st Century", *International Symposium on an Aging Society: Strategies for 21st Century Japan*, Jihon University, Population Research Institute, 1982, zitiert in Bradley J. Willcox et al., *The Okinawa Program*, S. 2

116 Bradley J. Willcox et al., *The Okinawa Program*, S. 1

117 Ebd., S. 9

118 Ebd., S. 6

119 Ebd., S. 14

120 R. Bonita, „Cardiovascular disease in Okinawa", *Lancet* 1993, 341:1185

121 Bradley J. Willcox et al. *The Okinawa Program*, a. a. O., S. 18 f.

122 K. Y. Kinjo et al., „An epidemiological analysis of cardiovascular diseases in Okinawa, Japan", *Hypertension Review* 1992, 15(2):111-119. Zitiert in Willcox und Suzuki, *The Okinawa Program*, S. 427 f.
123 Bradley J. Willcox et al., *The Okinawa Program*, S. 38
124 Ebd., S. 35
125 *Okinawa: Cold War Island*, herausgegeben von Chalmers Johnson (Japan Policy Research Institute, 1999), S. 274
126 P. Ross et al., „A comparison of hip fracture incidence among native Japanese, Japanese-Americans, and American Caucasians", *American Journal of Epidemiology* 1991, 133:801-809. Siehe auch Bradley J. Willcox et al., *The Okinawa Program*, S. 43
127 M. Suzuki und N. Hirose, „Endocrine Function of Centinarians", in H. Tauchi et al., Hrsg., *Japanese Centinarians: Medical Research for the Final Stages of Human Aging* (Aichi, Japan: Aichi Medical University, 1997) zitiert in Bradley J. Willcox et al., *The Okinawa Program*, S. 436 f.
128 M. Shores et al., „Low testosterone is associated with decreased function and increased mortality risk: A preliminary study of men in a geriatric rehabilitation unit", *Journal of the American Geriatrics Society* 2004, 52(12):2077-2081
129 S. Moffat et al., „Free testosterone and risk for Alzheimer's disease in older men", *Neurology* 2004, 62(1):188-193; V. Henderson et al., „Testosterone and Alzheimer's disease: Is it men's turn now?" *Neurology* 2004, 62(1):170-171
130 Bradley J. Willcox et al., *The Okinawa Program*, S. 43. Siehe auch S. 59
131 Ebd., S. 43. Siehe auch S. 86
132 Richard Weindruch und Rajinder Sohal, „Caloric Intake and Aging", *New England Journal of Medicine* 1997, 337(14):986-994
133 Kagawas Arbeit wird zitiert in Roy Walford, *Beyond the 120-Year Diet: How to Double Your Vital Years* (Four Walls Eight Windows, 2000), S. 89.
134 Roy Walford, a. a. O., S. 13, S. 45
135 T. E. Meyer et al., „Long-term caloric restriction ameliorates the decline in diastolic function in humans", *Journal of the American College of Cardiology* 2006, 47(2):398-402
136 Jim Salter, „Study: Low-Calorie Diet Keeps Heart Young", *Associated Press*, 12. Jan. 2006
137 Roy Walford, a. a. O., S. 17

TEIL 2

5. Gut essen, lang leben

138 Bradley J. Willcox, D. Craig Willcox und Makoto Suzuki, *The Okinawa Program: Learn the Secrets to Health and Longevity* (Three River Press, 2001), S. 43, S. 71

139 Ebd., S. 69

140 Joanne Slavin et al., „The Role of Whole Grains in Disease Prevention", *Journal of the American Dietetic Association* 2001, 101:780-785. Siehe auch D. R. Jacobs et al., „Whole-grain intake and cancer: An expanded review and meta-analysis", *Nutrition and Cancer* 1998, 30:85-96

141 D. R. Jacobs et al., „Is whole-grain intake associated with reduced total and cause-specific death rates in older women? The Iowa Women's Health Study", *American Journal of Public Health* 1999, 89(3):322-329. Siehe auch S. Liu, „Intake of refined carbohydrates and whole-grain foods in relation to risk of type 2 diabetes mellitus and coronary heart disease", *Journal of the American College of Nutrition* 2002, 21(4):298-306; D. R. Jacobs et al., „Reduced mortality among whole grain bread eaters in men and women in the Norwegian County Study", *European Journal of Clinical Nutrition* 2001, 55(2):137-143; J. L. Slavin et al., „The role of whole grains in disease prevention", *Journal of the American Dietetic Association* 2001, 101(7):780-785

142 Nach den Berechnungen von James E. Tillotson, Direktor des Tufts University's Food Policy Institute, trinkt der durchschnittliche Amerikaner jedes Jahr so viel Limonade, wie in ein 208-Liter-Fass passt. Zitiert in Emma Ross und Joseph Verrengia, „Obesity becoming Major Global Problem". *Associated Press*, 8. Mai 2004

143 James E. Tillotson, „Food Brands: Friend or Foe?" *Nutrition Today* 2002, 37:78-80

144 „Twinkies Maker Seeking Chapter 11 Protection", *Associated Press*, 22. Sept. 2004; „Bankrupt Bakery to Close Plants", *San Francisco Chronicle*, 10. Juni 2005

145 James Bates, „Marvin H. Davis, 1925-2004; Billionaire Oilman, Real Estate Mogul Once Owned Fox Studio", *Los Angeles Times*, 26. Sept. 2004, S. A-1

146 „Death Rate from Obesity Gains Fast on Smoking", *New York Times*, 10. März 2004, S. A-16

147 R. Sturm, „The effects of obesity, smoking and problem drinking on chronic medical problems and health care costs", *Health Affairs* 2002, 21:245-253; R. Sturm und K. Wells, „Does obesity contribute as much to morbidity as poverty or smoking?" *Public Health Reports* 2001, 115:229-295

148 Ebd.

149 Ruth Patterson et al., „A comprehensive examination of health conditions associated with obesity in older adults", *American Journal of Preventive Medicine* 2004, 27(5):385-390

150 Timothy B. McCall, *Examining Your Doctor: A Patient's Guide to Avoiding Harmful Medical Care* (Carol Publishing Group, 1995), S. 242

151 Carol Lynn Mithers, „From Baby Fat to Obesity: Why Kids Even as Young as Two Are Developing Weight Problems", *Parenting*, Okt. 2001

152 Kelly D. Brownell, *Food Fight: The Inside Story of the Food Industry, America's Obesity Crisis, and What We Can Do About It* (Contemporary Books, 2004), S. 41

153 Ebd., S. 54

154 Ebd.

155 Peter Menzel und Faith D'Aluisio, *Hungry Planet: What the World Eats* (Ten Speed Press, 2005), S. 223

156 Ebd.

157 „Children in Britain ‚choking on their own fat', says obesity report", London, *Agence France-Press*, 26. Mai 2004. Siehe auch Unterhaus, „Obesity", Dritter Sitzungsbericht 2003 2004, Bd. 1

158 Janet Adamy, „Some food makers trim low-carb plans as trend shows", *Wall Street Journal*, 12. Juli 2004, S. B-1

159 „USA: Low-carb diets appeal to over half the population", 19. März 2004, *www.just-food.com/news_detail.asp?art=57042*

160 Arne Astrup, „Atkins and other low-carb diets: hoax or an effective tool for weight loss?" *The Lancet* 2004, 364:897-99. Siehe auch G. D. Foster et al., „A randomized trial of a low-carbohydrate diet for obesity", *New England Journal of Medicine* 2003, 348(21):2082-2090; L. Stern et al., „The Effects of Low-Carbohydrate versus Conventional Weight Loss Diets in Severely Obese Adults", *Annals of Internal Medicine* 2004, 140(19):778-785

161 E.C. Westman et al., „Effect of 6-month adherence to a very low carbohydrate diet program", *American Journal of Medicine* 2002, 113:30-36

162 M. L. Dansinger et al., „Comparison of the Atkins, Ornish, Weight-Watchers, and Zone diets for weight loss and heart disease risk reduction: a randomized trial", *Journal of the American Medical Association* 2005, 293(1):43-53

163 R. M. Fleming, „The effect of high-protein diets on coronary blood flow", *Angiology* 2000, 51(10):817-826

164 Medical Opinion (1972):13, zitiert in Michael Greger, „The Skinny on Atkins", *Dr. Greger's Nutrition Newsletter*, Juni 2004

165 Zitiert in Michael Greger, *Carbophobia: The Scary Truth About America's Low-Carb Craze* (Lantern Books, 2005), S. ix

166 Maryland State Medical Journal 1974:70, zitiert in Michael Greger, „The Skinny on Atkins", *Dr. Greger's Nutrition Newsletter*, Juni 2004

167 Chicago Tribune, 18. Okt. 1999. Siehe auch www.atkinsexposed.org/atkins/25/Atkins_Nightmare_Diet.htm

168 Robert Davis, „Weight loss doctor dies at 72 from head injuries", *USA Today*, 17. April 2003

169 Elizabeth Cohen, CNN Medical Unit, „Heart Association to warn against low-carb diets", *CNN*, 20. März 2001

170 Ebd.

171 Arthur Agatston, *The South Beach Diet* (Rodale Press, 2003). S. 113, S. 94 f.

172 „Low-carb king Atkins files Chapter 11: Company owes $300 million in outstanding principal and interest", *CNN.com, Associated Press*, 1. August 2005

173 Daniel DeNoon, „More Carbs, More Exercise = Weight Loss: Studies Link High Fiber Carbs, Low Weight", *WebMD Medical News*, 5. März 2004. Siehe auch P. K. Newby et al., „Risk of overweight and obesity among semivegetarian, lactovegetarian, and vegan women", *American Journal of Clinical Nutrition*, Juni 2005, 81:1267-1274

174 Bradley J. Willcox et al., *The Okinawa Program*, S. 74

175 John W. Rowe und Robert L. Kahn, *Successful Aging* (Dell, 1998), S. 28-30

176 George E. Vaillant, *Aging Well: Surprising Guideposts to a Happier Life – from the Landmark Harvard Study of Adult Development* (Little, Brown, 2003), S. 203

177 S. Mizushima et al., „The relationship of dietary factors to cardiovascu-

lar disease among Japanese in Okinawa and Japanese immigrants, originally from Okinawa, in Brazil", *Hypertension Research* 1992, 15:45-55. Siehe auch Y. Moriguchi, „Japanese centinarians living outside Japan", in H. Tauchi et al., Hrsg., *Japanese Centinarians: Medical Research for the Final Stage of Human Aging* (Aichi, Japan: Institute for Medical Science of Aging, 1999), S. 85-94

178 David Allen und Chiyomi Sumida, „Okinawans picking up dangerous dining habits", *Stars and Stripes*, 17. Nov. 2002. Siehe auch Norimitsu Onishi, „On U.S. Fast Food, More Okinawans Growing Super-Sized", *New York Times*, 30. März, 2004, und „Love of U.S. food shortening Okinawans' lives - Life expectancy among island's young men takes a big dive", *New York Times*, 4. April 2004

179 Frühstücksfleisch in Dosen (Spam) ist auch in Südkorea, Hawaii, auf den Philippinen, in Guam und Saipan beliebt - überall dort, wo die amerikanische Militärpräsenz vorherrscht.

6. Ernährung und die Gesundheit der Menschen

180 Weston A. Price, *Nutrition and Physical Degeneration* (Keats Publishing, 1939)

181 Ebd., S. 170 f.

182 Ebd., S. 174, S. 179

183 Ebd., S. 186

184 Ebd., S. 182

185 Ebd., S. 48

186 Ralph W. Moss, „Cancer: A Disease of Civilization?" *Moss Reports*, 23. Juli 2003

187 Ebd.

188 Ebd.

189 Vilhjalmur Steffansson, *Cancer: A Disease of Civilization?* (Hill and Wang, 1960)

190 K. Hill und A. M. Hurtado, „Hunter-Gatherers of the New World", *American Scientist* 1989, 77:437-444

191 Die Stämme der Massai sind Viehzucht betreibende Nomaden, deren Ernährung viel tierisches Fett und Cholesterin enthält. Für manche spricht, dass bei ihnen nur selten Arteriosklerose auftritt, dafür, dass der Verzehr von tierischen Fetten und Cholesterin keine Herzkrankhei-

ten verursacht. Die Massai verfügen jedoch über eine einzigartige genetische Ausstattung, die ihre Cholesterinsynthese vorteilhaft beeinflusst. Roy Walford, *Beyond the 120-Year Diet: How to Double Your Vital Years* (Four Walls Eight Windows, 2000), S. 106. Zudem essen die Massai eine große Vielfalt wilder einheimischer Pflanzen, die ihren Cholesterinspiegel tendenziell senken. Der kanadische Ethnobotaniker Timothy Johns, der die Ernährung und den Lebensstil der Massai studierte, glaubt, dass sie deshalb trotz gewaltiger Mengen gesättigter Fette nicht an Herzkrankheiten leiden.

192 Weston A. Price, a. a. O., S. 134, S. 139. Auch heute noch legen die Massai enormen Wert auf kriegerisches Geschick. Laurence Frank, der in den letzten zwanzig Jahren die meiste Zeit in Kenias nationalem Massai-Reservat Mara gearbeitet hat und ein anerkannter Fachmann für die dortigen Entwicklungen ist, sagt, dass „ein junger [Massai-]Mann typischerweise dadurch mannbar wird, dass er während eines Überfalls auf das Vieh den Krieger eines anderen Stammes tötet. Gelingt ihm das nicht, tötet er einen Löwen. Dadurch erweist er sich als würdig zu heiraten." Glen Martin, „The lion, once king of African Savanna, suffers alarming decline in population" (Der Bestand an Löwen, einst die Könige der afrikanischen Savanne, geht alarmierend zurück), *San Francisco Chronicle*, 6. Okt. 2005.

193 Weston A. Price, a. a. O., S. 54

7. Die umfangreichste Ernährungsstudie aller Zeiten

194 William S. Kovinski, „The Great Malls of China", *Los Angeles Times*, 29. Juni 2005

195 T. Colin Campbell, *The China Study: The Most Comprehensive Study of Nutrition Ever Conducted, and the Startling Implications for Diet, Weight Loss, and Long-Term Health* (Benbella Books, 2004)

196 J. Y. Li et al., „Atlas of cancer mortality in the People's Republic of China: An aid for cancer control and research", *International Journal of Epidemiology* 1981, 10:127-133

197 T. Colin Campell, a. a. O., S. 71

198 Zitiert in ebd., S. 7

199 Ebd., S. 77

200 T. Colin Campbell und Christine Cox, *The China Project: Revealing the Relationship Between Diet and Disease* (New Century Nutrition, 1996), S. 8

201 T. Collin Campbell, a. a. O., S. 79
202 T. Collin Campbell und Christine Cox, a. a. O., S. 13
203 T. Collin Campbell, a. a. O., S. 80 f.
204 Ebd., S. 69 110
205 J. M. Chan und E. L. Giovannucci, „Dairy products, calcium, and Vitamin D and risk of prostate cancer", *Epidemiology Review* 2001, 23(1):87-92
206 B. K. Jacobsen et al. „Does High Soy Milk Intake Reduce Prostate Incidence?" *Cancer Causes, Control* 1998, 9:553-557. Siehe auch Health Professionals Follow-up Study, in „Dairy Products Linked to Prostate Cancer", *Associated Press*, 5. April 2000
207 *World Cancer Research Fund and American Institute for Cancer Research, Food, Nutrition and the Prevention of Cancer: A Global Perspective*, 1997
208 Ebd., S. 509
209 Im Jahr 1974 betrug der gesamte Fleischkonsum in China weniger als 1 Million Tonnen, in den Vereinigten Staaten dagegen 23 Millionen. 2005 war der Fleischkonsum in China auf 64 Millionen Tonnen gestiegen; in den Vereinigten Staaten auf 38 Millionen. „Annual Consumption and Use of Key Resources and Consumer Products in the United States and China", in Lester R. Brown, „China Replacing the United States as World's Leading Consumer", *Earth Policy Institute Eco-Economy Update*, 16. Feb. 2005
210 Clay Chandler, „Inside the NEW China", *Fortune*, 4. Okt. 2004, S. 8
211 Elaine Kurtenbach, „Urban China Struggles with Battle of the Bulge; High fat snacks are overwhelming the nation's lean, traditional diet. As a result, the country is seeing a rise in obesity", *Los Angeles Times*, 18. Juli 2004
212 Ebd.
213 Ebd.
214 Marc Santora, „East Meets West, Adding Pound and Peril", *New York Times*, 12. Jan. 2006

8. Der Weg zu Gesundheit und Heilung

215 Dr. Dean Ornish et al., „Can lifestyle changes reverse coronary heart disease? The lifestyle heart trial", *The Lancet* 1990, 336(8708):129-133

216 Caldwell B. Esselstyn, „Updating a 12-Year Experience with Arrest and Reversal for Coronary Heart Disease", *American Journal of Cardiology* 1999, 84:339-341. Siehe auch Caldwell B. Esselstyn, „Resolving the Coronary Artery Disease Epidemic Through Plant-Based Nutrition", *Preventive Cardiology*, Herbst 2001, S. 171-177, und C. B. Esselstyn et al., „A Strategy to Arrest and Reverse Coronary Artery Disease: A 5-year longitudinal study of a single physician's practice", *Journal of Family Practice* 1995, 41(6):560-568

217 Caldwell Esselstyn, „Making the Change", *www.heartattackproof.com/morethan04_change.htm*

218 Zitiert in Roberto Suro, „Hearts and minds", *New York Times Magazine*, 29. Dez. 1991, S. 18

219 Dan Buettner, „The Secrets of Long Life", *National Geographic*, Nov. 2005, S. 2-26

220 Bradley J. Willcox, D. Craig Willcox und Makoto Suzuki, *The Okinawa Program: Learn the Secrets to Health and Longevity* (Three Rivers Press, 2001), S. 132

221 Thompson, Lilian, „Mammalian Lignan Production from Various Foods", *Nutrition and Cancer* 1991, 16(1):43-51

222 „Toxic warnings for U.S. fish", *Associated Press*, 25. August 2004

223 Es gibt nun Hinweise darauf, dass EPA und DHA (mehrfach ungesättigte Fettsäuren) hochwirksam in der Prävention von plötzlichem Herztod, Tod durch Herzkrankheiten und von bestimmten Arhythmieformen sind. Untersuchungen, einschließlich der an individuellen Herzzellen, ergaben, dass EPA und DHA die Refraktärzeit der Zellen durch Interaktion mit den schnellen Natriumkanälen und den Kalziumkanälen vom L-Typ verlängern. Dieser Herzschutzeffekt wird somit ganz eng damit assoziiert, in welchem Maße diese beiden Fettsäuren im Herzgewebe (Myokard) vorhanden sind. Es wird allgemein anerkannt, dass DHA für die richtige Entwicklung des fetalen Gehirns, der Retina und des Zentralnervensystems von ausschlaggebender Bedeutung ist. S. J. Fernstrom, „Can nutrient supplements modify brain function?" *American Journal of Clinical Nutrition* 2000, 71(6):1669S-1673S

224 Dank an Dr. med. Michael Greger für diese Formulierung

225 Anne Platt McGinn, „Blue Revolution - The Promises and Pitfalls of Fish Farming", *World Watch*, März/April 1998, S. 9 f.

226 Juliet Eilperin, „Farmed Salmon Raise Concerns: Study cites high levels of chemical fire retardants", *Washington Post*, 11. August 2004

227 Ronald Hites et al., „Global assessment of Organic Contaminants in Farmed Salmon", *Science*, Jan. 2004 (303):9. Siehe auch Kenneth Weiss, „Farm-Raised Salmon linked to Pollutants", *Los Angeles Times*, 8. Jan. 2004

228 Michael Janofsky, „Report: Most fish in U.S. waters tainted by mercury." *New York Times*, 4. August 2004

229 Jane Kay, „Rich folks eating fish feed on mercury too", *San Francisco Chronicle*, 5. Nov. 2002

230 Ebd.

231 Sam Roe und Michael Hawthorne, „Toxic Risk on Your Plate", *Chicago Tribune*, 11. Dez. 2005

232 Ebd.

233 R. A. Myers und B. Worm, „Rapid worldwide depletion of predatory fish communities", *Nature* 2003, (423):280-283

234 C. Stripp et al., „Fish intake is positively associated with breast cancer incidence rise", *Journal of Nutrition* 2003, 133(11):3664-3669

235 J. T. Salonen et al., „Intake of mercury from fish, lipid peroxidation, and the risk of myocardial infarction and coronary, cardiovascular, and any death in Eastern Finnish Men", *Circulation* 1995, 91:937

236 J. T. Salonen et al. „Fish intake and the risk of coronary disease", *New England Journal of Medicine* 1995, 333:937

237 Für Rezepte mit Leinöl und gemahlenem Leinsamen empfehle ich *Flax: The Super Food*, von Barb Bloomfield, Judy Brown und Siegfried Gursche (The Book Publishing Company, Summertown, Tenn., 2000).

238 Thomas T. Pearls und Margery Hutter Silver, *Living to 100: Lessons in Living to Maximum Potential at Any Age* (Basic Books, 1999), S. 97

239 Ebd., S. 98

TEIL 3

9. Ins Leben treten

240 J. E. Manson et al., „Walking compared with vigorous exercise for the prevention of cardiovascular events in women", *New England Journal of Medicine* 2002, 347(10):716-725; W. E. Kraus et al., „Effects of the amount and intensity of exercise on plasma lipoproteins", *New England Journal of Medicine* 2002, 347(19):1483-1492; A. L. Dunn et al., „Comparison of lifestyle and structured interventions to increase physical activity and cardiorespiratory fitness: A randomized trial", *Journal of the American Medical As-*

sociation 1999, 281(4):327-334; S. N. Blair et al., „The fitness, obesity and health equation: Is physical activity the common denominator?" *Journal of the American Medical Association* 2004, 292(10):1232-1234; T. R. Wessel et al., „Relationship of physical fitness vs. body mass index with coronary artery disease and cardiovascular events in women", *Journal of the American Medical Association* 2004, 292(10):1179-1187; A. L. Dunn et al., „Physical activity dose-response effects on outcomes of depression and anxiety", *Medicine and Science in Sports and Exercise* 2001, 33(6. Zusatz):587-598

241 Ralph S. Pfaffenbarger und Eric Olsen, *LifeFit: An Effective Program for Optimal Health and a Longer Life* (Human Kinetics, 1992), S. vii

242 Walter M. Bortz, *We Live Too Short and Die Too Long: How to Achieve and Enjoy Your Natural 100-Year-Plus Life Span* (Bantam, 1991), S. 135 f. Siehe auch Walter M. Bortz, *Dare to Be 100* (Simon & Schuster, 1996)

243 Walter M. Bortz, *We Live Too Short*, S. 200

244 Geoffrey Cowley, „How to live to 100", *Newsweek*, 30. Juni 1997

245 Ebd.

246 Diabetes Prevention Program Research Group, „Reduction in the incidence of Type 2 diabetes with lifestyle intervention or metformin", *New England Journal of Medicine*, 7. Feb, 2002, 346(6):393-403

247 A. C. King et al., „Moderate intensity exercise and self-rated quality of sleep in older adults: A randomized controlled trial", *Journal of the American Medical Association*, 1997, 277(1):32-37

248 Bradley J. Willcox, D. Craig Willcox und Makoto Suzuki, *The Okinawa Program: Learn the Secrets of Longevity* (Three Rivers Press, 2001), S. 180

249 P. J. Wade, „Canadian Homeowner and Veteran Celebrates 103rd!" *Reality Times*, 9. Nov. 1999

250 Thomas T. Perls und Margery Hutter Silver, *Living to 100: Lessons in Living to Your Maximum Potential at Any Age* (Basic Books, 1999), S. 109, S. 153

251 Patricia Bragg, „A Cheerleader for Fitness", in *Chicken Soup to Inspire the Body and Soul* (Health Communications, 2003), S. 292-294

252 Ebd.

253 Dennis Hughes, „Interview with Jack LaLanne: Legendary Fitness Expert, Health Pioneer, Diet and Nutrition Innovator", *Share Guide*, 2003

[254] Ebd.
[255] Ebd.
[256] Ebd.
[257] Ebd.

10. Zum Bewegen geboren

[258] Margaret Morganroth Gullette, *Aged by Culture* (University of Chicago Press, 2004). S. 3-6. Siehe auch „Secrets of Aging Explores the Science Behind the Universal Experience of Aging", *Senior Journal*, Boston, 10. Feb. 2005; Abigail Tafford, „Aging: The View for Below", *Washington Post*, 23. Nov. 2004; Margaret Morganroth Gullette, „Trapped in Decline Culture", *In These Times*, 2. Okt. 2004

[259] Margaret Morganroth Gullette, Aged by Culture, S. 4

[260] William Evans und Irwin H. Rosenberg, *Biomarkers: The 10 Determinants of Aging You Can Control* (Simon & Schuster, 1991)

[261] Ebd., S. 49 f.

[262] Ebd., S. 50 f.

[263] Ebd., S. 70

[264] Ebd., S. 53

[265] Arnold Schwarzenegger, der 2004 Gouverneur von Kalifornien wurde, gewann siebenmal den höchsten Preis für Bodybuilder, den Titel des Mr. Olympia. Als er sich mit 49 Jahren einer Herzoperation unterzog, gab er zu, während seiner aktiven Sportlerlaufbahn Steroide genommen zu haben, bestritt aber einen Zusammenhang mit seinen Herzproblemen. Im Jahre 1989 riefen Schwarzenegger und ein Partner den „Arnold Classic" ins Leben, einen jährlichen Wettstreit von Bodybuildern der Spitzenklasse in Columbus, Ohio. Jedes Jahr werden nur 14 Teilnehmer eingeladen. 2005 saßen zwei der eingeladenen Wettbewerber, Victor Martinez und Craig Titus, wegen Verstößen im Zusammenhang mit Steroiden im Gefängnis, Titus wurde 2006 wegen Mordes angeklagt. Die folgende Liste enthält nur einen Teil der Teilnehmer am „Arnold Classic", die alle ernste Gesundheitsprobleme hatten:
Mohammed „Momo" Benaziza starb im Oktober 1992 in seinem Hotelzimmer in den Niederlanden, nachdem er am Holland-Grand-Prix-Wettbewerb teilgenommen hatte.
Paul Dillett, ein kanadischer Teilnehmer, verfiel beim Arnold Classic

1994 auf der Bühne in eine Starre, während er die Doppel-Bizeps-Pose zeigte (Standardpose, beide Bizeps gebeugt, Brust raus). Es brauchte mehrere Männer, um ihn in die Horizontale zu bringen und von der Bühne zu tragen.
Andreas Münzer, Österreicher wie sein Idol Schwarzenegger, starb 1996 zwölf Tage nach dem Wettkampf an Multiorganversagen.
Kenny „Flex" Wheeler gewann die Arnold-Show viermal. Im Jahre 2003 hatte er eine Nierentransplantation. *Don Long,* der von 1997 bis 1999 in Schwarzeneggers Show auftrat, wurde ebenfalls eine neue Niere eingesetzt.
Der dreimalige Teilnehmer *Mike Matarazzo* aus dem kalifornischen Modesto hatte mit 39 Jahren eine Herzoperation und bekam drei Bypässe.

266 William Evans und Irwin H. Rosenberg, a. a. O., S. 15
267 M. E. Nelson et al., „A One Year Walking Program and Increased Dietary Calcium in Postmenopausal Women: Effects on Bones", *Medicine and Science in Sports and Exercise* 1990, 22(Ergänzung):377
268 E. L. Smith et al., „Physical Activity and Calcium Modalities for Bone Mineral Increase in Aged Women", *Medicine and Science in Sports and Exercise,* 1981, 13:60-64
269 Tom Lloyd et al., „Lifestyle factors and the development of bone mass and bone strength in young women", *Pediatrics* 2004, 144:786-792
270 „Exercise More Crucial Than Calcium", Pressemitteilung der Universität von Pennsylvania. Siehe auch A. J. Lanou et al., „Calcium, dairy products, and bone health in children and young adults: A reevaluation of the evidence", *Pediatrics* 2005, 115(3):736-743. Die Studie schloss: „Weder vermehrter Genuss von Milchprodukten noch ergänzende Kalzium-Aufnahme ergab auch nur einen bescheidenen Anstieg bei der Knochengesundheit von Kindern oder Jugendlichen."
271 Daniel Rudman et al., „Effects of Human Growth Hormone in Men over 60 Years old", *New England Journal of Medicine* 1990, 323:1-6
272 T. C. Welbourne, „Increased Plasma Bicarbonate and Growth Hormone After an Oral Glutamine Load", *American Journal of Clinical Nutrition,* 1995, 61(5):1058-1061
273 James F. Fixx, *Das komplette Buch vom Laufen,* Fischer Taschenbuch, 1983
274 Nathan Pritkin, *Diet for Runners* (Simon & Schuster, 1985), zitiert in Timothy J. Smith, *Renewal: The Anti-Aging Revolution* (Rodale Press, 1998), S. 459

275 Eine Version von Ruth Heidrichs Geschichte erschien in Jack Canfield et al., *Chicken Soup to Inspire the Body and Soul* (Health Communications, 2003), S. 13-17. Siehe auch Ruth Heidrich, *Senior Fitness: The Diet and Exercise Program for Maximum Health and Longevity* (Lantern Books, 2005)

11. Wie Sie geistig gesund bleiben

276 Bradley J. Willcox, D. Craig Willcox und Makoto Suzuki, *The Okinawa Program: Learn the Secrets to Health and Logevity* (Three Rivers Press, 2001). S. 46. Siehe auch C. Ogura et al., „Prevalence of senile dementia in Okinawa, Japan", *International Journal of Epidemiology*, 1995, 24:373-380

277 John Fauber, „Huge Increase in Alzheimer's Seen: Doctors warn that growing numbers threaten nation's health care systems", *Milwaukee Journal Sentinel*, 18. August 2003

278 Robbie Wilkinson, „The Travelers", in *Chicken Soup for the Caregiver's Soul* (Health Communications, 2004), S. 71 f.

279 Danielle Laurin et al. „Physical Activity and Risk of Cognitive Impairment and Dementia in Elderly Persons", *Archives of Neurology* 2001, 58:498-504

280 Jennifer Weuve et al., „Physical Acitivity, Including Walking, and Cognitive Function in Older Women", *Journal of the American Medical Association*, 2004, 292:1454-1461

281 Robert D. Abbott et al., „Walking and Dementia in Physically Capable Elderly Men", *Journal of the American Medical Association*, 2004, 292:1447-1453

282 Shari Roan, „To sharpen the brain, first hone the body: Mental benefits include better memory and learning; dementia may be slowed", *Los Angeles Times*, 9. Jan. 2006

283 P. P. Zandi et al., „Reduced Risk of Alzheimer's disease in users of antioxidant vitamin supplements", *Archives of Neurology*, 2004, 61:82-88

284 Ich nehme *Renewal Antioxidants*, sie werden von *Source Naturals* hergestellt. (Manche Apotheken im deutschsprachigen Raum beziehen Nahrungsergänzungen aus den USA; im Übrigen gibt es auch bei uns entsprechende gute Präparate. Anm. d. Übers.)

285 Miia Kivipelto, „Body Mass Index: Clustering of Vascular Risk Factors and the Risk of Dementia: A Longitudinal, Population-Based Study",

vorgestellt auf der 9. Internationalen Konferenz über Alzheimer und damit verbundene Störungen, Philadelphia, 19. Juli 2004

286 G. Alfthan et al., „Homocysteine and cardiovascular disease mortality", *The Lancet*, 1997, 349:397. Siehe auch B. J. Willcox et al., „Homocysteine levels in Okinawan Japanese", *Journal of Investigative Medicine*, 2000, 43(2):205A

287 R. Clarke et al., „Folate, vitamin B_{12} und serum total homocysteine levels in confirmed Alzheimer disease", *Archives of Neurology* 1998, 55:1449-1455

288 Ebd.

289 H. X. Wang et al., „Vitamin B_{12} and folate in relation to the development of Alzheimer's Disease", *Neurology*, 2001, 56(0):1188-1194

290 Früher glaubte man, dass eine pflanzliche Ernährung aufgrund des höheren Folsäure- und Vitamin B_6-Gehalts zu einem niedrigeren Homocysteinspiegel führe. Und eine Studie aus dem Jahre 2000 ergab tatsächlich, dass Menschen, die sich vegan ernährten, praktisch dabei zusehen konnten, wie ihr Homocysteinspiegel in nur einer Woche um 13 bis 20 Prozent sank. D. J. DeRose et al., „Vegan-based lifestyle program rapidly lowers homocysteine levels", *Preventive Medicine*, 2000, 30:225-233. Vor Kurzem ergaben mehrere Studien jedoch, dass Menschen, die sich lange Zeit vegan ernähren, einen gefährlich erhöhten Homocysteinspiegel im Blut aufwiesen. Dies scheint bei Veganern oder Vegetariern nicht der Fall zu sein, wenn sie sich mit genügend Vitamin B_{12} versorgen. Bei ihnen ist der Homocysteinspiegel tatsächlich geringer als bei Menschen, die sich nach westlichem Standard ernähren.
Wie hoch ist der Bedarf an Vitamin B_{12}? Die Empfehlungen der Regierung liegen bei mindestens 1,5 µg täglich, eine Menge, die ausreicht, um die klassischen Symptome des B_{12}-Mangels zu verhindern, doch meist nicht, um den Homocysteinspiegel niedrig zu halten. (Die Deutsche Gesellschaft für Ernährung, DGE, empfiehlt eine tägliche Aufnahme von 3µg, liegt aber mit ihren Empfehlungen auch gern im Mindestbereich. Anm. d. Übers.) Die gegenwärtige Forschung geht davon aus, dass 5-10 µg täglich benötigt werden, um den B_{12}-Spiegel im Blut hoch genug zu halten, damit das Homocystein unter Kontrolle bleibt. Da Vitamin B_{12} in Pflanzen nicht vorkommt, sind Vegetarier und Veganer auf entsprechende Nahrungsergänzungsmittel angewiesen. Ergänzt man es täglich, sollte man mindestens 10µg nehmen, damit eine ausreichende Aufnahme gewährleistet ist. Nimmt man es einmal wöchentlich, sollten es mindestens 2000 µg sein, denn bei höherer Dosierung nimmt

die Resorptionsrate deutlich ab. S. Stephen Walsh, „Homocystein and Health", *The Vegan*, Winter 2002.

291 Jeff Nelson, „Losing Your Mind for the Sake of a Burger" *www.vegsource.com/articles/alzheimers_homocysteine.htm*. Eine Studie mit Menschen, denen Fleisch als primäre Proteinquelle dient, ergab, dass sie gegenüber Vegetariern mit einer dreifach erhöhten Wahrscheinlichkeit an Demenz litten. S. P. Giem et al., „The incidence of dementia and intake of animal products: Preliminary findings from the Adventist Health Study", *Neuroepidemiology*, 1993, 12:28-36.

292 M. C. Morris et al., „Dietary fats and the risk of incident of Alzheimer's disease", *Archives of Neurology*, 2003, 60(2):194-200; S. Kalmijn et al., „Polyunsaturated fatty acids, antioxidants, and cognitive function in older men", *American Journal of Epidemiology*, 1997, 145(1):33-41; J. A. Luchsinger et al., Caloric intake and the risk of Alzheimer's disease", *Archives of Neurology*, 2002, 59(8):1258-1263. M. J. Engelhart et al., „Diet and risk of dementia: does fat matter? The Rotterdam Study", *Neurology*, 2002, 59(12):1915-1921.

293 E. Larson, „Exercise Associated with Reduced Risk of Dementia in Older Adults", *Annals of Internal Medicine*, 2006, 144:73-81

294 W. B. Grant, „Dietary links to Alzheimer's disease: 1999 Update", *Journal of Alzheimer's Disease*, 1999; (1):197-201 und „Incidence of dementia and Alzheimer's disease in Nigeria and the United States", *Journal of the American Medical Association*, 2001, 285:2448

295 M. C. Morris et al., „Dietary niacin and the risk of incident of Alzheimer's disease and of cognitive decline", *Journal of Neurology, Neurosurgery, and Psychiatry*, 2004, 75(8):1093-1099

296 M. C. Morris et al., „Consumption of fish and omega-3 fatty acids and risk of incident of Alzheimer's disease", *Archives of Neurology*, 2003, 60:940-946

12. Mit Selbstbewusstsein und bei klarem Verstand

297 Thomas T. Perls und Margery Hutter Silver, *Living to 100: Lessons in Living to Your Maximum Potential at Any Age* (Basic Books, 1999), S. 36-46

298 Ebd., S. 45 f.

299 John W. Rowe und Robert L. Kahn, *Successful Aging* (Dell, 1998), S. 132-134, 138 f., 166, 244 f.

[300] Anne Lamott, *Plan B: Further Thoughts on Faith* (Riverhead Books, 2005), S. 171-176

TEIL 4

13. Was hat denn Liebe damit zu tun?

[301] Y. F. Schnellow, „Is Hunzan Health a Myth?" In G. Rinehart, Hrsg., *Great Adventures in Medicine* (Healing Books, 1972), S. 36-69

[302] Rachel Naomi Remen, *Kitchen Table Wisdom: Stories that Heal* (Riverhead Books, 1996), S. 53

[303] Dr. Dean Ornish, *Love and Survival: The Scientific Basis for the Healing Power of Intimacy* (Harper Collins, 1998), S. 3

[304] Michael Lerner, *Choices in Healing: Integrating the Best of Conventional and Complementary Approaches to Cancer* (MIT Press, 1994), S. 154-158

[305] D. Spiegel et al., „Effect of psychosocial treatment on survival of patients with metastatic breast cancer", *The Lancet*, 1989, ii:888-891. Siehe auch David Spiegel, *Living Beyond Limits: New Hope and Help for Facing Life-Threatening Illness* (Times Books, 1993)

[306] Janny Scott, „Study Says Cancer Survival Rates Rise with Group Therapy", *Los Angeles Times*, 11. Mai 1998

[307] Ebd.

[308] F. I. Fawzy et al., „Malignant melanoma: Effects of an early structured psychiatric intervention, coping, and affictive state of recurrence and survival six years later", *Archives of General Psychiatry* 1993, 50:681-689

[309] Dan Millman, *Sacred Journey of the Peaceful Warrior* (H J Kramer, 1991), S. 89

[310] Larry Scherwitz et al., „Type A Behavior, Self-Involvement, and Coronary Atherosclerosis", *Psychosomatic Medicine* 1983, (45):47-57

[311] J. H. Medalie und U. Goldbourt, „Angina pectoris among 10 000 men. II. Psychosocial and other risk factors as evidenced by a multivariate analysis of a five-year incidence study", *American Journal of Medicine* 1976, 60(6):910-921

[312] H. J. Medalie et al., „The importance of biopsychosocial factors in the development of duodenal ulcer in a cohort of middle-aged men", *American Journal of Medicine* 1992, 136(10):1280-1287

313 Annika Rosengren et al., „Stressful Life Events, Social Support, and Mortality in Men Born in 1933", *British Medical Journal*, 19. Okt. 1993

314 Diese Geschichte von Elizabeth Songster erschien in Jack Canfield et al., *Chicken Soup for the Couple's Soul* (Health Communications, 1999), S. 187-189

14. Die Stärke des Herzens

315 Eine große Anzahl von Studien hat ergeben, dass verheiratete Menschen länger leben und in Bezug auf fast alle hauptsächlichen Todesursachen eine geringere Mortalitätsrate haben als alleinlebende, geschiedene, getrennt lebende oder verwitwete Menschen. Zahlreiche Studien haben auch festgestellt, dass verheiratete Menschen seltener erkranken und bessere Überlebenschancen nach der Diagnosestellung haben und sich schneller erholen. Der Unterschied ist vor allem bei Männern ausgeprägt. S. C. F. Ortmeyer, „Variations in mortality, morbidity, and health care by marital status", in L. L. Erhardt und J. E. Beln, Hrsg., *Mortality and Morbidity in the United States* (Harvard University Press, 1974), S. 159-184. In ihrem Buch aus dem Jahre 2000, *The Case for Marriage: Why Married People Are Happier, Healthier and Better Off Financially* (Doubleday), zitieren Linda Waite und Maggie Gallagher Studien, die zeigen, dass unverheiratete Männer sich mit größerer Wahrscheinlichkeit auf ungesunde Verhaltensweisen einlassen, wie übermäßiges Trinken, Rauchen, Drogenmissbrauch, schlechte Essgewohnheiten und mangelnde Bewegung. In seinem Klassiker von 1979, *Broken Heart: The Medical Consequences of Loneliness* (Basic Books), zitiert James Lynch Studien, nach denen allein stehende weiße Männer gegenüber verheirateten Männern mit einer siebenfach höheren Wahrscheinlichkeit Leberzirrhose und mit einer zehnfach höheren Wahrscheinlichkeit Tuberkulose bekommen.

316 Harold Morowitz, „Hiding in the Hammond Report", *Hospital Practice*, August 1975, S. 35-39

317 L. F. Berkman und S. L. Syme, „Social networks, host resistance, and mortality: A nine-year follow-up study of Alameda County residents", *American Journal of Epidemiology*, 1979, 109:186-204

318 Kristina Orth-Gomer und J. V. Johnson, „Social network interaction and mortality: A six year follow-up study of a random sample of the Swedish population", *Journal of Chronic Disease*, 1987, 40(10):949-957

319 J. S. House, K. R. Landis und D. Umberson, „Social relationships and health", *Science* 1988, 241:540-545

320 Larry Dossey, „The Healing Power of Pets: A Look at Animal-Assisted Therapy", *Alternative Therapies in Health and Medicine*, Juli 1997, S. 817

321 E. Friedmann et al., „Animal companions and one-year survival of patients discharged from a coronary unit", *Public Health Reports* 1980, 95:307-312. Siehe auch A. H. Katcher et al., „Looking, talking and blood pressure: The physiological consequences of interaction with the living environment", in *New Perspectives on Our Lives with Companion Animals*, herausgegeben von A. Katcher und A. Beck (University of Pennsylvania Press, 1983)

322 E. Friedmann und S. A. Thomas, „Pet ownership, social support, and one-year survival after acute myocardial infarction in the Cardiac Arrhythmia Suppression Trial (CAST)", *American Journal of Cardiology* 1995, 76:1213-1217

323 W. Ruberman et al., „Psychosocial influences on mortality after myocardial infarction", *New England Journal of Medicine* 1984, 311(9):552-559

324 Rachel Naomi Remen, *Kitchen Table Wisdom: Stories That Heal* (Riverhead Books, 1996), S. 226-228

325 Kristina Orth-Gomer et al., „Marital Stress Worsens Prognosis in Women with Coronary Heart Disease", *Journal of the American Medical Association* 2000, 284:3008-3014

326 Kathleen Doheny, „Women Who Bite Their Tongues Risk Their Lives: Avoiding conflict with husbands, boosts the likelyhood of death, a new study finds", *Health Day*, 17. Feb. 2005

327 Andrew Weil, *Spontaneous Healing: How to Discover and Enhance Your Body's Natural Ability to Maintain and Heal Itself* (Alfred A. Knopf, 1995). S. 98 f.

328 James J. Lynch, *A Cry Unheard: New Insight into the Medical Consequences of Loneliness* (Bancroft Press, 2000)

329 L. G. Russek und G. E. Schwartz, „Narrative descriptions of parental love and caring predict health status in midlife: A 35-year follow-up of the Harvard Mastery of Stress study" *Alternative Therapies in Health and Medicine* 1996, 2:55-62; L. G. Russek und G. E. Schwartz, „Perception of parental caring predict health status in midlife: A 35-year follow-up of the Harvard Matery of Stress Study", *Psychosomatic Medicine* 1997, 59(2):144-149; Daniel H. Funkenstein, *Mastery of Stress* (Harvard University Press, 1957)

330 C. B. Thomas und K. Duszynski, „Closeness to parents and the family constellation in a prospective study of five disease states: suicide, mental illness, malignant tumor, hypertension, and coronary heart disease", *John Hopkins Medical Journal* 1974, 134:251

15. Wie sollen wir nun leben?

331 James W. Prescott, „Body Pleasure and the Origins of Violence", *Bulletin of the Atomic Scientist*, Nov. 1975, S. 10-20. Siehe auch James W. Prescott et al., „Early Somatosensory Derivation as an Ontogenic Process in Abnormal Development of the Brain and Behavior", in I. E. Goldsmith und J. Moor-Jankowski, Hrsg., *Medical Primatology* (Karger, 1971), S. 357-75, und Howard Bloom, *The Lucifer Principle: A Scientific Expedition into the Forces of History* (Atlantic Monthly Press, 1995), S. 239. Bloom weist darauf hin, dass ein klassisches Beispiel dieses Prinzips der von Margaret Mead betonte Gegensatz zwischen den Arapesh und den Mundugamor in Neuguinea ist. Siehe Margaret Mead, *Male and Female: A Study of the Sexes in a Changing World* (Dell, 1968), S. 76 f., 86-88, 117, 134 f.

332 Abbie Blairs Geschichte von Freddies Adoption aus *Reader's Digest*, Dez. 1964, wurde in *Stories for the Heart*, zusammengestellt von Alice Gray, nachgedruckt (Portland: Multnomah Press, Ausgabe 1996), S. 188-192

333 James J. Lynch, *A Cry Unheard: New Insights into the Medical Consequences of Loneliness* (Bancroft Press, 2000). S. 2

334 „Townspeople too nice for company", *Hannibal Courier-Post*, 13. März, 1999

335 James J. Lynch, a. a. O., S. 10

336 Ebd., S. 11

337 Elaine Sciolino, „France Battles a Problem that Grows and Grows: Fat", *New York Times*, 25. Jan. 2006

338 James J. Lynch, a. a. O., S. 10

339 S. M. Jounard, „An exploratory study of body-accessibility", *British Journal of Social and Clinical Psychology*, 1966, 84(1-4):205-217

340 Als man zuletzt von den Zwillingen Kyrie und Brielle Jackson hörte, waren sie gesunde Vorschulkinder. Ein Foto ihrer heilenden Umarmung, aufgenommen von Chris Christo von der Zeitung *Worcester Telegram and Gazette*, wurde weltberühmt. Es wurde im Internet verbreitet und erschien im Magazin *Life* und im *Reader's Digest*.

341 Sula Benet, *How to Live to Be 100: The Lifestyle of the People of the Caucasus* (New York: Dial Press, 1976), S. 161

TEIL 5

16. Befreiung aus der kulturellen Trance

342 Derrick Jensen, *A Language Older Than Words* (Chelsea Green Publishing, 2000), S. 211-213

343 Ruth Benedict, „Patterns of the Good Culture", *American Anthropologist*, 1970, Bd. 72

344 Stephen Bezruchka, „Social hierarchy and the Health Olympics", *Canadian Medical Association Journal*, 12. Juni 2001. Siehe auch Ichiro Kawachi und Bruce P. Kennedy, *Health of Nations: Why Inequality Is Harmful to Your Health* (New Press, 2002), und *Population Health Forum*, „Advocating for action toward a healthier society"

345 Stephen Bezruchka, „Poverty is bad for the health of Americans", Vortrag auf dem Statewide Poverty Action Network Action Summit, 6. Dez. 2003, Seattle, Washington. Siehe auch Stephen Bezruchka, „Sick of It All: Economic equality - good for what ails you", *Real Change News*, Seattle, 15. Okt. 2000

346 Viele Kommentatoren haben beobachtet, dass die relative Gleichverteilung des Reichtums in den Vereinigten Staaten in den 1960ern und 1970ern kein Zufall war. Sie wurde durch die sogenannte Große Kompression der Einkommen geschaffen, die während des Zweiten Weltkriegs stattfand und dann, wie Paul Krugman in der *New York Times* schrieb, „über eine Generation hinweg durch soziale Normen, die der Gleichheit den Vorzug gaben, durch starke Gewerkschaften und eine progressive Besteuerung bestehen blieb". Krugman stellt jedoch fest, dass „seit den 1970ern all die nachhaltigen Kräfte ihre Macht verloren haben. Insbesondere seit 1980 bevorzugt die amerikanische Regierungspolitik durchweg die Wohlhabenden auf Kosten der Arbeiterfamilien - und unter der gegenwärtigen Regierung [George W. Bush] gestaltete sich diese Bevorzugung extrem und schonungslos. Von Steuersenkungen zugunsten der Reichen bis zur ‚Reform' des Insolvenzgesetzes, das diejenigen, die Pech haben, bestraft, steuern offenbar alle innenpolitischen Maßnahmen auf die beschleunigte Rückkehr zur Ära des Raubrittertums hin." Paul Krugman, „Losing Our Country", *New York Times*, 10. Juni 2005.

347 Jeff Gates, *Democracy at Risk: Rescuing Main Street from Wall Street* (Perseus Publishing, 2000), S. 21 f.

348 Im Jahre 2004 erhielt der Chef von Wal-Mart, Scott Lee jun., 17,5 Millionen Dollar. Alle zwei Wochen bekam er so viel, wie einer seiner durchschnittlichen Beschäftigten im ganzen Leben verdiente. Siehe Paul Krugman, „Always Low Wages, Always", *New York Times*, 13. Mai 2005

349 Chuck Collins et al., Hrsg., *The Wealth Inequality Reader* (Dollars & Sense Economic Affairs Bureau, 2005), S. 6. Die Vereinigten Staaten begannen das neue Jahrtausend mit der größten Ungleichverteilung von Vermögen seit der Großen Depression. Für jeden zusätzlichen Dollar, den die unteren 90 Prozent der Bevölkerung zwischen 1950 und 1970 verdienten, verdienten die oberen 0,01 Prozent zusätzliche 162 Dollar. Diese Kluft hat sich seither sprunghaft verbreitert: Jeder zusätzliche Dollar, den jeder Steuerzahler der unteren 90 Prozent zwischen 1990 und 2002 verdiente, brachte jedem Steuerzahler in der oberen sozialen Klasse zusätzlich 18-000 Dollar. Inzwischen hat sich von 1980 bis 2002 der Anteil des Gesamteinkommens der oberen 0,1 Prozent mehr als verdoppelt, während der Anteil der unteren 90 Prozent weniger wurde. David Cay Johnston, „Richest Are Leaving Even the Rich Far Behind", *New York Times*, 5. Juni 2005. In einem Leitartikel schrieb die *New York Times*: „Es ist schwer vorstellbar, dass jemand die Ansicht vertritt, dass man Geld aus Programmen wie Medicaid und der Unterstützung bei den Studiengebühren nimmt, die Steuerbelastung der großen Mehrheit der arbeitenden Amerikaner erhöht, dem Land drückende Schulden auflädt – und die Erlöse den Menschen gibt, die so fantastisch reich sind, dass sie gar nicht wissen, was sie mit dem Geld machen sollen, das sie schon besitzen. Doch genau das passiert unter der Regierung Bush. Vergessen wir die Mittelklasse und die mittlere Oberklasse. Auch die Nur-Reichen bleiben im Staub hinter dem kleinen Streifen der superreichen Amerikaner zurück." „The Bush Economy", Leitartikel, *New York Times*, 7. Juni 2005. Siehe auch Bob Herbert, „The Mobility Myth", *New York Times*, 6. Juni 2005

350 James Marone (Brown University) und Laurence Jacobs (Minnesota State University), zitiert in Robin McKie, „Lifespan Crisis Hits Supersize America", *The Guardian*, 19. Sept. 2004

351 United Nations Development Program, *Human Development Report 2004*

352 Jesus Sanches, „High Blood Pressure Rates Hit Peaks and Valleys in California", *Los Angeles Times*, 22. Nov. 2004

353 „Three-quarters of state's pupils fail fitness test", *Santa Cruz Sentinel*, 25. Nov. 2004. S. A-1

354 Zitiert in Jeff Greenwald, „Happy Land", *Yoga Journal*, Juli/August 2004

355 Bhutan hat nur ein Drittel der Größe seines Nachbarlandes Nepal und viel weniger Einwohner. Während in Nepal 25 Millionen Menschen leben, sind es in Bhutan weniger als ein Zehntel. Um sich vor einer Überflutung durch nepalesische Flüchtlinge zu schützen, pflegt Bhutan einen zwanghaften Nationalismus. Selbst Nepalesen, deren Familien seit Generationen in Bhutan ansässig sind, gelten nicht als Einwohner Bhutans und haben sehr viel weniger Rechte und Privilegien. Viele von ihnen waren Ende der 1980er-Jahre sogar gezwungen, Bhutan zu verlassen, als eine Volkszählung ergab, dass sie zuletzt das Land übernehmen würden. Einige dieser ehemaligen Einwohner Bhutans leben nun in schäbigen Zeltstädten im südlichen Nepal. Und selbst für Bhutaner wird die traditionelle Lebensweise nicht ewig erhalten bleiben. Im Jahre 2002 hielt das Fernsehen in Bhutan Einzug. Die Kinder in diesem frommen buddhistischen Land sehen nun *Baywatch* und *Worldwide Wrestling* und beginnen nach westlichen Konsumgütern zu verlangen (Jeff Greenwald, ebd.).

356 Stephen Herrera, „Zen and the art of happiness", *Ode*, Dez. 2005, S. 63

357 Peter Menzel und Faith D'Aluisio, *Hungry Planet: What the World Eats* (Ten Speed Press, 2005), S. 36-45

358 Laut Harry Marshall, Produzent/Direktor des Films von US Public Broadcasting System (PBS), „The Living Edens: Bhutan", 1997

359 Jeff Greenwald, a. a. O.

360 Andrew C. Revkin, „A New Measure of Well-Being from a Happy Little Kingdom", *New York Times*, 4. Okt. 2005

361 Rochelle M. Pennington, „For Richer or Poorer", *Stories for the Heart*, gesammelt von Alice Gray (Portland: Mutnomah Press, Ausgabe 1997), S. 156

362 Jean-Pierre Hallet, *Pygmy Kitabu: A Revealing Account of the Origin and Legends of the African Pygmies* (Random House, 1973)

363 Ebd., S. 65

364 Bernie S. Siegel, *Peace, Love and Healing* (Harper Perennial, 1989), S. 178

365 Jean-Pierre Hallet, a. a. O., S. 70

366 Elizabeth Marshall Thomas, *The Harmless People* (Vintage Books, 1958); Colin M. Turnbull, *The Forest People* (Simon & Schuster, 1961); Richard Katz, Megan Biesele und Verna St. Denis, *Healing Makes Our Hearts Happy* (Inner Traditions, 1997)

367 Richard Katz et al., a. a. O.

368 *Das egoistische Gen* ist der Titel eines umstrittenen Buches, das Richard Dawkins, Zoologe an der Universität Oxford, 1976 veröffentlichte. Laut Dawkins' auf die Gene konzentrierter Ansicht über die Evolution sind biologische Organismen, auch der Mensch, Vehikel, die von ihren Genen dazu benutzt werden, weitere Kopien ihrer selbst anzufertigen, ungeachtet der Auswirkung, die das auf die Einzelwesen oder die Art hat. Anstatt uns über Organismen Gedanken zu machen, die sich mithilfe der Gene reproduzieren, meint Dawkins, sollten wir das von der anderen Seite betrachten. Ähnlich wie der Gedanke, dass ein Huhn nichts weiter als die Art des Eis ist, noch mehr Eier zu produzieren, suggeriert uns seine Ansicht, dass „unsere" Gene uns erschaffen und erhalten, um weitere Gene zu produzieren. Obwohl wir dazu neigen, uns selbst als Herren unserer genetischen Ausstattung zu betrachten, sind wir laut Dawkins in Wirklichkeit nur ihre Diener. Die Idee vom „egoistischen Gen" hat viele zu der Schlussfolgerung verleitet, dass sich die Welt um brutalen Wettbewerb, rücksichtslose Ausbeutung und Betrug dreht. Doch Dawkins betont, dass es offensichtliche altruistische Handlungen in der Natur gibt. Bienen begehen Selbstmord, wenn sie stechen, um den Stock zu schützen. Vögel opfern sich in ähnlicher Weise, um die Schar zu schützen. Die überarbeitete Fassung von Dawkins' Buch, die 1990 veröffentlicht wurde, enthält ein neues Kapitel mit dem Titel „Nette Kerle kommen zuerst ans Ziel"

369 Dieses Konzept wurde von dem Anthropologen Raymond Dart populär gemacht, der die fossilen Funde in Afrika als Beweis dafür deutete, dass der Mensch ein Killeraffe ist. Auch andere Anthropologen glauben, dass unsere frühesten menschlichen Vorfahren Jäger mit Killerinstinkt waren. Doch das ist längst nicht bewiesen. In der Tat ist laut Robert W. Sussman, der vor Kurzem die *American Anthropology* herausgab, „das einfach nicht der Fall, wenn man ein Fossil und einen lebenden nichtmenschlichen Primaten untersucht". Sussman, Autor und Herausgeber zahlreicher Bücher, darunter *Man the Hunted, The Origin and Nature of Sociality, Primate Ecology and Social Structure* und *The Biological*

Basis of Human Behavior, stellte im Februar 2006 seine Ergebnisse auf dem Jahrestreffen der Amerikanischen Gesellschaft für den Fortschritt in der Wissenschaft vor. Auf der Grundlage umfassender Studien an fast sieben Millionen Jahre alten Fossilien sagte er, der Gedanke, viele gegenwärtige menschliche Eigenschaften hätten sich durch Jagen von Beutetieren und Töten von Konkurrenten entwickelt, sei falsch. Die Indizien weisen eher darauf hin, dass viele menschliche Eigenschaften, darunter die Fähigkeit zu Kooperation und Sozialisierung, sich als Folge der Tatsache, selbst eine Beute-Spezies zu sein, und der Notwendigkeit für den frühen Menschen, Raubtieren aus dem Weg zu gehen, entwickelt haben.

Eine der faszinierendsten wissenschaftlichen Aussagen zum Thema wurde 1986 von einer Reihe von Wissenschaftlern und Gelehrten verschiedener Disziplinen in Sevilla, Spanien, zusammengetragen. Ihre als *Sevilla-Erklärung über Gewalt* bekannt gewordene Aussage wurde von der UNESCO auf der 25. Sitzung der UN-Generalversammlung angenommen und von Hunderten wichtiger wissenschaftlicher Organisationen befürwortet. Nach der Erklärung „ist es wissenschaftlich falsch, dass wir von unseren tierischen Vorfahren eine Neigung zur Kriegführung geerbt haben. ... Die Kriegführung ... ist ein Produkt der Kultur. ... Krieg ist ... nicht unvermeidbar. ... Es ist wissenschaftlich falsch, dass Krieg oder jedes andere gewalttätige Verhalten zum genetischen Programm unserer menschlichen Natur gehört. ... Es ist wissenschaftlich falsch, dass es im Laufe der menschlichen Evolution eine Selektion von aggressivem Verhalten gab. ... In allen gut untersuchten Spezies wird der Status innerhalb der Gruppe durch die Fähigkeit zur Kooperation und Erfüllung von sozialen Aufgaben erreicht. ... Es ist wissenschaftlich falsch, dass Menschen ein ‚gewalttätiges Gehirn' haben. ... Unser Verhalten wird durch die Art unserer Konditionierung und Sozialisierung geprägt. In unserer Neurophysiologie gibt es nichts, das uns zu einer gewalttätigen Reaktionsweise zwingt."

370 Dagegen behauptet R. Brian Ferguson, Professor für Anthropologie an der Rutgers-Universität, dass es bis vor etwa 10.000 Jahren praktisch keinen Krieg gab. Siehe Jack Lucentini, „Bones Reveal Some Truth in ‚Noble Savage Myth'", *Washington Post*, 15. April 2002

371 Das Darwin-Projekt *(www.thedarwinproject.com)*, von dem Psychologen und Evolutionssystematiker David Loye ins Leben gerufen, verfügt über ein Gremium von mehr als 50 führenden amerikanischen, europäischen und asiatischen Wissenschaftlern und Pädagogen. Das Projekt weist darauf hin, dass Charles Darwin in *The Descent of Man* nur zwei-

mal vom ‚Überleben des Stärkeren' – aber 95-mal über Liebe (!) und 92-mal über moralische Sensibilität schrieb. Und er schrieb 200-mal über Gehirn und Verstand. Die über 100-jährige Unterdrückung des wahren Darwin hat zu dem sozialen, politischen, ökonomischen, wissenschaftlichen, erzieherischen, moralischen und spirituellen Chaos geführt, in dem wir uns heute befinden. „Eines der Ziele des Darwin-Projekts ist es, den Unterricht in den Schulen aller Stufen und in den Medien von der Fixierung auf das ‚alte' darwinistische Modell vom Überleben des Stärkeren abzubringen und zur lange ignorierten vollständigen darwinistischen Theorie hinzuführen, in der er betont, dass bei der menschlichen Evolution nicht die natürliche Selektion, sondern die Kooperation (die damals Gegenseitigkeit und gegenseitige Hilfe genannt wurde) vorrangig war. Siehe David Loye, *Darwin's Unfolding Revolution*, unter *www.benjaminfranklinpress.com*.

372 Marc Ian Barasch, *Field Notes on the Compassionate Life: A Search for the Soul of Kindness* (Rodale Press, 2005), S. 35
373 Ebd., S. 35

17. Schmerz und Heilung

374 Kelly D. Brownell, *Food Fight: The Inside Story of the Food Industry, America's Obesity Crisis, and What We Can Do About It* (Contemporary Books, 2004), S. 27
375 Alexander Leaf, *Youth in Old Age* (McGraw-Hill, 1975), S. 38
376 Ebd., S. 33 f.
377 Zitiert in Michael Winn, „Hunza: Shangri-La of Islam", *Aramco World*, Jan./Feb. 1983, Bd. 34, Nr. 1
378 *Vilcabamba: The Sacred Valley of the Centinarians* (CIS Publishing, 2004), S. 28, S. 30
379 Ebd., S. 28

18. Tod und Erweckung

380 R. Saladi et al., „The causes of skin cancer: A comprehensive review", *Drugs Today*, 2005, 41(1):37–53
381 Marla Cone, „Estrogen Imitator in Womb May Lead to Cancer in Men, Study Finds", *Los Angeles Times*, 3. Mai 2005. Im Jahre 2005 brachte die Arbeitsgruppe Umwelt einen Bericht heraus, der sich mit Tests an

zehn Beispielen von Nabelschnur-Blut des amerikanischen Roten Kreuzes beschäftigte. Es wurden durchschnittlich 287 Schadstoffe in diesem Blut gefunden, unter anderem Quecksilber, Brandschutzmittel, Pestizide und Nebenprodukte von Benzin.

382 Dale Turner, *Different Seasons* (High Tide Press, 1997), S. 81 f.
383 Rachel Naomi Remen bringt dieses Argument sehr schön in ihrem wunderbaren Buch *Kitchen Table Wisdom: Stories That Heal* (Riverhead Books, Ausgabe 1996), S. 93
384 Carla Muir, „Beauty Contest", in *Stories for the Heart*, gesammelt von Alice Gray (Portland: Mulznomaj Press, 1996), S. 104
385 Sandra Bertman, *Facing Death* (Taylor & Francis, 1991), S. 4
386 Stephen Levine, *Who Dies? An Investigation of Conscious Living and Conscious Dying* (Anchor Books, 1982), S. 1
387 Rachel Naomi Remen, a. a. O., S. 93-97.
388 Khalil Gibran, *The Prophet* (Alfred A. Knopf, 1959), S. 80
389 Zitiert in Dale Turner, a. a. O., S. 153

Literaturverzeichnis

Agatston, Arthur: *South Beach Diät: Die Sensationsdiät aus Amerika. In drei Schritten zum Wohlfühlgewicht.* Droemer Knaur Verlag, München 2004

Bortz, Walter M.: *Wir alle können länger leben.* Hoffmann und Campe Verlag, Hamburg 1993

Campbell, T. Colin: *China Study: Die wissenschaftliche Begründung für eine vegane Ernährungsweise.* Verlag Systemische Medizin, Bad Kötzting 2011

Campbell, T. Colin: *Die „China Study" und ihre verblüffenden Konsequenzen für die Lebensführung.* Systemische Medizin, Bad Kötzting 2010

Canfield, Jack: *Hühnersuppe für die Seele: Geschichten, die das Herz erwärmen.* Goldmann Verlag, München 1996

Darwin, Charles: *Die Abstammung des Menschen.* S. Fischer Verlag, Frankfurt/M. 2009

Darwin, Charles: *Die Entstehung der Arten durch natürliche Zuchtwahl.* Reclam Verlag, Ditzingen 1986

Fixx, James F.: *Das komplette Buch vom Laufen.* S. Fischer Verlag, Frankfurt/M.1983

Gibran, Khalil: *Der Prophet.* Deutscher Taschenbuch Verlag, München 2002

Goodwin, Brian: *Der Leopard, der seine Flecken verliert.* Piper Verlag, München 1997

Hallet, Jean-Pierre: *Afrika Kitabu – Die unglaublichen Abenteuer eines passionierten Afrikaforschers.* Rowohlt Verlag, Reinbek 1974

Halsell, Grace: *Ich war eine Schwarze.* Hoffmann und Campe Verlag, Hamburg 1971

Heidrich, Ruth: *Der Lauf meines Lebens: Im Kampf gegen den Brustkrebs zur Ironwoman.* Sportwelt Verlag, Betzenstein 2008

Lerner, Michael: *Wege zur Heilung. Das Buch der Krebstherapien aus Schul- und Alternativmedizin.* Piper Verlag, München 1998

Levine, Stephen: *Wege durch den Tod: Who Dies*, J. Kamphausen Verlag, Bielefeld 1997
Marshall Thomas, Elizabeth: *Meine Freunde, die Buschmänner*. Ullstein Verlag, Berlin 1962
Menzel, Peter, und D'Aluisio, Faith: *Mahlzeit: Auf 80 Tellern um die Welt*. Frederking & Thaler Verlag, München 2010
Millman, Dan,: *Der Pfad des friedvollen Kriegers. Das Buch, das Leben verändert*. Ansata Verlag, München 2009
Ornish, Dr. Dean: *Die revolutionäre Therapie: Heilen mit Liebe. Schwere Krankheiten ohne Medikamente überwinden*. Mosaik Verlag, München 1999
Remen, Rachel Naomi: *Kitchen Table Wisdom: Geschichten, die heilen*. Goldmann Verlag, München 2007
Siegel, Bernie S.: *Prognose Hoffnung. Liebe, Medizin und Wunder*. Econ Verlag, Berlin 2001
Walford, Roy: *Leben über 100*. Droemer Knaur Verlag, München 1991
Weil, Andrew: *Spontanheilung. Die Heilung kommt von innen*. Bertelsmann Verlag, Bielefeld 1995

Dank

Je älter ich werde, desto mehr erkenne ich, wie sehr ich von der Liebe und Unterstützung anderer abhänge. Es gab eine Zeit in meinem Leben, da hielt ich das für Schwäche, aber jetzt sehe ich es ganz anders.

Menachem Mendel, ein Rabbi aus dem 19. Jahrhundert, schrieb: „Die Menschen sind die Sprache Gottes." Er meinte damit wohl, dass Gott uns als Antwort auf unsere Nöte und Gebete Menschen schickt. Freunde, Geliebte, Familienmitglieder, Nachbarn, selbst solche, die unsere Gegner oder Feinde zu sein scheinen, jeder von ihnen hilft uns, der zu werden, der wir sind.

Mit Worten lässt sich gar nicht ausdrücken, wie unendlich dankbar ich den Menschen bin, deren unerschütterliche Liebe und Gegenwart mir ermöglichte, dieses Buch während eines sehr herausfordernden Lebensabschnitts zu schreiben. Ohne ihre Hilfe wäre es nicht im Entferntesten möglich gewesen.

Ich danke Deo Robbins, meiner Frau seit 40 Jahren, für ihre unermessliche Fürsorge. Ich danke unserem Sohn Ocean Robbins, der immer wieder für mich da war, wenn ich ihn brauchte. Ich danke seiner Frau Michele Robbins, unserer Tochter in Liebe, die so nachhaltig dafür sorgte, dass wir alle wachsen konnten und es uns gut ging. Diese drei Menschen sind mir mit ihrer Hingabe an das Leben und die Liebe ständige Inspiration. Ich habe den großen Vorzug, mein Leben mit ihnen zu teilen.

Ich danke Doug Abrams dafür, dass er an mich glaubte und für seine tiefe Bereitschaft zu lernen und zu wachsen und seine Leidenschaft weiterzugeben. Er ist mein Freund und mein Literaturagent, und ich hatte das außerordentliche Glück, ihn bei der Entstehung dieses Buches zur Seite zu haben.

Ich danke Caroline Sutton, der Lektorin bei Random House. Ihre kühne Sichtweise und ihr tiefes Verstehen haben in wunderbarer Weise zur Verwirklichung beigetragen. Und ich danke ihr und dem

Team bei Random House, dass sie an mich und an dieses Buch geglaubt haben.

Ich danke dem Team meiner „schonungslosen Leser", den Freunden und Kollegen, die das Manuskript in verschiedenen Stadien gelesen und viele wunderbare Vorschläge gemacht haben. Insbesondere danke ich Kimberly Carter, John Broders und John Astin, die sich dem Manuskript mit großer Aufmerksamkeit widmeten und deren Überlegungen von unschätzbarem Wert waren. Ich danke auch Bob Stahl, Michael Klaper, Tom Burt, Patti Breitman und Jeff und Sabrina Nelson für ihre wertvolle Zuwendung, ihre Erkenntnisse und ihr Feedback. Wir alle brauchen Freunde, die uns nicht nur das sagen, was wir hören wollen, sondern was wir hören müssen, damit wir wachsen können. Ohne ihre Ehrlichkeit und Klarheit wäre dieses Buch nicht dasselbe.

Ich danke Don Weaver für seine unerschütterliche Hilfe bei der Beschaffung vieler schwer zugänglicher und vergriffener Veröffentlichungen.

Viele weitere Menschen haben es mir mit ihrer Zuneigung und Zuwendung ermöglicht, dass ich dieses Buch schreiben konnte und es mir gut ging. Ich danke Craig Schindler, Katchie Egger, Ann Mortifee und Jessica Simkovic; die Zuneigung jedes Einzelnen von ihnen bedeutet mir unendlich viel. Und es gab noch so viele andere – Ihr wisst, wer Ihr seid. Ich schätze mich glücklich, dass Ihr in meinem Herzen und in meinem Leben seid.

Ich danke Ihnen, verehrte Leserin, lieber Leser, dass Sie mich auf der Suche nach einem Leben begleiten, das in der Akzeptanz des menschlichen Geistes sowie unserer Abhängigkeit voneinander und der gesamten Gemeinschaft der Erde zu Gesundheit findet.

In einem hell erleuchteten Raum ist eine brennende Kerze eine hübsche Dekoration und ein Symbol. In einem vollkommen dunklen Raum ist eine brennende Kerze weit mehr als das – sie lässt uns sehen. Ebenso ist in diesen dunklen Zeiten, in denen es so viel Leid und Gewalt auf der Welt gibt, jeder Mensch, der die Flamme des Geistes auf der Suche nach Wahrheit und Mitgefühl brennen lässt, ein wahrer Segen für uns alle.

Danke für all Ihre Bemühungen, auch für die, die vielleicht vergeblich zu sein schienen, Liebe und Weisheit in Ihr Leben und unsere unruhige Welt zu tragen. Ich begrüße jeden Schritt, den Sie bereits für eine weisere, gesündere und gerechtere Welt getan haben, und jeden, den Sie noch tun werden.

Mögen alle zu essen haben. Mögen alle Heilung erfahren. Mögen alle geliebt werden.

Über den Autor

John Robbins ist der Autor des millionenfach verkauften Bestsellers *Ernährung für ein neues Jahrtausend*, er gilt als einer der weltweit führenden Experten für die Ernährung als Bindeglied zwischen Umwelt und Gesundheit. Über seine Arbeit wurde in Titelgeschichten und im Feuilleton des *San Francisco Chronicle*, der *Los Angeles Times*, der *Washington Post*, der *New York Times* und im Magazin *People* berichtet. Robbins war sowohl als prominenter Gastredner als auch als Hauptredner auf Hunderten wichtiger Konferenzen, darunter solchen, die vom Sierra Club und der UNICEF gesponsert wurden. Zu seinen vielen Auszeichnungen gehören unter anderem der Rachel Carson Award und der Albert Schweitzer Humanitarian Award. Er ist der Gründer von EarthSave International, einer gemeinnützigen Organisation, die sich für gesunde Ernährung, Umweltschutz und eine mitfühlendere Welt einsetzt. Robbins lebt mit seiner Frau Deo, seinem Sohn Ocean und seiner Tochter in Liebe, Michele, sowie zwei Enkelkindern, den Zwillingen River und Bodhi, in der Nähe von Santa Cruz in Kalifornien.

Anmerkung:

Auf der Website *www.healthyat100.org* bietet John Robbins die Möglichkeit, sich zusätzlich mit dem Thema dieses Buches ausführlich auseinanderzusetzen. Dafür sind sehr gute Englischkenntnisse erforderlich.